JN316636

原著
第2版

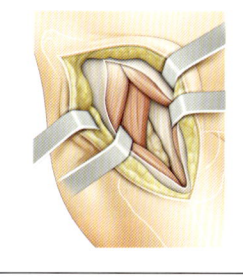

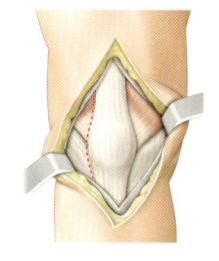

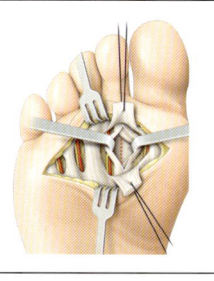

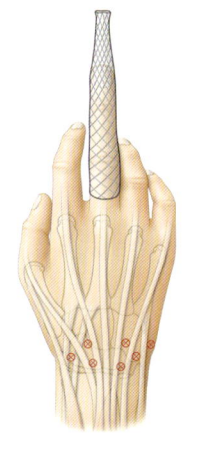

整形外科
手術進入路マニュアル

Frédéric Dubrana
Dominique Le Nen
François-Xavier Gunepin
Christian Lefèvre
原著

塩田 悦仁
訳

Manuel des voies d'abord
en chirurgie orthopédique
et traumatologique 2e édition

医歯薬出版株式会社

Manuel des voies d'abord en chirurgie orthopédique et traumatologique

2ᵉ édition

F. Dubrana
D. Le Nen
F.-X. Gunepin
C. Lefèvre

Avec la collaboration de :

Philippe Buisson, Éric Guillemot, Xavier Guyot,
Marc Henry, Laurent Pidhorz, Marc Prud'homme
Philippe Schiele

Illustrations :

Cyrille Martinet

© 2014 Elsevier Masson SAS. Tous droits réservés

This edition of **Manuel des voies d'abord en chirurgie orthopédique et traumatologique** ISBN 9782294705106 by Frédéric Dubrana, Dominique Le Nen, François-Xavier Gunepin & Christian Lefèvre is published by arrangement with Elsevier Masson SAS.

本書 Frédéric Dubrana, Dominique Le Nen, François-Xavier Gunepin & Christian Lefèvre 著：**Manuel des voies d'abord en chirurgie orthopédique et traumatologique** ISBN 9782294705106 は，Elsevier Masson SAS との契約によって出版されている．

整形外科手術進入路マニュアル，by Frédéric Dubrana, Dominique Le Nen, François-Xavier Gunepin, Christian Lefèvre.
Translation Copyright © 2015 Ishiyaku Publishers, Inc.
ISBN : 978-4-263-21946-1

This book and the individual contributions contained in it are protected under copyright by the Publisher (other than as may be noted herein).

注意

医学分野での知識と技術は日々進歩している．新たな研究や治験による知識の広がりに伴い，研究や治療，治療の手法について適正な変更が必要となることがある．

医療従事者および研究者は，本書に記載されている情報，手法，化合物，実験を評価し，使用する際には自らの経験と知識のもと，自身と職務上責任を負うべき患者を含むほかの人の安全に留意すべきである．

医薬品や製剤に関して，読者は（ⅰ）記載されている情報や用法についての最新の情報，（ⅱ）各製剤の製造販売元が提供する最新の情報を検証し，投与量や処方，投与の手法や投与期間および禁忌事項を確認すべきである．医療従事者の経験および患者に関する知識のもとに診断，適切な投与量の決定，最善の治療を行い，かつ安全に関するあらゆる措置を講じることは医療従事者の責務である．

本書に記載されている内容の使用，または使用に関連した人または財産に対して被害や損害が生じたとしても，法律によって許容される範囲において，出版社，著者，寄稿者，編集者，および訳者は，一切の責任を負わない．そこには製造物責任の過失の問題，あるいはいかなる使用方法，製品，使用説明書についても含まれる．

訳者の序文

　このたび，フランスで出版され好評を得ている"Manuel des voies d'abord en chirurgie orthopédique et traumatologique, 2ᵉ édition"の日本語版（『整形外科手術進入路マニュアル』）が上梓された．主著者のフレデリック・デュブラナ教授は，福岡にゆかりの深い先生で，1992年に日仏整形外科学会（SOFJO：Société Franco-Japonaise d'Orthopédie）の交換留学生として九州大学および福岡整形外科病院で研修されており，2014年9月福岡市で訳者が担当した第16回日仏整形外科学会の招待講演に来福していただいた．現在は，フランス北西部に位置するブレストの大学において，教授として膝関節外科の臨床を中心に活躍されている．整形外科臨床だけでなく哲学にも造詣が深い先生で，哲学に関する著書もある．2001年から6年間，毎週末にブレストからパリのソルボンヌ大学までバカンスも返上して通いつめ哲学の学位を取得されている．フランス整形外科学会（SOFCOT：Société Française de Chirurgie Orthopédique et Traumatologique）で，2007年以降毎年，開催期間中の火曜日午前中に行われている"Cercle Nicolas Andry"という医学史や哲学・医学倫理に関するセッションの座長を務めておられ，訳者はカパンジー先生とともに参加している．

　本書では，大学関連の専門家11名が各分野を執筆しているが，それぞれの手術進入路について，「手技」，「変法」，「リスク」，「適応」そして「コツと要領」という一貫した構成で簡潔に記載されており，とりわけ「コツと要領」が参考になる．日ごろ，われわれが無意識に行っているが，従来の手術書には書かれていないような有用な情報も明記されている．たとえば，手掌と指のレベルでは血管・神経の位置関係が逆転していること，大腿筋膜を切開するとき，クーパー鋏を少し開きぎみにしてまっすぐ進めると，すばやく正確に切開できること，股関節の後方侵入で梨状筋を温存すれば脚長調整の指標になり，術後の脱臼予防にも有利であること，人工膝関節置換術の皮切と閉創は屈曲位で行うと，術中の伏在神経下行枝の損傷を回避でき，術後の適正な伸展機構バランスと屈曲可動域獲得に有利であること，胸椎と腰椎のレベルは椎間関節の傾きの違いで判断できること，仙骨は叩打すると第5腰椎よりも高音が出ることなどが記載されている．

　また本書の特筆すべき点は，イラストが芸術的といってよいほど美しくすばらしいことである．フランスにはパリ周辺に医学専門のイラストレーターが10人程度いて，強調すべき点を注文どおりに描いてくれる環境がある．本書を担当したシリル・マルティネ氏も，第2版で割愛された脊椎進入路を日本語版に復活させるための追加のイラスト作成（図14.2～8）を快く引き受けてくれた．

　フランスと日本では，手術手技や器具について若干異なるものがあり，2015年5月にフランス・サンマロで開催された第13回日仏整形外科合同会議（AFJO：Association France-Japon d'Orthopédie）の際に疑問点について直接尋ね，その後はメールで質問を繰り返しながら翻訳した．しかしながら，わかりにくい箇所や不適切な誤訳もまだ多いことと思うので，お気づきの点があればぜひご指摘いただきたい．今回も日本語版出版に際して多大なご尽力をいただいた医歯薬出版株式会社編集部に深甚の謝意を表する．

　本書は著者も「整形外科手術のGPS」と表現しているように，ポイントが一見してわかるように工夫されているので，修練中の整形外科医はもとより，熟練した専門医も手術場など手元において，ルーチンには行っていない進入路を用いる際などに確認されることをお勧めする．さらに，整形外科手術に関わる手術場の看護師など専門職各位にも参考にしていただければ幸いである．本書が，多くの日本の整形外科関係者の皆様に愛用されることを心から祈念している．

2015年10月

福岡大学リハビリテーション部　塩田　悦仁

対応する日本語がなかったり，あっても本邦で常用されていない用語は原語を併記した．また訳出に際しては，以下の資料を参考とした．

日仏整形外科学会編：仏日・日仏整形外科学用語集．診断と治療社，2013．
日本整形外科学会編：整形外科学用語集．第7版，南江堂，2011．
日本解剖学会監修，解剖学用語委員会編：解剖学用語．改訂13版，医学書院，2007．
Du bon usage des instruments en chirurgie orthopédique：Castaing J, Favard L. Sauramps Médical, 1993.
Petit lexique d'orthopédie anglais/français：Farcot C, Bros-Brann E (eds), Sauramps Médical, 2000.
岩本幸英編集：神中整形外科学．改訂23版，南山堂，2013．
森　於菟，小川鼎三，大内　弘，森　富：分担解剖学．改訂第11版，金原出版，1985．
金子丑之助：日本人体解剖学．第18版，南山堂，1985．
Agur AMR, Dalley AF 著，坂井建雄監訳，小林　靖，小林直人，市村浩一郎訳：グラント解剖学図譜．第5版，原著第11版，医学書院，2007．
Putz R, Pabst R 著，岡本道雄監訳：Sobotta 図説人体解剖学．第5版，原著第21版，医学書院，2006．
Bousquet G, Le Béguec P, Girardin P 著，弓削大四郎，井原秀俊（監訳），塩田悦仁，弓削　至，井原和彦（共訳）：図解膝の機能解剖と靱帯損傷．協同医書出版，1995．
小学館ロベール仏和大辞典編集委員会編：ロベール仏和大辞典．小学館，1988．
田村　毅，倉方秀憲，恒川邦夫編：ロワイヤル仏和中辞典．第2版，旺文社，2005．

共著者一覧

フィリップ・ビュイソン（Philippe Buisson）：ブレスト海軍基地，クレルモン・トネール軍人教育病院整形外科軍医

フレデリック・デュブラナ（Frédéric Dubrana）：ブレスト市，カヴァル・ブランシュ大学病院整形外科教授

エリック・ギユモ（Éric Guillemot）：ブレスト海軍基地，クレルモン・トネール軍人教育病院整形外科軍医

フランソワ・グザヴィエ・ギュヌパン（François-Xavier Gunepin）：ロリアン市，ポルト・ド・ロリアン共済組合クリニック整形外科医，ヴァル・ドゥ・グラース医学校教授資格者

グザヴィエ・ギュイヨ（Xavier Guyot）：ブレスト市，パスツールクリニック整形外科医

マルク・アンリ（Marc Henry）：ブレスト市，カヴァル・ブランシュ大学病院整形外科医

ドミニック・ル・ナン（Dominique Le Nen）：ブレスト市，カヴァル・ブランシュ大学病院整形外科教授

クリスティアン・ルフェーヴル（Christian Lefèvre）：ブレスト市，カヴァル・ブランシュ大学病院整形外科教授

ロラン・ピドール（Laurent Pidhorz）：ル・マン市，総合病院整形外科医

マルク・プリュドム（Marc Prud'homme）：ツーロン市，サンジャンクリニック手外科センター整形外科医

フィリップ・シール（Philippe Schiele）：リヨン軍基地，デジュネット軍人教育病院整形外科軍医

原著第 2 版への序文

　『整形外科手術進入路マニュアル』の原著第 2 版は，初版の独創性，つまり最も普及している進入路，リスク，コツと要領を前面におくことなどを踏襲した．

　その目的は，一目で整形外科手術進入路が理解できる，いわば整形外科の GPS のようなものである．本書は，研修中の整形外科医はもとより上級医も対象としている．本書は，習得しているが部分的に忘れていた知識を思い起こさせ，また，整形外科と人体の学習，解剖学講義，修練そして実際の手術など特別な組み合わせである整形外科の教育を完成させる．しかし，より全般的に本書は，手術場の看護師や整形外科や外傷にかかわる専門職の人々に興味をもたらすことであろう．

　デジタル図書のおかげで知識が幅をきかせる世界において，本書の，簡潔にして総合的そしてイラスト入りの内容は，この新しい学問の形態に完全に適合する．われわれは，紙媒体の本の力と美しさを信じてくれた Elsevier-Masson 出版社に感謝する．しかし，フォーマットが紙であれデジタルであれ，人体の学習は，イラストを通して行われる．私はとりわけ，平易なテキストを，視覚の楽しみになるくらいのイラストに変えてくれたシリル・マルティネ（Cyrille Martinet）氏に感謝する．多くの手術進入路は，デッサンだけで十分なのである．

フレデリック・デュブラナ
(Frédéric Dubrana)

目　次

訳者の序文 ……………………………………… v
共著者一覧 ……………………………………… vii
原著第2版への序文 …………………………… viii

第1部　上　肢　　1

第1章　肩 …………………………………… 3
　三角筋胸筋進入路 ……………………………… 4
　前外側経三角筋進入路 ………………………… 4
　三角筋下後方進入路 …………………………… 7

第2章　上　腕 ……………………………… 11
　前外側進入路 …………………………………… 12
　前内側進入路 …………………………………… 12
　後方進入路 ……………………………………… 14

第3章　肘 …………………………………… 17
　外側進入路 ……………………………………… 18
　内側進入路 ……………………………………… 18
　前内側進入路 …………………………………… 21
　後方進入路 ……………………………………… 21
　後外側進入路 …………………………………… 25

第4章　前　腕 ……………………………… 27
　前外側進入路 …………………………………… 28
　外側進入路 ……………………………………… 28
　尺骨の後方進入路 ……………………………… 30
　橈骨の後方進入路 ……………………………… 31

第5章　手関節 ……………………………… 35
　正中前方進入路 ………………………………… 36
　前外側進入路 …………………………………… 37
　大菱形骨への前外側進入路 …………………… 37
　前内側進入路 …………………………………… 39
　後方進入路 ……………………………………… 40
　後外側進入路 …………………………………… 42
　後内側進入路 …………………………………… 43

第6章　手と指 ……………………………… 47
　指の側方進入路 ………………………………… 48
　手と指の前方進入路 …………………………… 48
　背側進入路 ……………………………………… 51

第2部　下　肢　　57

第7章　股関節 ……………………………… 59
　前方進入路 ……………………………………… 60
　前外側進入路 …………………………………… 62
　外側進入路 ……………………………………… 62
　後側方進入路 …………………………………… 65
　後方進入路 ……………………………………… 67

第8章　大　腿 ……………………………… 71
　側方進入路 ……………………………………… 72

第9章　膝 …………………………………… 75
　前内側進入路 …………………………………… 76
　前外側進入路 …………………………………… 76
　後外側進入路 …………………………………… 78
　後内側進入路 …………………………………… 80
　後方進入路 ……………………………………… 82

第10章　下　腿 …………………………… 87
　前外側進入路 …………………………………… 88
　前内側進入路 …………………………………… 88
　外側進入路 ……………………………………… 91

第11章　足関節 …………………………… 95
　前方進入路 ……………………………………… 96
　前外側進入路 …………………………………… 97
　外側進入路 ……………………………………… 97
　内側進入路 ……………………………………… 100
　後外側進入路 …………………………………… 101
　後内側進入路 …………………………………… 102
　後方進入路 ……………………………………… 103

第12章　足 ………………………………… 107
　距骨下外側進入路 ……………………………… 108
　足底進入路 ……………………………………… 109
　母趾の内側進入路 ……………………………… 109
　第1趾間ひだの背側進入路 …………………… 110

第3部　骨盤と脊椎　113

第13章　骨盤 …… 115
- 腸骨稜への後方進入路 …… 116

第14章　頚椎 …… 119
- 頚椎の前方進入路 …… 120
- 頚椎の後方進入路 …… 120
- 胸椎と腰椎の後方進入路 …… 122

第4部　関節鏡　125

第15章　上肢 …… 127
- 肩の関節鏡 …… 128
  - 後方進入路 …… 128
  - 前方進入路 …… 129
  - 肩峰下進入路 …… 130
- 肘の関節鏡 …… 131
  - 前方進入路 …… 131
  - 後方進入路 …… 133
- 手関節の関節鏡 …… 134
  - 橈骨手根関節への進入路 …… 134
  - 手根中央関節への進入路 …… 136

第16章　下肢 …… 137
- 股関節の関節鏡 …… 138
  - 前外側進入路 …… 138
  - 外側進入路 …… 139
- 膝の関節鏡 …… 140
  - 前方上外側進入路 …… 140
  - 前外側進入路 …… 140
  - 前内側進入路 …… 141
  - Gillquistの経腱進入路 …… 141
  - 上内側進入路 …… 141
  - 後内側進入路 …… 142
- 足関節の関節鏡 …… 144
  - 前外側進入路 …… 144
  - 前内側進入路 …… 145

索引 …… 146

第1部

上肢

本部の内容

第1章　肩	3
第2章　上腕	11
第3章　肘	17
第4章　前腕	27
第5章　手関節	35
第6章　手と指	47

第1章

肩

本章の内容

三角筋胸筋進入路	4
前外側経三角筋進入路	4
三角筋下後方進入路	7

第1部　上肢

肩の外科は，出血の特性と術野の深さという2つの難しさで特徴づけられる．したがって，進入路の選択は，正確な病巣の診断に基づき，到達すべき構造物を完璧に展開しておくべきである．

最も用いられる手術肢位は，半座位である．理想的には，後方は肩甲骨の脊柱縁まで（後方進入路の場合），肩全体を露出させるような手術台への設定が望ましい．頭部は術側肩の反対側へ軽度回旋させ，ヘッドレストに固定する．腕は側方の手台に置く．広く上肢全体を術野にするべきである．

場合によっては，側臥位が必要となる．前方の恥骨支持器，背部の支持器そしてまた後方の仙骨支持器によって患者の肢位を保持する．ここでもまた，手術用シーツは広くし，上肢全体を清潔に保つべきである．

術中の妨げにならないように，止血はきわめて慎重に少しずつ行うべきである．展開を容易にするために，開創器が用いられる．

三角筋胸筋進入路

手　技

患者は，半座位あるいは背臥位にし，同側の肩甲骨下にクッションを置く．上肢全体を術野にする．皮切は，指で触れる烏口突起の隆起の高さから始める．次いで，烏口突起の軽度内側を三角筋胸筋溝に沿い，三角筋前縁に沿って前腋窩ひだへ向かう（図1.1A）．皮下脂肪織のなかに，三角筋胸筋溝の指標となる橈側皮静脈が見出される（図1.1B）．術者の好みで，静脈を内側あるいは外側へ避け，外方の三角筋と内方の大胸筋のあいだで展開を進める．切開の近位部において，烏口突起が触知され，より遠位では上腕二頭筋短頭を覆う筋膜や烏口腕筋も同定される．この筋膜を上腕二頭筋短頭の外側縁で切開すると，肩甲下筋の横走線維が現れる．この展開は，上肢を外旋し，上腕二頭筋短頭と烏口腕筋を内側へ避けることで容易になる（図1.1C）．次いで，肩甲下筋は，腋窩神経とさらに前上腕回旋動静脈の損傷を避けるために，遠位1/4を残して縦切開する．関節に到達するさらによい方法は，近位2/3と遠位1/3のあいだで筋線維の方向に切開分離することで，筋にとってより愛護的な手技になる（烏口突起の移行，butée coracoïdienne）．最後に，関節包を縦切開して，肩甲上腕関節を展開する（図1.1D）．

変　法

同一切開で，以下のことができる．

- 烏口突起の切除は，肩甲上腕関節とりわけ複雑な肩の外科において常に深い関節窩へのアプローチを容易にする．
- 烏口突起レベルでの小胸筋の剥離とより内側への展開は，鎖骨下の腕神経叢へのアプローチを提供する．

リスク

橈側皮静脈は，注意深く探索し，三角筋胸筋進入路の際，温存すべきである．

烏口腕筋の内側を開創する際，通常，烏口突起への付着部から約6cm，つまり4横指で筋を横走している筋皮神経に留意すべきである．

腋窩神経と回旋動静脈は，肩甲下筋の下縁に近接している．肩甲下筋を縦切開する際，その遠位1/4を温存することと上肢を外旋させることによってこれらの構造を保護することができる．

適　応

これは，すべての肩の前方手術にとって，「王道の進入路」である．とりわけ，以下に適応する．

- 前方不安定性の手術（烏口突起の移行など…）．
- 上腕骨近位端や関節窩の骨接合術．
- 人工関節手術（人工骨頭，解剖学的あるいはリバース型，モバイル型の全人工関節…）．
- 肩関節固定術（外傷性腕神経叢麻痺，上腕骨頭の粉砕あるいは開放骨折後）．

> **コツと要領**
>
> - 橈側皮静脈は，三角筋胸筋溝を見出すためのやはり最良の指標である．これは，通常，三角筋と大胸筋間の脂肪織のなかに認められ，皮切の近位でより容易にみられる．
> - 大胸筋（より水平）と三角筋（より垂直）の筋線維の傾斜の違いも三角筋胸筋溝の指標になる．
> - 鎖骨大胸筋筋膜すれすれでの三角筋と大胸筋深部面の用手剥離は，三角筋と接触している腋窩神経（le nerf circonflexe）の術中損傷を回避し，開創器の良好な設置を可能にする．

前外側経三角筋進入路

この進入路は，肩の近位，とりわけ三角筋下滑液包，上腕骨近位端のとくに大結節，腱板の主として棘上筋，

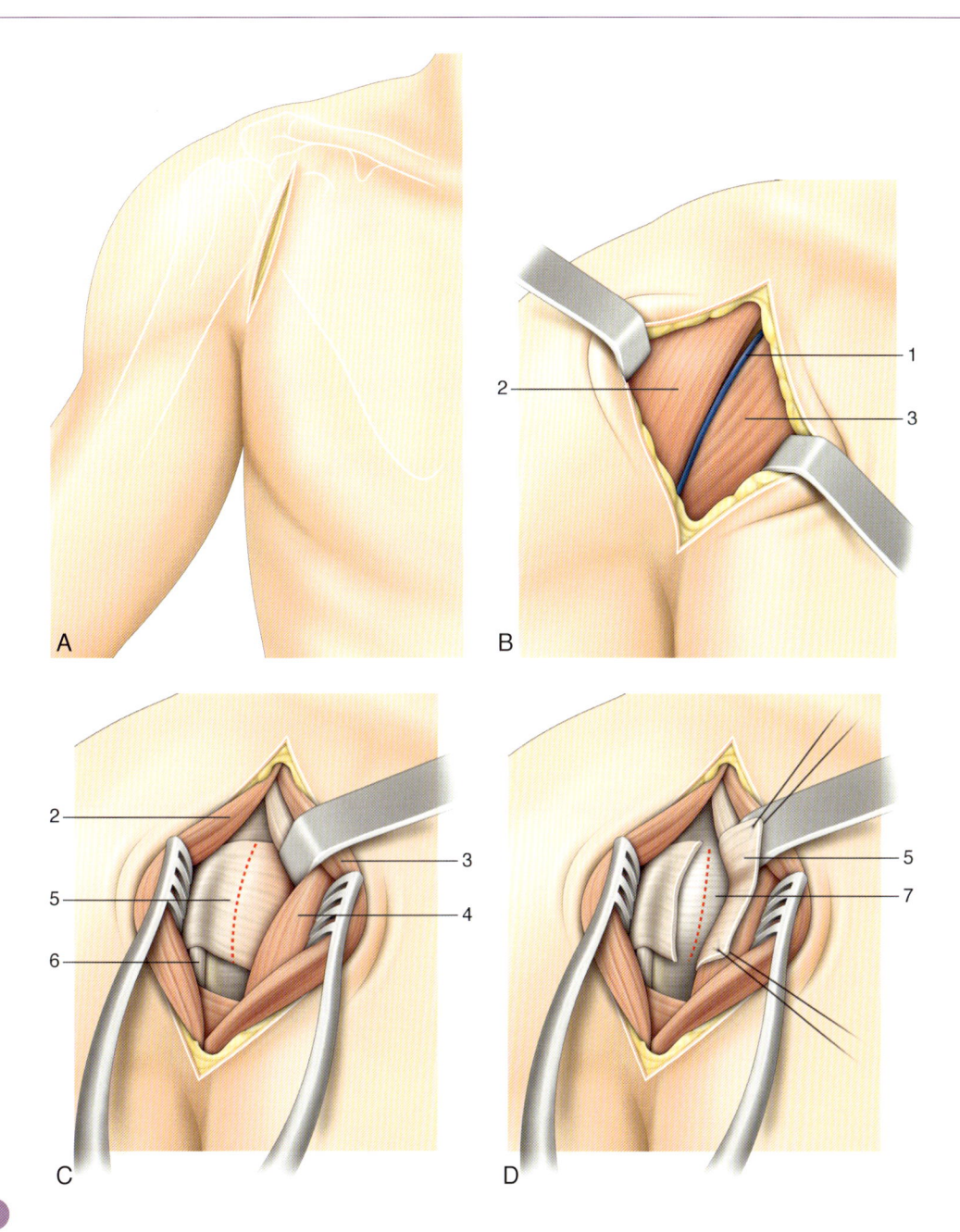

図 1.1

三角筋胸筋進入路. A. 皮切. B. 三角筋胸筋溝の展開. C. 肩甲下筋の展開. D. 関節包の切開.
1. 橈側皮静脈. 2. 三角筋. 3. 大胸筋. 4. 上腕二頭筋短頭と烏口腕筋. 5. 肩甲下筋. 6. 上腕二頭筋長頭. 7. 関節包.

そして肩鎖関節へのアクセスを可能にする.

手　技

患者は，術側肩にクッションを入れた背臥位あるいはむしろ半座位（"beach chair position"）に設定する．後者は，手術操作が容易で，肩の脱接着効果（effet de décoaptation）によって上肢の操作が容易になる．指標としては，鎖骨，肩峰の前縁と外側縁，肩峰の外側縁からほぼ1横指内側に位置している肩鎖関節などがある．

皮切は，肩鎖関節の直上から始め，前額面内を外方へ向かうか，あるいは軽度前方へ向かう（図1.2A）．何の危険性もない両側皮膚縁を剥離すると，肩峰-三角筋-僧帽筋面が露呈する（図1.2B）．三角筋は，肩峰の上前縁から骨膜下に剥離し，次いでその線維を肩峰の下方3～4cmで皮切に沿って剪刀で注意深く分ける．肩峰外側端での肩峰-三角筋下滑液包の切開から，烏口肩峰靱帯下に少し開きぎみにして滑り込ませたMetzenbaumタイプの剪刀は，まったく安全に，残った前方の三角筋とこの靱帯の切開と，そして肩峰端の露呈を可能にする．もしも，肩鎖関節さらに鎖骨の外側1/4を展開させたい場合は，切開と剥離を同一平面でより内側に延長する（図1.2C）．前方の三角筋を持ち上げることによって，開創

第1部　上　肢

器を烏口突起の内側へ滑り込ませることができ，これで烏口肩峰スペースを露呈することができる．

　この進入路は，三角筋を肩峰の外側端から1～2cm剥離することにより，視野が拡大できる．

変　法

- 経肩峰-三角筋進入路は，切開の近位部で，肩甲棘-鎖骨角の真ん中の経肩峰からなる変法である（図1.3A, B）．
- 後上方進入路において，切骨が棘上窩に対してより後方である経肩峰の変法がある（図1.4A, B）．

リスク

肩峰の外側縁から3～4横指以内にとどまっていれば，腋窩神経へのリスクはほとんどない．

　三角筋前方の再接着後の緩みのリスクがあり，強固な固定が必要で，骨への固定が最もよい．

適　応

この進入路は，多くの状況に適応する．

- 人工関節手術（リバース型の全人工関節，人工骨頭あるいはモバイル型人工関節…）．
- 腱板断裂の観血的修復術．
- 広背筋移行などの姑息的腱移行術．
- 大結節の転位骨片の接合，ある種の上腕骨近位端骨折の髄内釘．
- 肩鎖関節の手術（新鮮あるいは陳旧性脱臼）．
- 肩関節固定術．

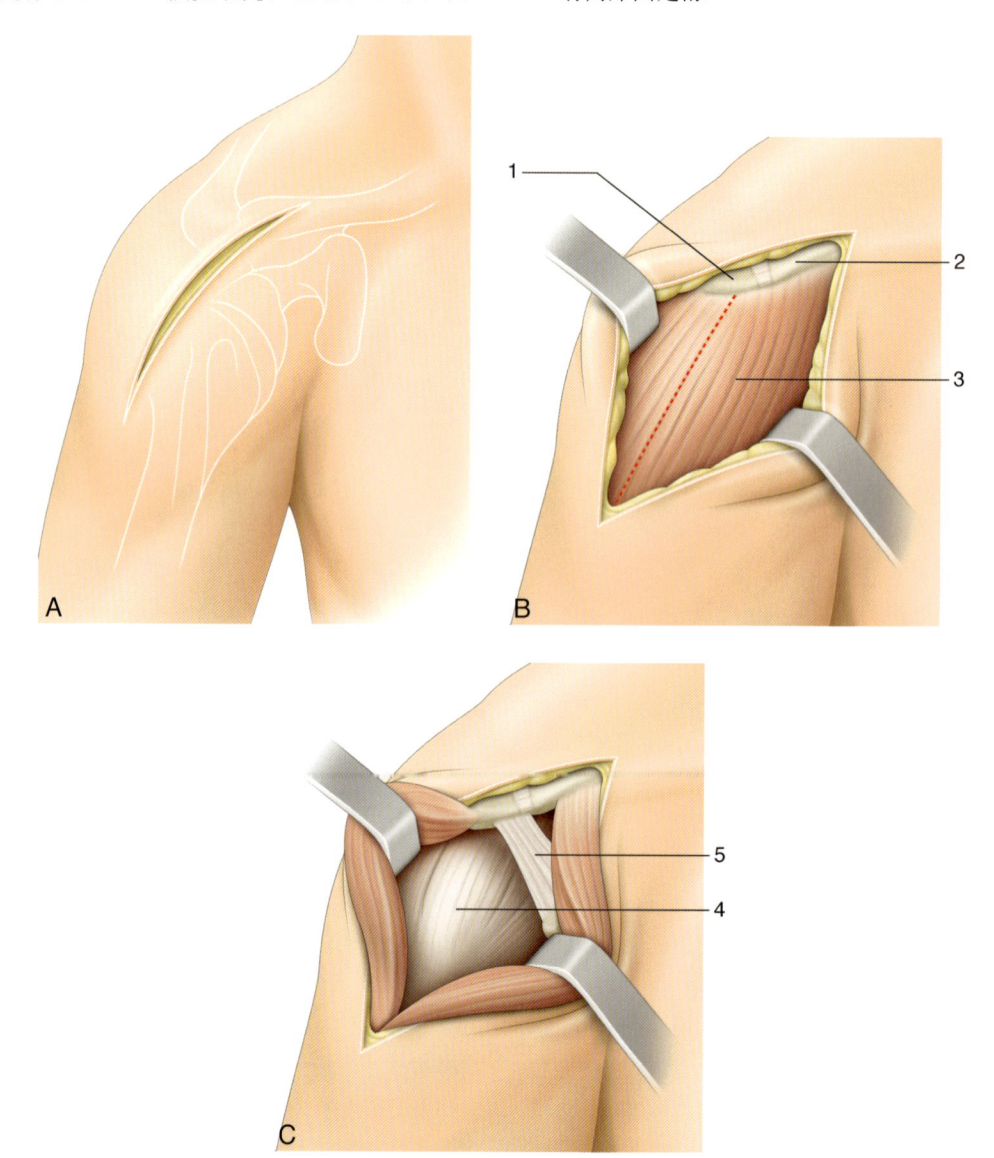

図1.2

前外側経三角筋進入路． A．皮切．B．肩峰三角筋面の展開．C．三角筋の付着部剥離と切開分離後，腱板が露呈する．1．肩峰．2．鎖骨．3．三角筋．4．腱板．5．烏口肩峰靱帯．

コツと要領

肩峰の外側縁と前縁の指標は，肥満した患者ではわかりにくい．常に触知が容易な肩甲棘を内方から外方へ後外側角の方向にたどるべきである．そうすれば，肩峰の外側縁はより容易に同定される．肩鎖関節は，肩峰の外側縁の1横指内側あるいは，容易に触知できる肩甲骨棘-鎖骨角の真上に位置している．

三角筋下後方進入路

この進入路は，肩甲上腕関節の後縁（肩甲骨頚部，関節窩，上腕骨頭）と腋窩神経へのアプローチを可能にする．それでも，この上腕骨頭に対して限られたアプローチは，両結節の展開が不良で，肩の人工関節手術には適さない．

手 技

患者は，肩枕を入れ，上肢を手台で外転位にした腹臥位，あるいは上肢を術野に含めて自由にした側臥位，あ

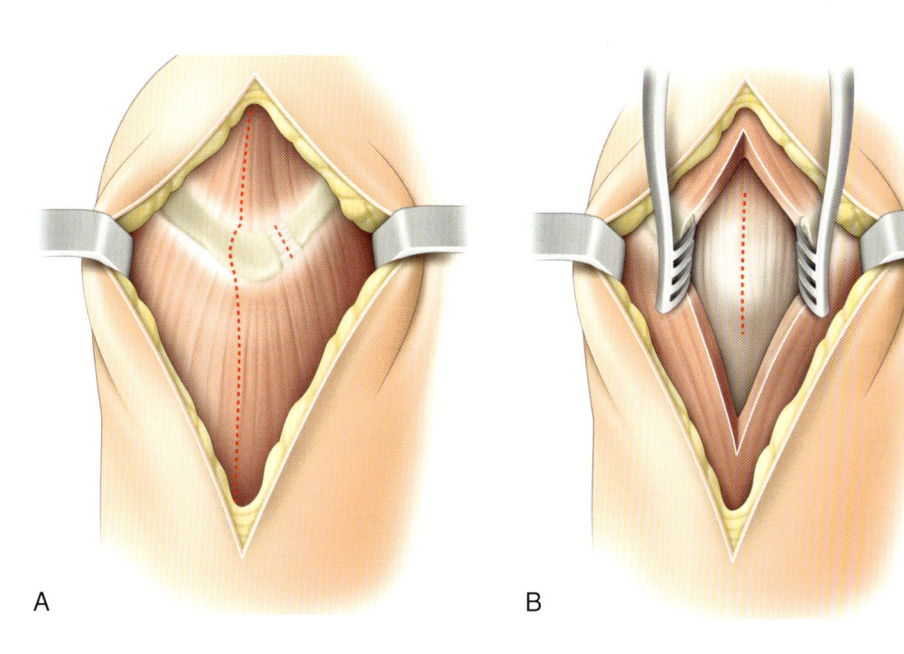

図 1.3
変法：経肩峰-三角筋進入路．A. 肩峰三角筋面の展開．B. 肩峰の骨切り後，腱板の良好な展開が得られる．

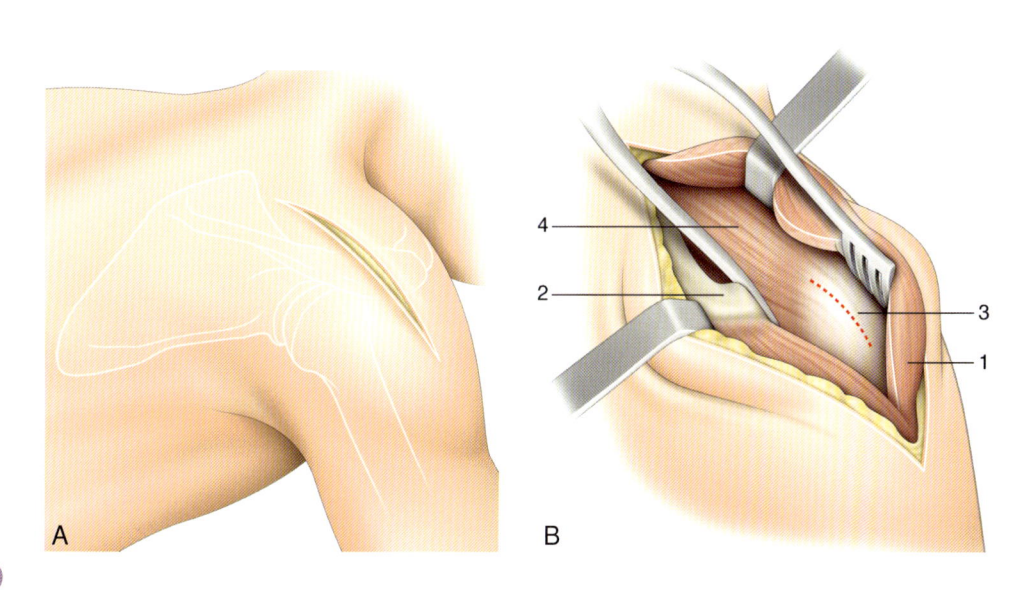

図 1.4
変法：後上方進入路．A. 皮切．B. 肩峰を開くと棘上筋が現れる．
1. 三角筋．2. 開大した肩峰．3. 肩峰下滑液包の切開．4. 棘上筋．

第1部　上肢

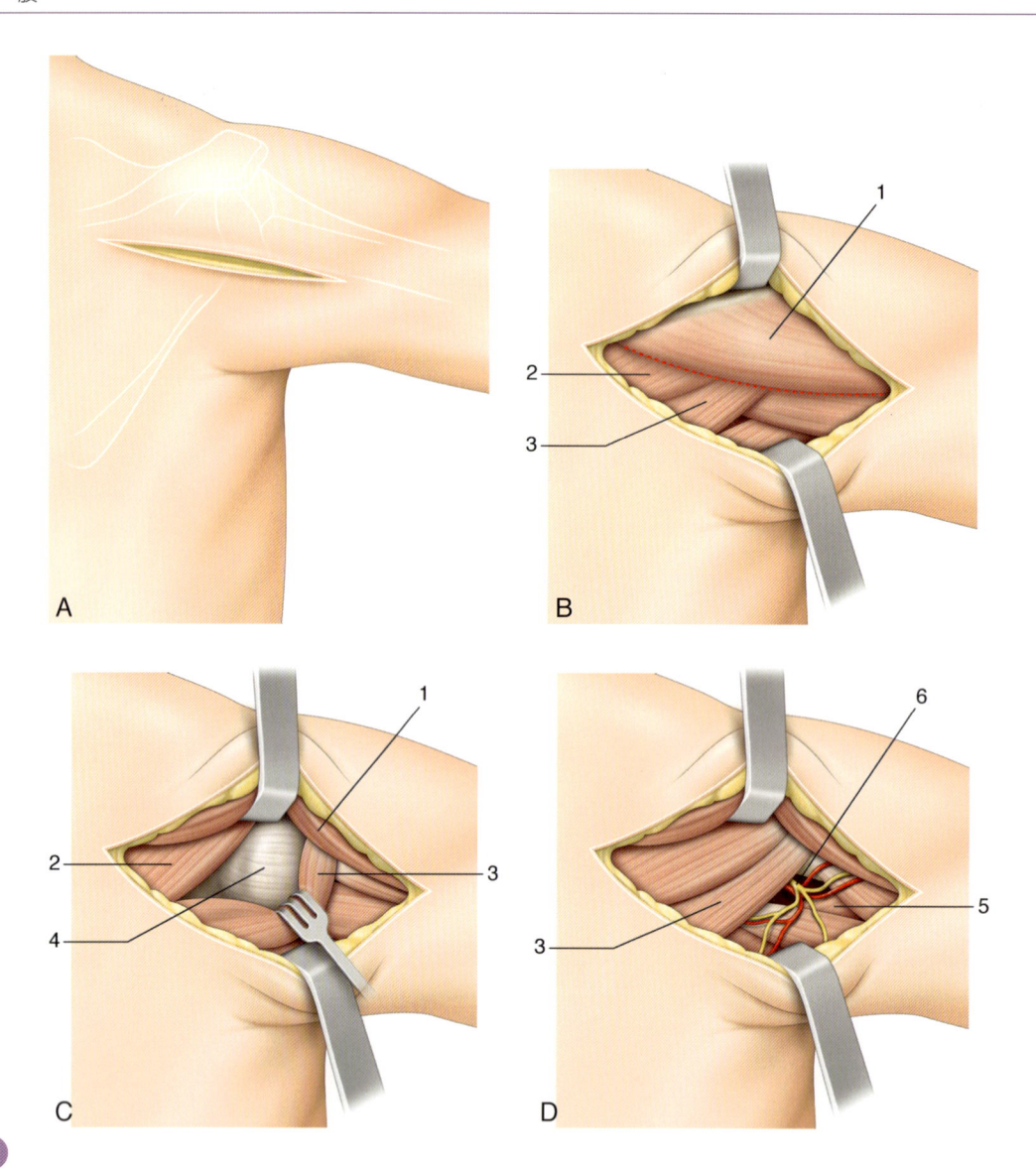

図 1.5

三角筋下後方進入路. A. 皮切. B. 三角筋下縁での筋膜切開. C. 棘下筋と小円筋間の展開による関節包の露呈. D. 小円筋と大円筋間に現れた腋窩神経.
1. 三角筋. 2. 棘下筋. 3. 小円筋. 4. 肩甲上腕関節包. 5. 大円筋. 6. 腋窩神経.

るいはまた半座位 ("*beach chair position*") にし, 肩の後面を十分に露呈すべきである.

肩甲棘から始まり, 三角筋に沿う約15cmの横切開をおく (図1.5A). 皮切の中央は, ほぼ肩峰の後外側角の直上に位置する. 皮膚を広く剥離したあと, 筋膜を三角筋の下縁で切離し, 筋を皮切に沿って近位へ注意深く分離する. その結果, *近位から遠位へ*, 外旋筋群の面 (棘下筋, 小円筋), 大円筋-広背筋の共同腱 (真珠光沢あり), *内側に*上腕三頭筋長頭, *外側に*上腕骨が現れる (図1.5B). 棘下筋と小円筋間を分けると関節包が露呈する. これを縦切開すると関節が現れる (図1.5C). 筋をまったく切離しない解剖学的進入路であるが, 後方の肩甲上腕関節の視野は限られている.

関節は, 小円筋と大円筋間で下方へ到達しうるが, 限界がある. そこでは, 外側腋窩間隙にある腋窩神経を損傷しないように, 同定しておくべきである. この変法は, 腋窩から出る腋窩神経の探索に完璧に適応している (図1.5D).

絶対必要な場合はまれであるがアクセスは, 三角筋の肩甲棘付着部を数mm切離したり, あるいは関節の後面で広く認められる棘下筋と小円筋 (それらの筋腱移行部で) を切離することで, 改善されうる.

変　法

ある種の外科適応 (後方の形成術, 腱移行あるいは神経移行術) にとっては, 縦切開が好ましい. 切開は, 上腕後面の真ん中に位置し, 皮切の中央は三角筋の後縁にある. 近位では腱板, 遠位では広背筋の腱や橈骨神経に

8

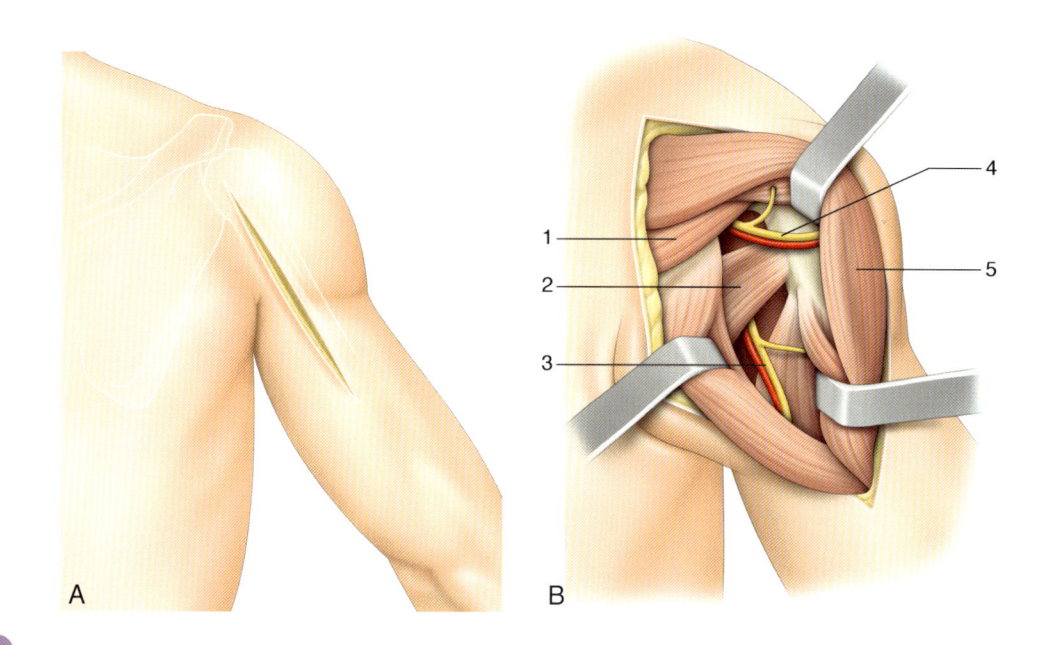

図 1.6

変法：縦切開． A. 皮切．B. 近位から遠位方向に腋窩神経，大円筋と小円筋の共同腱，橈骨神経が展開されている．
1. 小円筋．2. 大円筋と小円筋の共同腱．3. 橈骨神経．4. 腋窩神経．5. 三角筋．

対する視野が良好である（図 1.6A，B）．

リスク

腋窩神経損傷以外には，ほとんどリスクはない．したがって，これを体系的に探索し，小円筋と大円筋間の進入路の際，注意する．

適応

三角筋下後方進入路は，主として以下に適応する．
- 肩の後方不安定性の手術（棚形成）．
- 外傷（関節窩の後縁）．
- 感染に対する手術（肩甲上腕関節のドレナージ）．

コツと要領

- 三角筋下縁での筋膜切開，この筋を弛緩させるための上腕の軽度後方突出の肢位，その深部面での三角筋の解離は，下層面にある筋群の展開を良好にする．棘下筋と小円筋の間隙は，肩甲上腕関節に向かってできるだけ外側に解離することによって見出せる．これにより，両筋間の解離面が同定しやすくなる．
- 小円筋と大円筋間には，一方では腋窩神経が侵入し，他方では上腕三頭筋長頭が大円筋上と小円筋下に交差していることに留意する．

第 2 章

上　腕

本章の内容

前外側進入路	**12**
前内側進入路	**12**
後方進入路	**14**

上腕骨骨幹部の進入路は，おもに外傷において考慮される．この進入路では，解剖学的関係，とくに神経血管束の関係の完璧な知識が必要である．

橈骨神経が上腕骨の周りを螺旋状に取り巻いて走行し，他の神経が内側を走行していることを頭に入れておくべきである．大まかには次のとおりである．

- 上腕骨近位1/3では，内側にある上腕の神経血管束に注意する．
- 中央1/3では，橈骨神経は上腕骨の後面を交差している．
- 遠位1/3では，橈骨神経は前外側にある．橈骨神経は上腕骨の外縁と外側上顆の近位10cmで交差している．血管束，正中神経と尺骨神経は内側にある．

したがって，上腕骨近位2/3のアプローチは，一般に前外側進入路によって行われる．遠位1/3のアプローチは，橈骨神経を処理したあとに，後方進入路か外側進入路，あるいは前外側進入路によって行われる．遠位1/3の進入路だけが，上肢の付け根に空気止血帯の装着が可能である．

前外側進入路

この進入路は，上腕骨骨幹部中央1/3へのアプローチを可能にする．

手 技

患者は背臥位で，上腕を丸めた滅菌シーツで挙上し，肩を内旋位とする．上肢は，体幹に沿った内転位か，あるいは手台に載せた90°外転位とする．

三角筋「V」の前縁から始め，上腕の外側縁に沿って下降する縦切開をおく（図2.1A）．次いで，表層の筋膜を切開する．上腕骨骨幹部を露呈するには，2つの方法がある．まず，骨に到達するために，上腕筋から外側筋間中隔を剥離する方法で，筋膜の後方縁の深部面を上腕筋が付着している隔壁まで剥離を進める．あるいは，上腕筋の線維を，筋の走行に沿って分離切開し，橈骨神経を保護している後方の線維は後方へ避ける（筋間進入路：図2.1B〜D）．切開の遠位部分に，上腕筋の後方であるが隔壁の前方に橈骨神経がみられる．神経は上腕のレベルで後方から前方へ貫通している．

この進入路は，橈側皮静脈に沿って皮切を弯曲させることで，三角筋大胸筋溝内を近位へ拡大できる．これで，上腕骨近位2/3が露呈できる．

遠位へは2つの方法で拡大できる．1つは前方へ向かって弯曲させ，外側の二頭筋溝に進み，橈骨神経を保護するために，腕橈骨筋の真ん中後方を通過するか，上腕筋の外側部分を横切る．あるいは，外側にとどまり，上腕骨の外側柱に到達するために，腕橈骨筋の後方を通過する．

リスク

おもなリスクは橈骨神経である．この進入路は，橈骨神経の体系的な管理を要する．これは，粉砕骨折や再手術（瘢痕）になればなるほど問題となる．

適 応

前外側進入路は，以下に適応がある．

- 多少とも遠位や近位に波及している上腕骨骨幹部骨折の骨接合術．
- 上腕の分娩麻痺後の減捻骨切り術．
- ある種の骨病変（良性腫瘍，骨髄炎）の治療．
- 橈骨神経の探索（神経剥離，神経移植）．

> **コツと要領**
>
> 上腕骨骨幹部の再手術であるが，転位骨折で第一適応の場合は，健常なゾーンで体系的に橈骨神経を分離することが重要である．そのためには，もっぱら手術の初めに皮切の遠位部分で橈骨神経を探索することである．橈骨神経は，内側前方の上腕筋と外側の腕橈骨筋間の深部に位置している．それからは，必要に応じて，まったく安全に，遠位から近位へ進むことができる．

前内側進入路

この進入路は，上腕レベルの神経血管要素（上腕動静脈，正中神経，尺骨神経，筋皮神経）に最適である．ごくまれには上腕骨の進入路となる．

手 技

患者は背臥位で，上肢は回外位で手台に載せる．切開は，三角筋大胸筋進入路の延長になりえ，上腕二頭筋の内側縁に沿って行う（図2.2A）．皮切のあと，内側筋間中隔の前方で筋膜を切開すると，以下のものが露呈できる．第1層には，前方に神経血管束（上腕動静脈と正中神経），後方に尺骨神経，第2層には，前方に上腕二頭筋と上腕筋，そのあいだを筋皮神経が出ているのがみられ

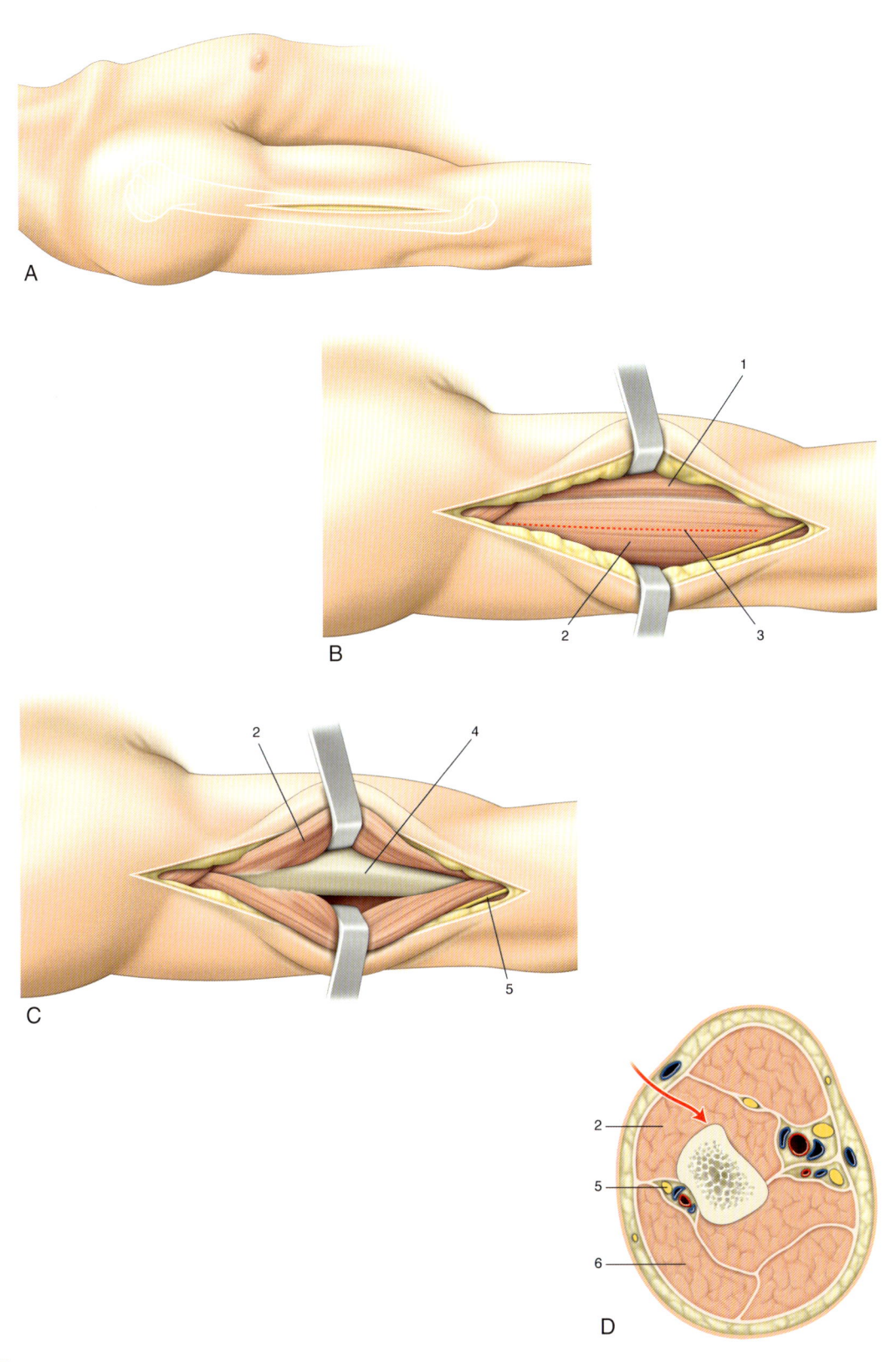

図 2.1

前外側進入路. A. 皮切. B. 上腕筋と上腕二頭筋の間隙. C. 上腕骨の露呈. D. 上腕骨骨幹部への進入路（上腕遠位 1/3 と中央 1/3 の間の断面）.
1. 上腕二頭筋. 2. 上腕筋. 3. 上腕筋の分割線. 4. 上腕骨. 5. 橈骨神経. 6. 上腕三頭筋外側頭.

13

る（図 2.2B）．正中神経あるいはまた尺骨神経にかかわるすべての手術は，この進入路によって容易に行うことができる（神経移植あるいは移行）．神経血管束を前方へ移動させることで，上腕骨骨幹部への到達が可能である．

この進入路は，内側上腕二頭筋腱溝の方向へ遠位に拡大できる．

また，大胸筋の隆起を迂回しながら，到達すべき三角筋大胸筋溝の方向へ近位に拡大できる．

リスク

リスクは神経血管束の存在と関連している．この進入路は，上腕骨に到達するためには，すべての神経血管構造物を制御する必要があり，再手術の場合は困難である．

適 応

この進入路は，以下を可能にする．
- 正中神経，尺骨神経，上腕動静脈の露呈．
- 最も近位の部分を除く上腕骨骨幹部の露呈．

後方進入路

この進入路は，上腕骨骨幹部中央1/3へのアプローチを可能にする．橈骨神経へのリスクや解離の難しさから，ほとんど用いられない．

手 技

患者は側臥位で，上腕は「U字型」の手台に保持するか，あるいは腹臥位で前腕を手術台の外に下垂する．上肢全体を手術野にする．皮切は，後方正中切開で，肩峰

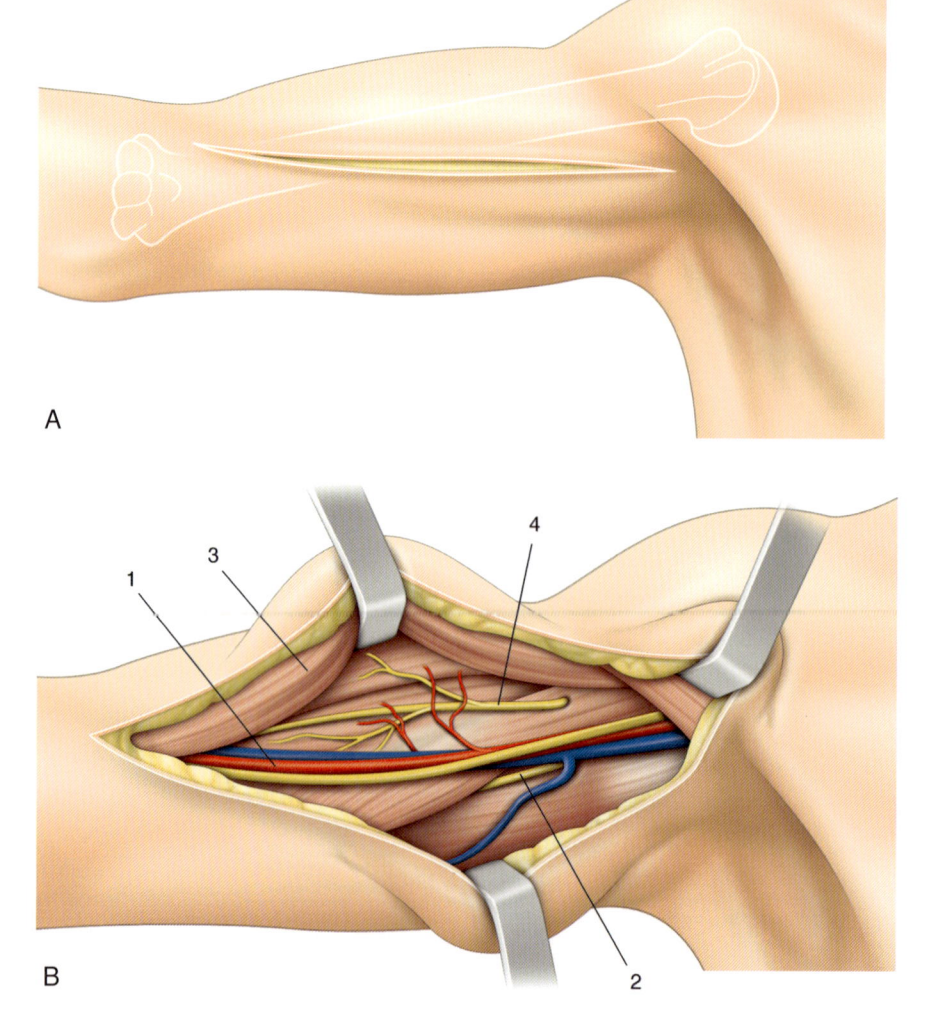

図 2.2
前内側進入路． A. 皮切． B. 前方に上腕二頭筋と筋皮神経を伴う上腕管の神経血管束の露呈．
1. 上腕動静脈と正中神経． 2. 尺骨神経． 3. 上腕二頭筋． 4. 筋皮神経．

の後縁から肘頭の頂点に及ぶ（図 2.3A）．この皮切は，肘の後方進入路によって延長できる．深部の筋膜切開後，近位に上腕三頭筋の長頭と外側頭間に間隙が認められる（図 2.3B）．これら両頭間の切開で，上腕骨の後面を覆っている上腕三頭筋の内側頭の筋線維が露呈される（図 2.3C）．

上腕のこの後方部分において，橈骨神経は上腕三頭筋長頭と外側頭に覆われた橈骨神経溝内を斜め外方へ下降している．橈骨神経は次に，外側上腕筋間中隔を横切る．その走行の途中で，温存すべき4本の運動側枝を出している．神経溝内において，橈骨神経は斜め外方へ下降する上腕深動脈を伴っている．したがって，内側で上腕三頭筋長頭とその運動神経分枝，上腕三頭筋内側頭の上神経（nerf supérieur），外側で上腕三頭筋外側頭，その運動神経分枝，上腕三頭筋内側頭の下神経（nerf inférieur），そして後方で深部上腕動脈を避ける．

上腕骨へのアプローチは，上腕三頭筋内側頭を通した，厳密な正中縦切開で行われる（図 2.3D，E）．

この進入路は，後方三角筋下進入路とつないで近位へ，また肘頭まで延長して遠位へ拡大可能である．

リスク

上腕三頭筋を避ける際は，神経血管損傷を起こさないように注意深く行うべきである．橈骨神経とその運動分枝は，この進入路では常に危険にさらされている．したがって，上腕三頭筋内側頭を通して上腕骨後面に到達する前に，神経とその分枝を探索しておくことが重要である．

橈骨神経溝のレベルで，内方から外方へ上腕骨後面を交差している上腕深動脈もまた危険にさらされている．

適 応

この進入路は，上腕骨後面へのアプローチを可能にする．とくに，上腕骨後方の病変の生検に適応がある．

しかしながら，これは破壊を伴う進入路である．というのは，上腕三頭筋内側頭を横切り，橈骨神経損傷のリスクを伴うからである．

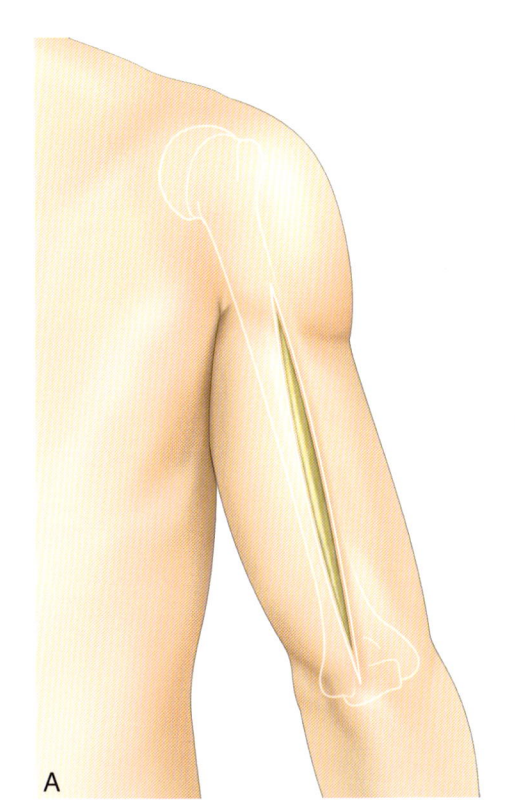

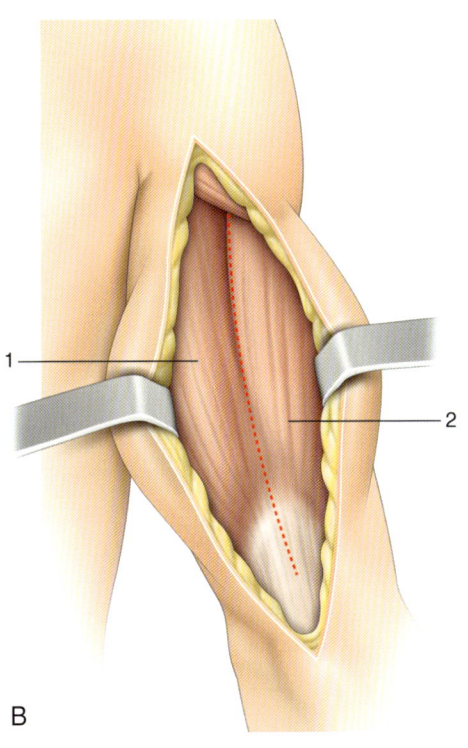

図 2.3
後方進入路． A. 皮切． B. 上腕三頭筋長頭と外側頭間の間隙．
1. 上腕三頭筋長頭． 2. 上腕三頭筋外側頭．

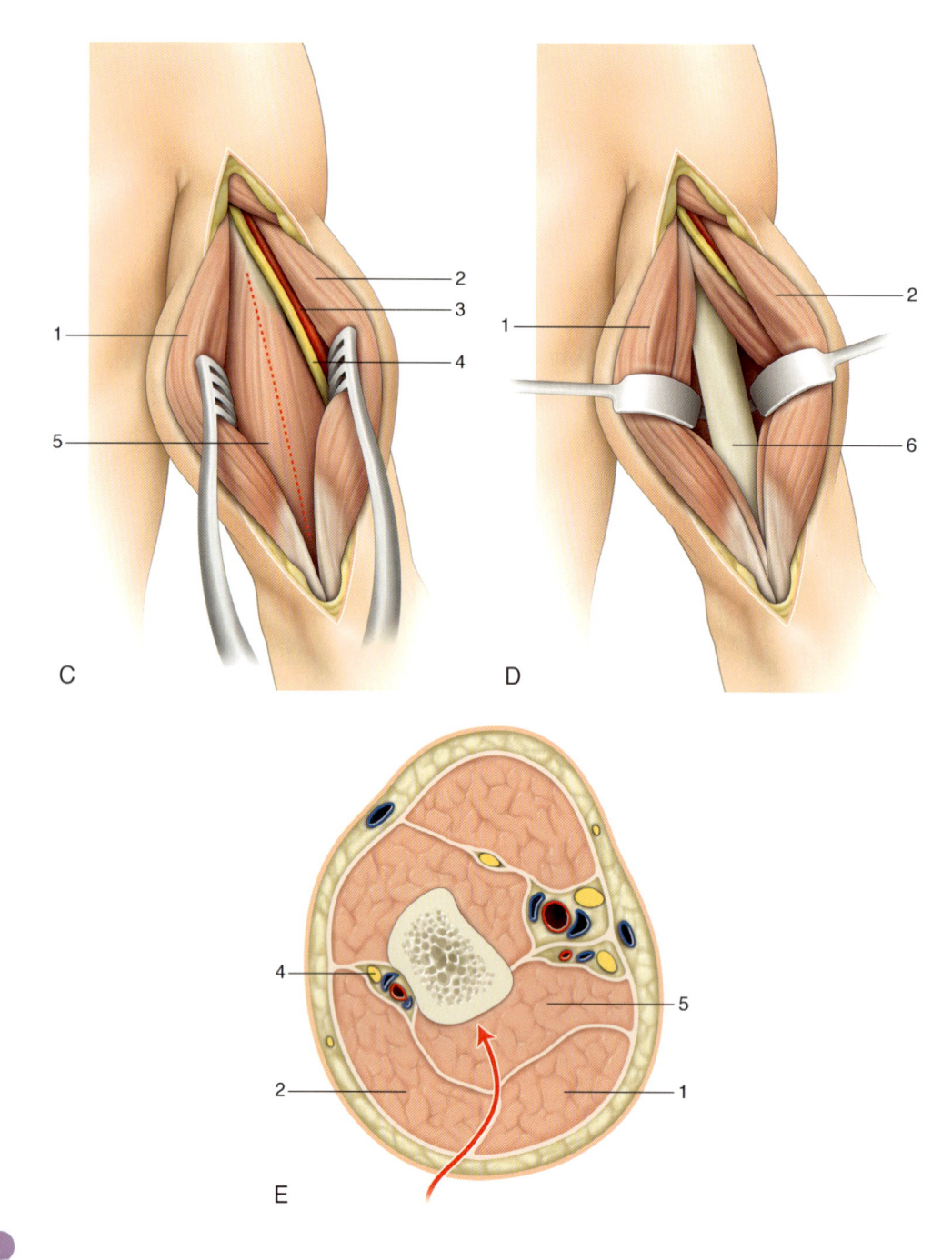

図 2.3

続き.
C. 上腕三頭筋内側頭の露呈. D. 上腕骨後面の露呈. E. 上腕中央 1/3 を通る断面像.
1. 上腕三頭筋長頭. 2. 上腕三頭筋外側頭. 3. 上腕深動脈. 4. 橈骨神経. 5. 上腕三頭筋内側頭. 6. 上腕骨骨幹部.

コツと要領

この進入路のキーポイントは，上腕三頭筋長頭と外側頭間の間隙を見出すことである．この間隙は，皮切の近位部分で，三角筋後方線維束の遊離縁の下に認められる．

第3章

肘

本章の内容

外側進入路	**18**
内側進入路	**18**
前内側進入路	**21**
後方進入路	**21**
後外側進入路	**25**

肘関節の前方に主要な神経血管要素が存在していることが，上腕三頭筋を通過するにせよ，両側からにせよ，後方進入路によって，あるいは内側・外側進入路によって，そのアプローチをより容易にしている．

後方進入路においては，恥骨支持器と2つの背部支持器（胸椎と仙骨）によって患者を固定する側臥位が理想的である．上腕は，「U字型」の手台によって保持する．空気止血帯を上肢の付け根に装着する．とくに関節の外傷性病変や全人工関節の設置のアプローチの際に，尺骨神経溝の中にある尺骨神経は基本的にテープをかけて保護する．

外側進入路

この皮切は，肘関節の外側2/3，つまり上腕骨へら状部の前面，後面そして橈骨頭へのアプローチを可能にする．

手 技

患者は背臥位で，肩を内旋位とし，上腕と前腕は手術台からさらに高く設定する．

皮切は，上腕骨外側上顆頂点の2～3横指近位から始め，前腕の軸に沿って2～3横指遠位へ延ばす（図3.1A）．皮膚切開のあと，まったくリスクなく，皮膚剥離で上腕骨外側上顆の骨隆起や肘の外側筋腱層を露呈できる．上腕では，外側筋間中隔の切開後，前方に腕橈骨筋，後方に上腕三頭筋外側頭を避けて侵入すべきである．前腕では，橈側手根伸筋と総指伸筋間あるいはより前方で，長短橈側手根伸筋間から侵入できる（図3.1B）．筋を分けると，皮切の遠位部分をふさいでいる回外筋と，比較的弛緩した腕橈関節包が露呈されるので，これを縦切開する（図3.1C）．

この進入路は，肘関節の内側1/3の展開は不可能か困難であり，これには補足的に内側進入路が必要となる（関節解離，滑膜切除，上腕骨へら状部の骨折）．皮切は，腕橈骨筋と上腕三頭筋外側頭間で近位へ拡大し，上腕骨を露呈できる．橈骨神経は探索して保護する．これに対して，遠位へは，橈骨神経と回外筋の存在のために，拡大できない．

リスク

おもなリスクは橈骨頭を前方から後方へ回っている橈骨神経による．皮切の近位部分において，橈骨神経は前方の上腕筋と腕橈骨筋のあいだを離れて走行するので，まれにしか損傷されない．

変 法

上腕骨外側上顆から，たとえば総指伸筋と尺側手根伸筋間，あるいは尺側手根伸筋と肘筋間，あるいは肘筋と上腕三頭筋間など，前腕レベルへより後方の切開が可能である．

適 応

この進入路は，以下に適応がある．
- 橈骨頭骨折の骨接合，橈骨頭の切除あるいは人工関節置換，上腕骨顆部や上腕骨へら状部の骨接合術．
- 整形外科において，異物摘出，滑膜切除，肘関節解離，上腕骨顆上部痛の治療，橈骨神経深枝の神経剥離術．

> **コツと要領**
>
> 回外筋の線維は下前方へ斜走しているのに対して，他の筋（手根伸筋や指伸筋）は長軸方向に走行しているので識別できる．

内側進入路

この皮切は，内側部分の肘関節（滑車，腕尺関節）や関節前方の神経血管要素（正中神経と上腕動静脈）あるいは後方の神経血管要素（尺骨神経）の展開を可能にする．

手 技

患者は背臥位で，上肢は手台に置き，肩を外旋位，前腕を回外位とする．皮切は，上腕骨内側上顆を中心として，近遠位へ約3～4横指とする（図3.2A）．深部筋膜を切開し，上腕と前腕の内側皮神経を見出して避けたあと，皮切の近位部分で前方の内側筋間中隔と後方の上腕三頭筋内側頭のあいだに尺骨神経を見出す．神経はテープをかけて注意深く取り扱う（図3.2B）．次いで，滑車上肘靱帯（ligament épitrochléo-olécranien）を開放し，神経を尺側手根屈筋のアーケードまで解離する．このアーケードの切離は，神経を後退させ，尺側手根伸筋へ向かう筋枝を保護する．

肘関節へのアプローチは，次の異なる方法で行われる．
- 前方において，内側上顆から始まる皮切を屈筋群の走向に沿って斜めに延長する．筋切開を通して，関節包が開放される．次いで，腕尺関節の前方部分を露呈するために，外側の筋面を持ち上げる（図3.3）．

第3章 肘

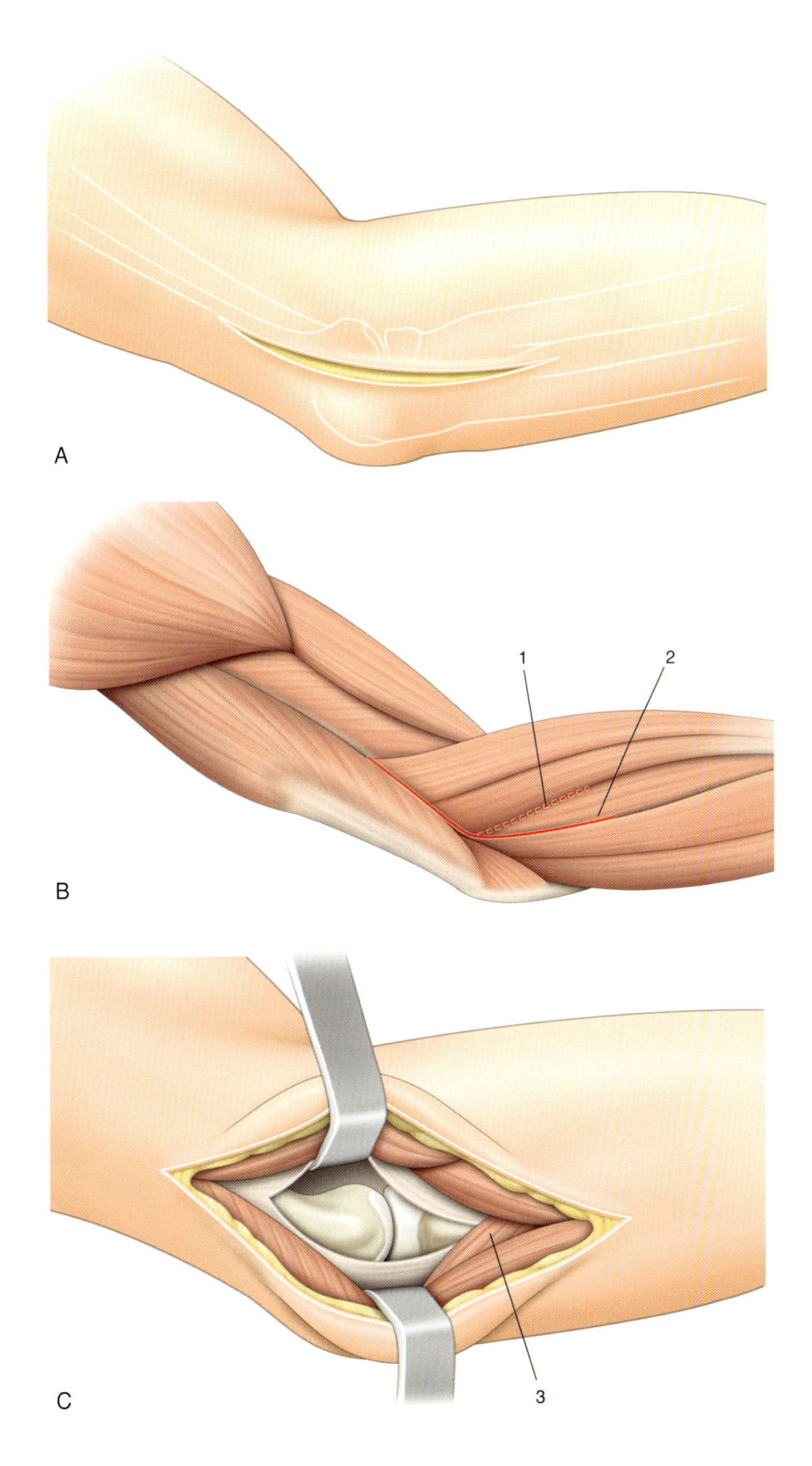

図 3.1
外側進入路． A. 皮切．B. 肘の異なるアプローチ．C. 肘の外側 2/3 の露呈．
1. 長短橈側手根伸筋間の間隙．2. 短橈側手根伸筋と総指伸筋間の間隙．3. 回外筋．

第 1 部　上　肢

- 後方において，尺骨神経と上腕三頭筋を後方へ避ける．簡単ではないが，肘頭の内側面と上腕骨へら状部の後内側面を露呈できる（図 3.4）．
- ごくまれに，内側上顆の筋群が付着している骨片を切離する（図 3.5A）．内側上顆の筋群の共通付着部を持ち上げると，関節包と内側側副靱帯が露呈する．次に関節に到達するには，関節包を切開する（図 3.5B）．

リスク

　おもなリスクは尺骨神経であり，とりわけ尺側手根伸筋と深指屈筋の尺側半分への運動分枝である．これら運動分枝は，通常尺側手根伸筋のアーケードの下流でみられる．上腕と前腕の尺側皮枝の神経腫は，皮下を慎重に分け，これらの構造物に注意し保護することによって予防できる．

適　応

　内側進入路は，以下を可能にする．
- 尺骨神経の解離，場合によってはその前方移行．
- 上腕骨顆上部へのアプローチ．
- 腕尺関節へのアプローチ．

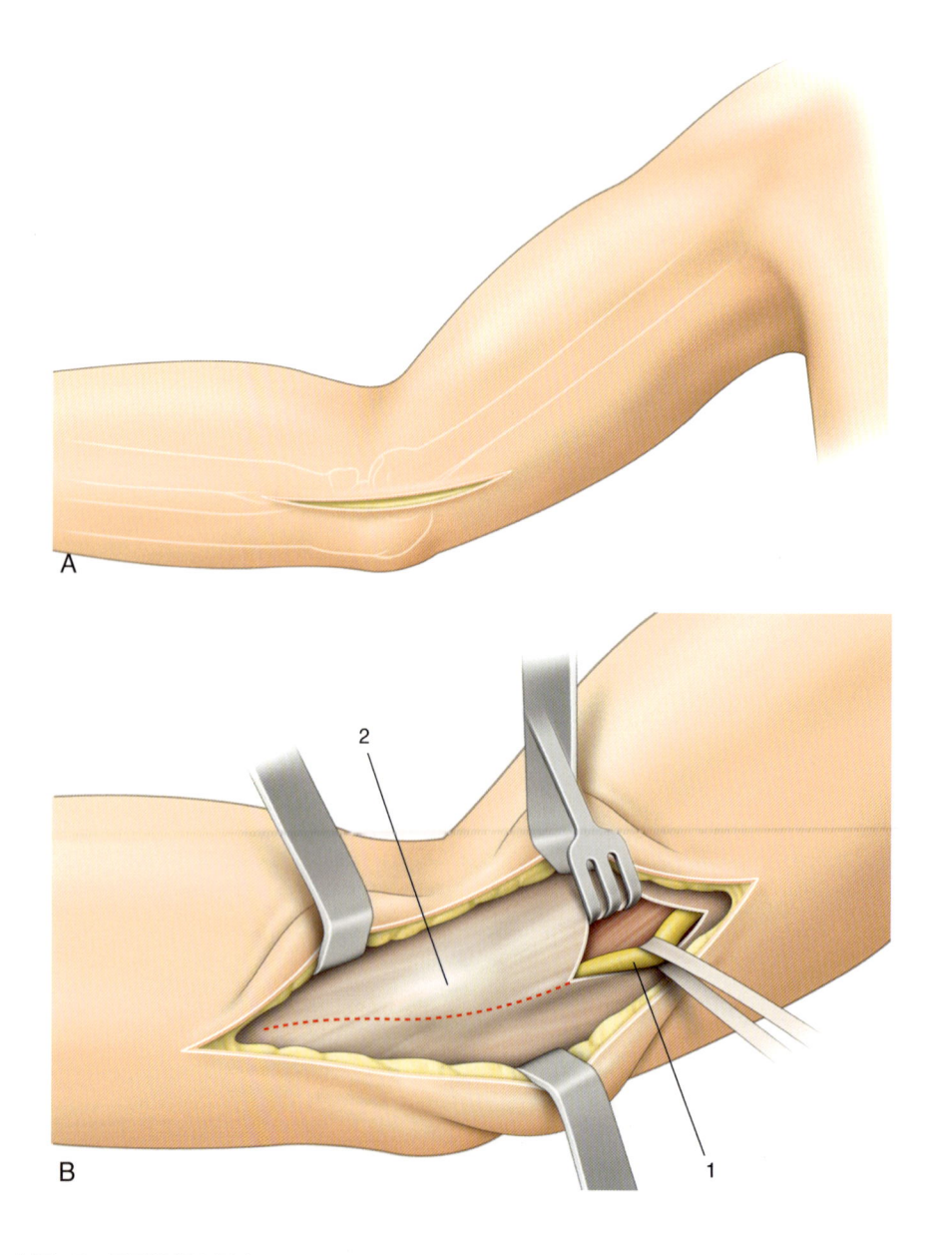

図 3.2
内側進入路． A. 皮切．　B. 尺骨神経の同定．
1. 尺骨神経．　2. 上腕骨内側上顆．

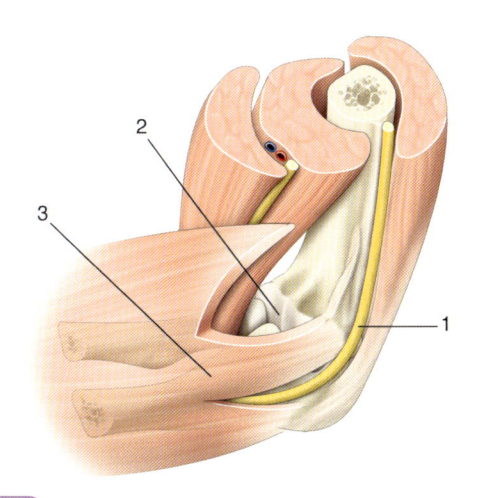

図 3.3
内側進入路. 関節の前方アプローチ.
1. 尺骨神経. 2. 滑車と鉤状突起. 3. そのままに残した内側上顆からの前腕屈筋群の共通頭.

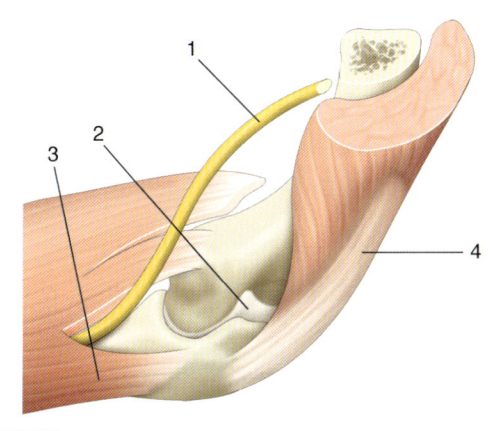

図 3.4
内側進入路. 関節の後方アプローチ.
1. 尺骨神経. 2. 滑車と肘頭尖. 3. 尺骨神経後方の内側上顆からの尺側手根屈筋の上腕頭. 4. 上腕三頭筋.

コツと要領

この進入路のキーポイントは，皮切の近位部での尺骨神経の探索である．神経は，内側筋間中隔のすぐ後方に位置しており，通常，緊張した索状物として触知できる．神経の前縁に沿って神経解離をすれば，尺骨神経運動枝の損傷リスクは少ない．

前内側進入路

肘の前方部分に限局した展開を提供する進入路で，尺骨鉤状突起の転位骨折の骨接合術に最適である（直達進入）．

手 技

患者は背臥位で，上肢は回外位で手台に載せ，肩外旋，肘伸展，前腕回外位とする．切開は，肘窩ひだから約4～6cm近位の上腕二頭筋溝内側から始め，前腕屈筋群共通腱のレリーフに沿って4～6cm屈曲させる（図3.6A）．皮下は，内側上腕皮神経を温存しながら，注意深く解離していく．肘正中皮静脈は，その外側縁で遊離し，内側に避ける．上腕二頭筋腱膜を確認し，縦切開する．上腕の血管束と正中神経は，上腕二頭筋の内側で皮切の近位部分に認められ，皮切の走行に沿っており，上腕二頭筋とともに注意深く外側に避ける．次に，前腕屈筋群共通腱を一塊として内側に避けると，上腕筋の露呈が可能になる．上腕筋を白い関節包がみられるまで線維方向に縦割する．関節包を縦または斜切開すると，尺骨鉤状突起や上腕骨滑車が露呈できる（図3.6B）．

変 法

前腕屈筋群共通腱のレリーフ上の斜めで前腕だけの短い進入路は，純粋に腱を通り，内側上顆の筋線維の方向で，関節切開後，鉤状突起への直接のアプローチを可能にする（螺子固定など…）．

リスク

この進入路のリスクは，上腕血管束と正中神経の損傷であり，これらの神経血管要素を探索し保護することが必須である．

適 応

この進入路は，尺骨鉤状突起と腕尺関節の前方部分の露呈を可能にする．

コツと要領

- 上腕動脈は常に正中神経の外側に位置している．
- 皮切の近位部で動脈と神経を探索する．というのは，遠位でこれらはより深部にあるからである．

後方進入路

後方正中進入路が，すべての肘の複合手術に最も適応があるとしても，関節へのアプローチの方法には，経上腕三頭筋（縦割，「逆V字状」切開），傍上腕三頭筋，あ

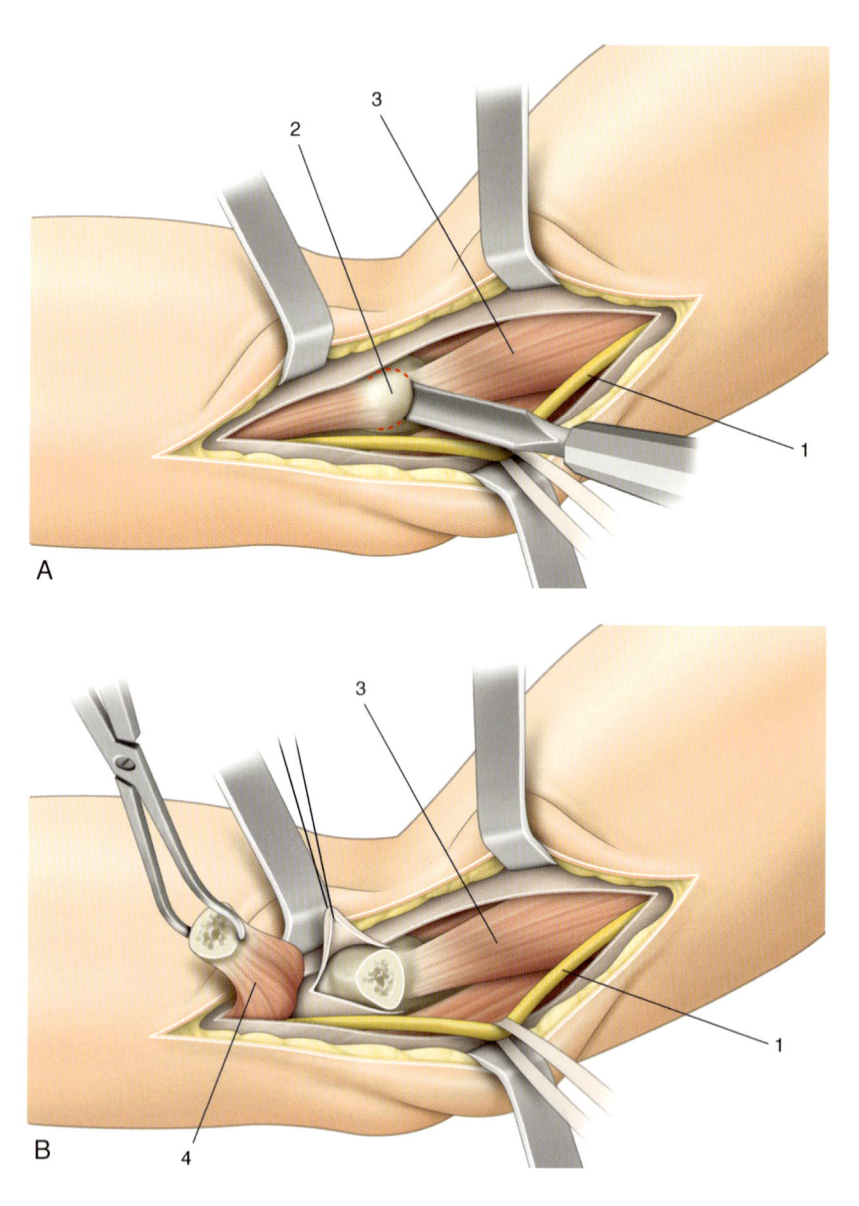

図 3.5

骨切りによる内側進入路． A. 骨片付の内側上顆の筋群の切離．B. 関節へのアプローチ．
1. 尺骨神経．2. 上腕の内側上顆．3. 上腕筋．4. 翻転した内側上顆の筋群．

るいは肘頭の付着部で腱を起こす（関節外あるいは関節内の肘頭切骨）など異なるものがある．

手 技

患者は側臥位で，上腕は「U字型」の手台に保持し，前腕を下垂する．上肢全体が手術野に含まれるようにする．皮切は，後方正中切開あるいは肘頭の外側縁を迂回し，肘頭の頂点から3～4横指近位から始め，同じ長さだけ，尺骨稜の正面を遠位へ延長する（図 3.7）．皮膚を剥離し伸筋を露呈したあと，骨接合や関節形成の途中で尺骨神経を損傷しないように，しばしば神経を解離しテープをかけて保護する．

このあと，関節へのアプローチにはいくつかの方法が

ある．

傍上腕三頭筋経路

これは上腕三頭筋を温存し，内側と外側を解離する進入路で，次いで上腕から解離し，開創器をかけ，内側あるいは外側から肘を交互に露呈できる方法である．

縦の経上腕三頭筋経路

切開は，上腕三頭筋腱を通して，近位と肘頭と尺骨稜のレベルでは骨膜下に遠位へ向かう（図 3.8A）．強固な再縫着を可能にするために，肘頭へ付着している伸筋群を細心の注意を払って骨膜下に剥離することが重要である（図 3.8B）．その結果，翻転される2つの筋腱皮弁が

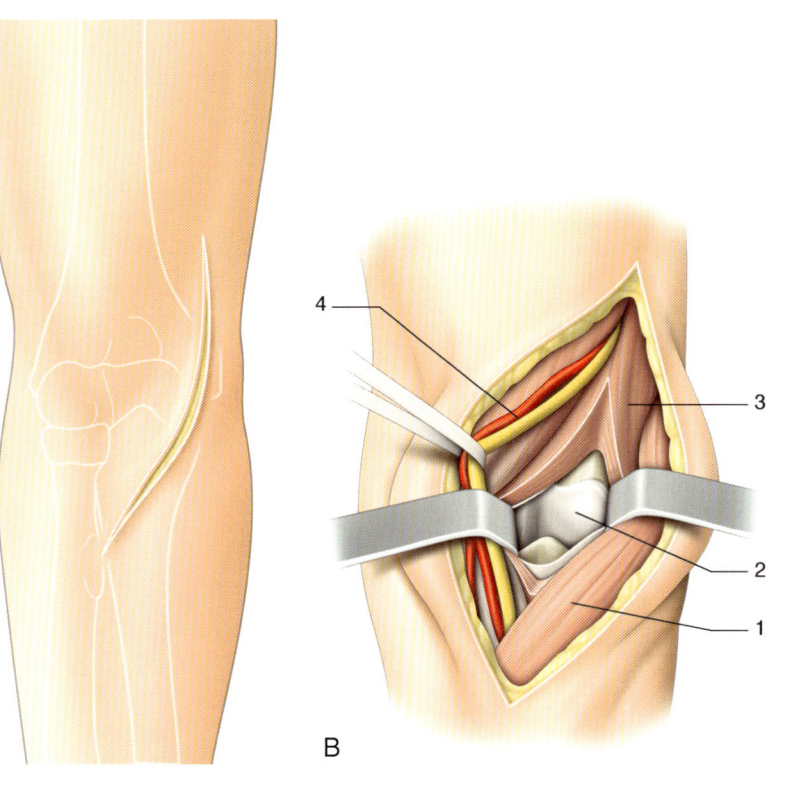

図 3.6
前内側進入路． A．皮切．B．上腕骨滑車と尺骨鉤状突起の露呈．
1．円回内筋．2．上腕骨滑車と尺骨鉤状突起．3．縦割された上腕筋．4．正中神経と上腕動脈．

得られ，上腕骨へら状部の良好な展開が可能である（図3.8C）．

「逆V字型」の経上腕三頭筋経路
「V字」の先端は，肘頭尖の約10cmに位置し，「V字」の枝は上腕骨の両側上顆にいたる．

経肘頭経路
上腕三頭筋の全体を温存し，上腕骨へら状部の良好な視野を提供するにしても，肘頭の骨接合術が必要である（図3.9）．

リスク
リスクはほとんどなく，それこそがこの進入路の利点である．リスクが少ない割に広い展開が得られる．しかしながら，縦の経上腕三頭筋経路において，骨膜が薄い場合は伸展機構の脆弱化，肘頭骨切り（経肘頭経路）の場合は変形癒合や偽関節などが危惧される．尺骨神経は，少しでも疑いがあれば，また原則として，解離してテープをかけ保護する．

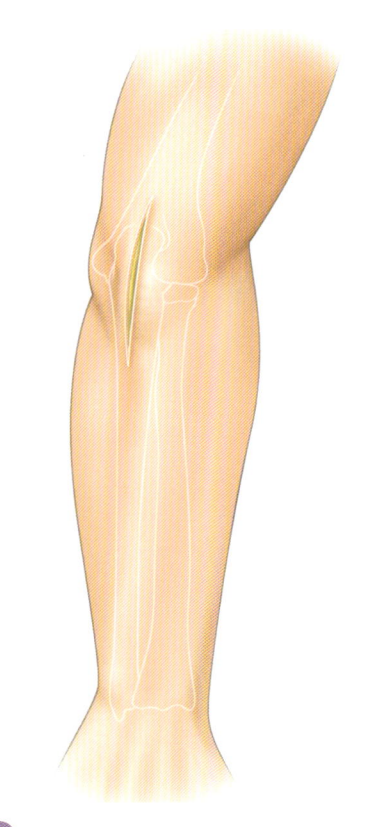

図 3.7
後方進入路． 皮切．

第 1 部 　上　肢

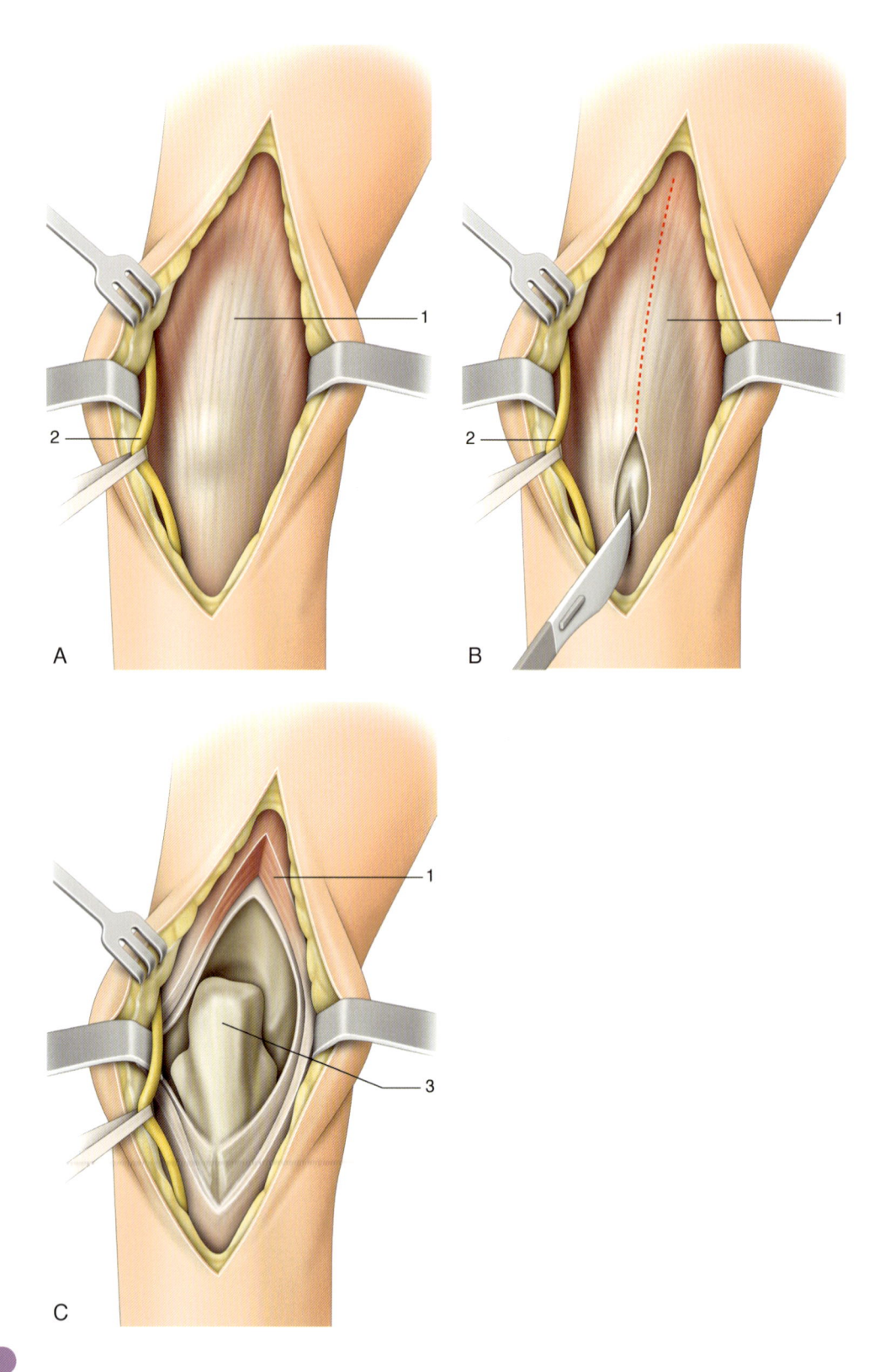

図 3.8

後方進入路． 縦の経上腕三頭筋経路．A. 上腕三頭筋腱の露呈．B. 上腕三頭筋の切開．C. 関節の露呈．
1. 上腕三頭筋腱．2. 尺骨神経．3. 肘頭．

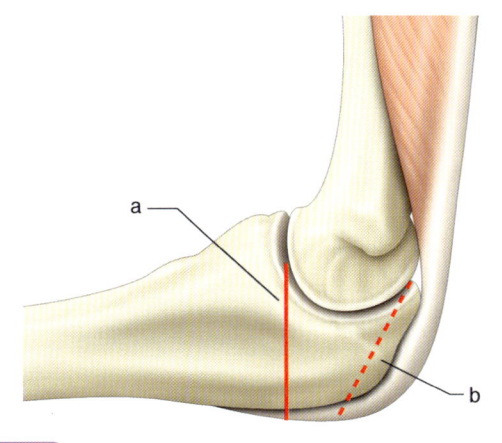

図 3.9

後方進入路．経肘頭経路．
a. 経関節経肘頭経路．b. 関節外経肘頭経路．

適 応

これは，すべての肘の手術にとって「王道の進入路」であるが，とくに次に適応がある．
- 上腕骨へら状部の骨折．
- 人工関節手術．

> **コツと要領**
>
> この縦の経上腕三頭筋経路における要点は，肘頭レベルと尺骨稜の近位部での伸展機構の連続性を保持することである．閉創では，骨を通した伸展機構の縫着を要する．

後外側進入路

この短い限られた斜めの進入路は，上腕骨外側上顆の後面，とりわけ橈骨頭へのアプローチを可能にする．

手 技

患者は側臥位で，上肢を上腕の手台に載せ，肘を屈曲し前腕を回内位とする．また，側臥位で，上腕を「U字型」の手台に保持し，前腕を下垂することもできる．皮切は斜切開で，上腕骨外側上顆の後縁から始め，肘頭の頂点から約4横指の尺骨後縁で終わる（図 3.10A）．深部筋膜の切開後，肘筋と尺側手根伸筋間の間隙を同定すべきである（図 3.10B）．切開を肘筋の下縁を斜めに沿ってこの筋間で進める．開創器で，肘筋を内側，尺側手根伸筋を外側へ避ける（図 3.10C）．こうして，回外筋が露呈され，その上縁を2つの筋線維束のあいだを螺旋状に走行している橈骨神経深枝に十分注意しながら，下方へ避ける（図 3.10D）．最後に，関節包と輪状靱帯の切開で，橈骨頭と橈骨の近位骨幹端の露呈が可能になる．

リスク

この進入路の際，最も危険にさらされるのは，橈骨神経深枝である．したがって，通常，この運動神経枝を保護している回外筋を慎重に避けるべきである．

適 応

この進入路は，橈骨頭の露呈が可能で，骨接合や骨頭切除，人工関節置換などが行われる．

> **コツと要領**
>
> - この進入路の重要点は，肘筋と尺側手根伸筋のあいだに適当なスペースを見出すことである．間隙は皮切の近位部分でより容易に見出される．それは遠位内方へ斜めである．
> - 回内・回外運動は，橈骨頭の探索を容易にし，関節へのアプローチを導く．
> - この皮切は，必要に応じて骨幹部を露呈するために，尺骨軸に沿って遠位へ延長可能である．

第1部　上　肢

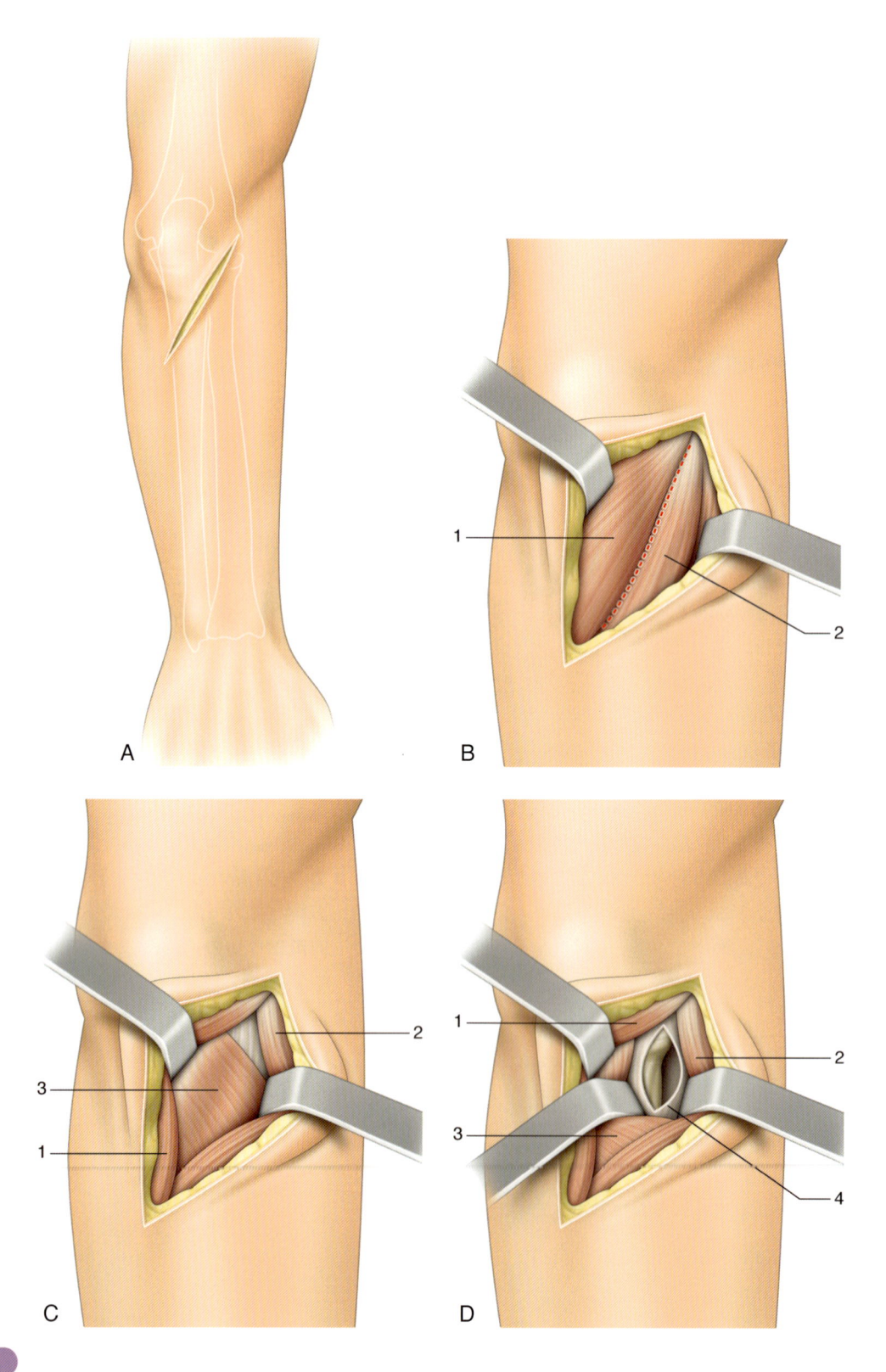

図 3.10

後外側進入路. A. 皮切. B. 肘筋と尺側手根伸筋間の切開. C. 回外筋の露呈. D. 関節の露呈.
1. 肘筋. 2. 尺側手根伸筋. 3. 回外筋. 4. 関節包.

第4章

前　腕

本章の内容

前外側進入路	28
外側進入路	28
尺骨の後方進入路	30
橈骨の後方進入路	31

尺骨へのアプローチは，皮下の表層に位置していることから容易であるが，橈骨へのアプローチは，とくに近位2/3は厚い筋塊に埋もれており，より厄介である．

患者は，通常，背臥位で，上肢の付け根に空気止血帯を装着する．肘骨へのアプローチでは，丸めた滅菌シーツを上腕の下に置いて利用し，前腕を回内位にする．

橈骨へは，近位1/3は前方進入路で，遠位2/3は，前方，側方さらに後方からもアプローチできる．

尺骨へは，近位2/3は後方進入路で，遠位1/3は後内側からもアプローチできるが，尺骨神経の背側知覚枝に注意すべきである．

前外側進入路

この皮切は，橈骨全体のアプローチを可能にするが，とりわけ近位1/3は危険を伴う．部位によらず橈骨の骨接合に理想的な進入路である（橈骨頭を除く）．

手 技

患者は背臥位で，上腕と前腕を回外位で手台に置く．

皮切は，肘ひだから始め，腕橈骨筋の内側縁に沿い，橈側手根屈筋のレリーフ上を手関節へ向かって遠位へ進める（図4.1A）．前腕筋膜を皮切に沿って切開する．次に，外側に腕橈骨筋，内側に近位から遠位へ上腕筋，円回内筋，橈側手根屈筋がある空隙に進む．

進入路の近位1/3では，次の指標が重要である．

- 橈骨神経は，上腕筋の出口で2つに分かれ，浅枝は腕橈骨筋の深部面に沿って進み，深枝は回外筋の両頭間を貫通している．
- 橈骨動脈は，円回内筋の前方を通過し，橈側反回動脈を出し，その静脈が伴走している．

橈骨に到達するためには，回外筋を切離しなければならない．前腕を最大回外位とし，回外筋の橈骨付着部を露呈させ，橈骨神経深枝を外側へ遠ざける．上腕二頭筋腱をその橈骨付着部まで辿る．こうして橈骨へ接触しながら，回外筋を骨膜下に注意深く切離すると，橈骨神経とともに外側へ翻転される（図4.1B，C）．そこで，橈骨の近位1/3が露呈する．よりよい視野を得るためには，円回内筋と浅指屈筋の橈骨付着部を切離する．

橈骨遠位2/3に到達するためには，浅指屈筋と長母指屈筋を前方で横切っている橈骨動脈を同定すべきである．腕橈骨筋を橈骨神経浅枝とともに外側へ避ける一方，内側では橈側手根屈筋を避ける．次に浅指屈筋と長母指屈筋，そして方形回内筋を切離する（図4.1D）．

閉創では，回外筋，長母指屈筋そして可能であれば方形回内筋を再縫着する．

拡 大

近位への拡大には，肘の前外側進入路を取り入れる．このアプローチはめったに用いられず，唯一の適応は，腕橈関節の骨折において肘関節と橈骨近位端を同時に展開する場合である（図4.2A，B）．

リスク

橈骨神経深枝は，回外筋切離の際に損傷されうる．橈骨神経浅枝も潜在的なリスクはあるが，術中，完璧に見ることができる．注意深く愛護的な橈尺間隙と橈骨内側の解離は，橈尺骨癒合症のリスクを回避する．Volkmann拘縮は，付属血管柄の結紮と前腕筋膜の非閉鎖によって予防できる．

適 応

この進入路は，橈骨の近位・中央・遠位1/3骨折の骨接合とある種の骨病変（骨髄炎，良性腫瘍）に適応がある．

外側進入路

この皮切は，主として橈骨遠位2/3のアプローチを可能にする．

手 技

患者は背臥位で，上腕と前腕を回外位で手台に置く．

皮切は，上腕骨外側上顆から橈骨茎状突起へ向かうラインに沿う縦切開とする（図4.3A）．前腕筋膜の切開後，橈側手根伸筋と腕橈骨筋間の間隙を同定すべきである．最も都合のよいことには，中央1/3〜遠位1/3では腱になっており，分離しやすい（図4.3B）．いったん，この間隙が同定されれば，これらの筋は分離される．そこで，円回内筋の斜走する腱に覆われた橈骨が深部に現れる．また長短2つの橈側手根伸筋間，さらに，皮切を後方へ展開して，橈側手根伸筋と，前腕中央部分では総指伸筋，遠位部分では母指の伸筋群（長母指外転筋，短母指伸筋，長母指伸筋）のあいだから進入することも可能である（図4.3C）．

このいかなる筋も切離しない解剖学的進入路は，橈骨の中央と遠位の展開が容易に可能である．

図 4.1

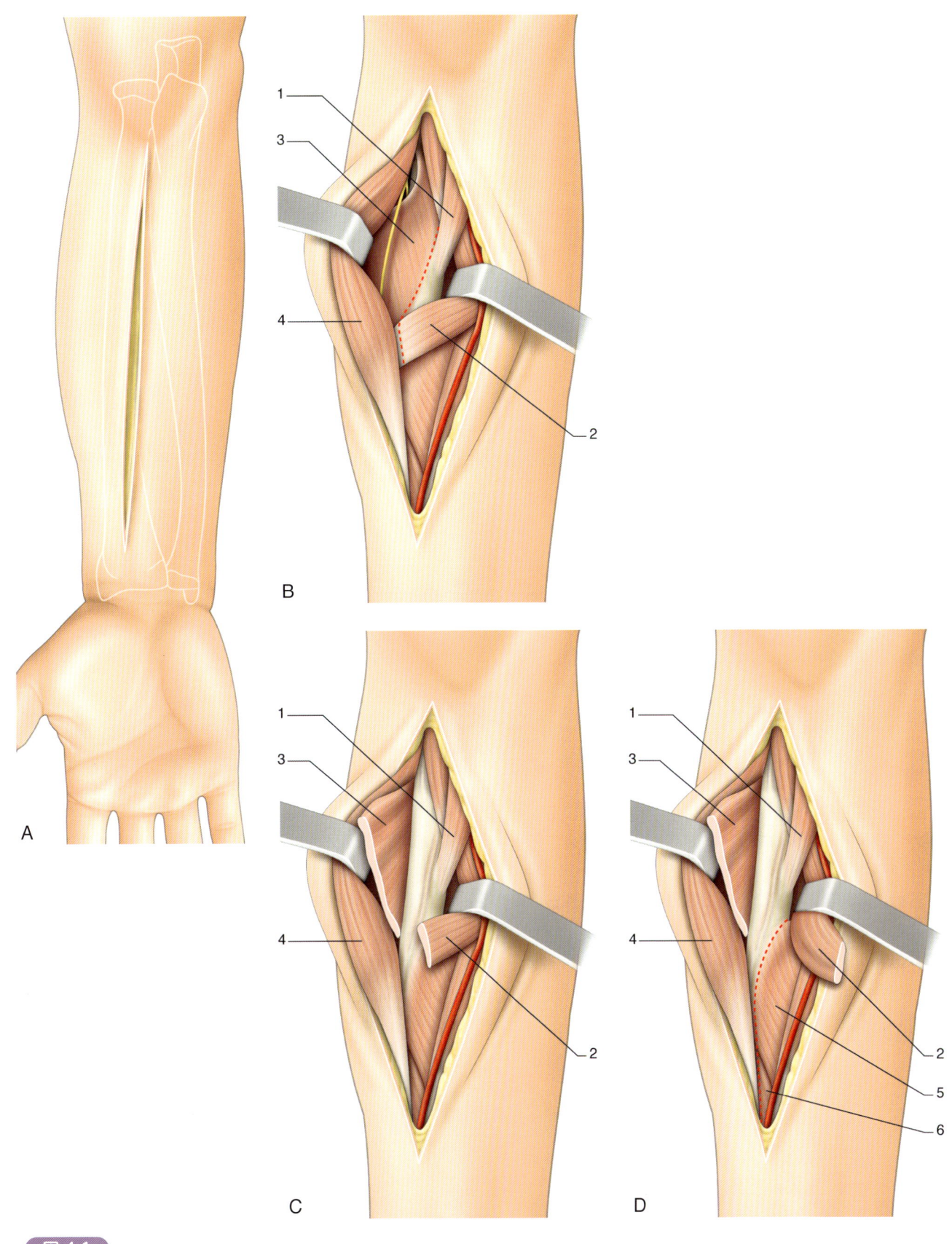

前外側進入路. A. 皮切. B. 回外筋の露呈. C. 回外筋の切離. D. 長母指屈筋そしてより遠位で方形回内筋の切離による橈骨の露呈.

1. 上腕二頭筋腱. 2. 円回内筋. 3. 回外筋. 4. 腕橈骨筋. 5. 浅指屈筋. 6. 長母指屈筋.

第4章 前腕

29

第1部　上肢

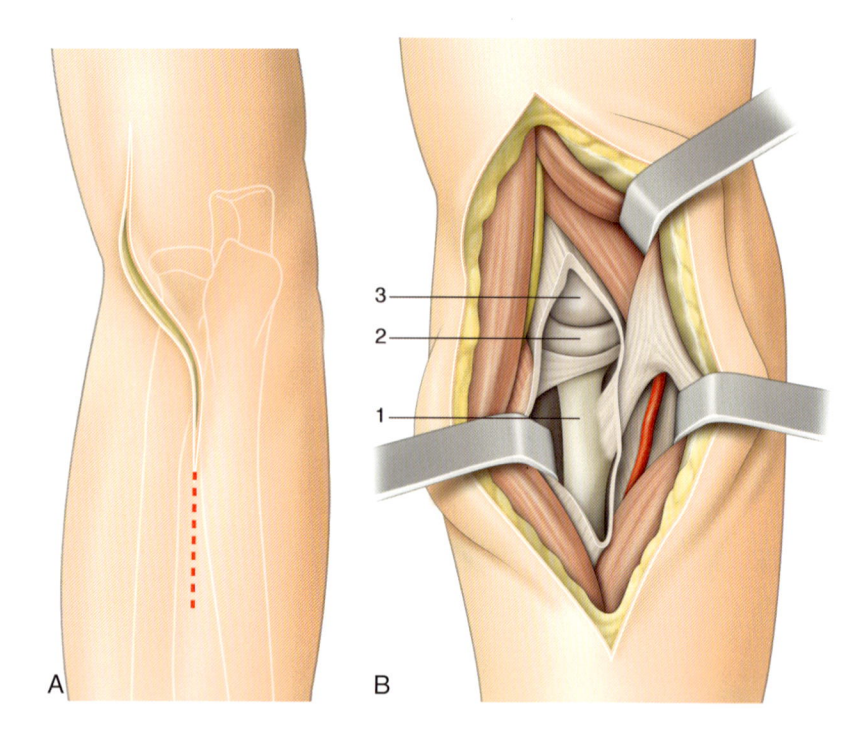

図 4.2

前外側進入路． A．皮切．B．上腕骨顆部と橈骨頭の露呈．
1．橈骨．2．橈骨頭．3．上腕骨顆部．

リスク

橈骨神経の知覚枝の損傷以外に，リスクはない．これは，少し離れたところで，橈骨茎状突起の4横指近位で前方から後方へ通過している．

適　応

この進入路は，橈骨の遠位2/3骨折の骨接合（外側，前方さらに後方からのプレート固定）と骨髄炎あるいは良性腫瘍の治療に適応がある．

この進入路による橈骨近位1/3の展開は，回外筋の存在によって困難で限られ，橈骨神経の損傷リスクもあり，前方進入路が推奨される．

コツと要領

腕橈骨筋と橈側手根伸筋群間の同定は，手関節の他動運動によって容易になる．腕橈骨筋の後方に位置している橈側手根伸筋群のみが，この操作で動く．次に，長橈側手根伸筋が短橈側手根伸筋の前方にあるので，区別は容易である．

尺骨の後方進入路

この進入路は，尺骨骨幹部全長のアプローチを可能にする．

手　技

患者は背臥位で，上腕は手台の上に外転し，肘を屈曲，前腕は最大回内位とする．

皮切は，後方の尺骨稜に沿って行う（図4.4A）．骨に接触後すぐに，後方の尺側手根伸筋と前方の尺側手根屈筋の筋間に進入すべきである．これらの筋をラスパトリウムで剝離すると，尺骨を容易に露呈できる（図4.4B）．

治療すべき病変に応じて，アプローチを全体あるいは近位，中央，そしてまた遠位部分に限定する．

拡　大

近位への拡大は，2つの異なる方法で行うことができる．肘の後面へ（骨切りによる経肘頭または経上腕三頭筋によって），あるいは肘の側面へ肘筋と尺側手根伸筋間か切離した肘筋の下を通って（図4.5）延長する．

リスク

この進入路では，皮切の遠位部分で前方から後方へ交差している尺骨神経の手背枝以外には，リスクはない．

適　応

この進入路は，尺骨骨折の骨接合，短縮あるいは延長

図 4.3

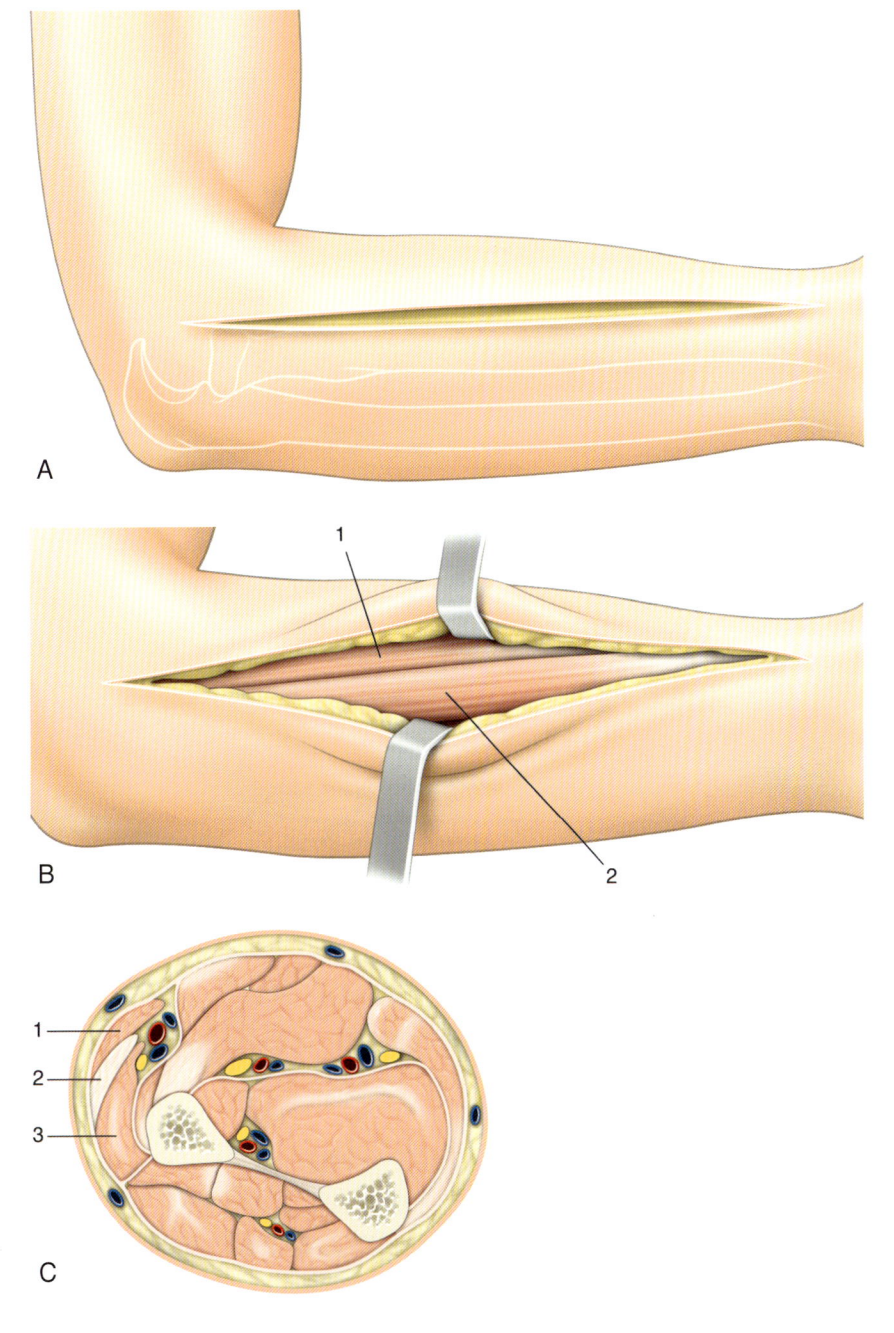

外側進入路. A. 皮切. B. 腕橈骨筋と長橈側手根伸筋間の間隙の同定. C. 前腕中央 1/3 の断面像.
1. 腕橈骨筋. 2. 長橈側手根伸筋. 3. 短橈側手根伸筋.

骨切り術, 骨髄炎や良性骨腫瘍の治療などに適応がある. 肘の側面への拡張によって, 橈骨頭の露呈が可能である.

コツと要領

尺骨は皮下にある骨なので, その稜の同定は常に容易であり, 皮切の位置決めが完璧に可能である. 稜は肘頭から尺骨茎状突起まで容易に触知できる.

橈骨の後方進入路

この進入路では, 橈骨骨幹部中央と遠位 1/3 のアプローチが十分容易に可能となる.

手 技

患者は背臥位で, 上腕は手台の上に外転し, 前腕を回内位とし, 上腕の付け根に空気止血帯を装着する.

皮切は, 橈骨後面の中央におき, 手掌手首皮線のレベルで止める (図 4.6A). 背側の静脈は可能なかぎり温存

第1部 上肢

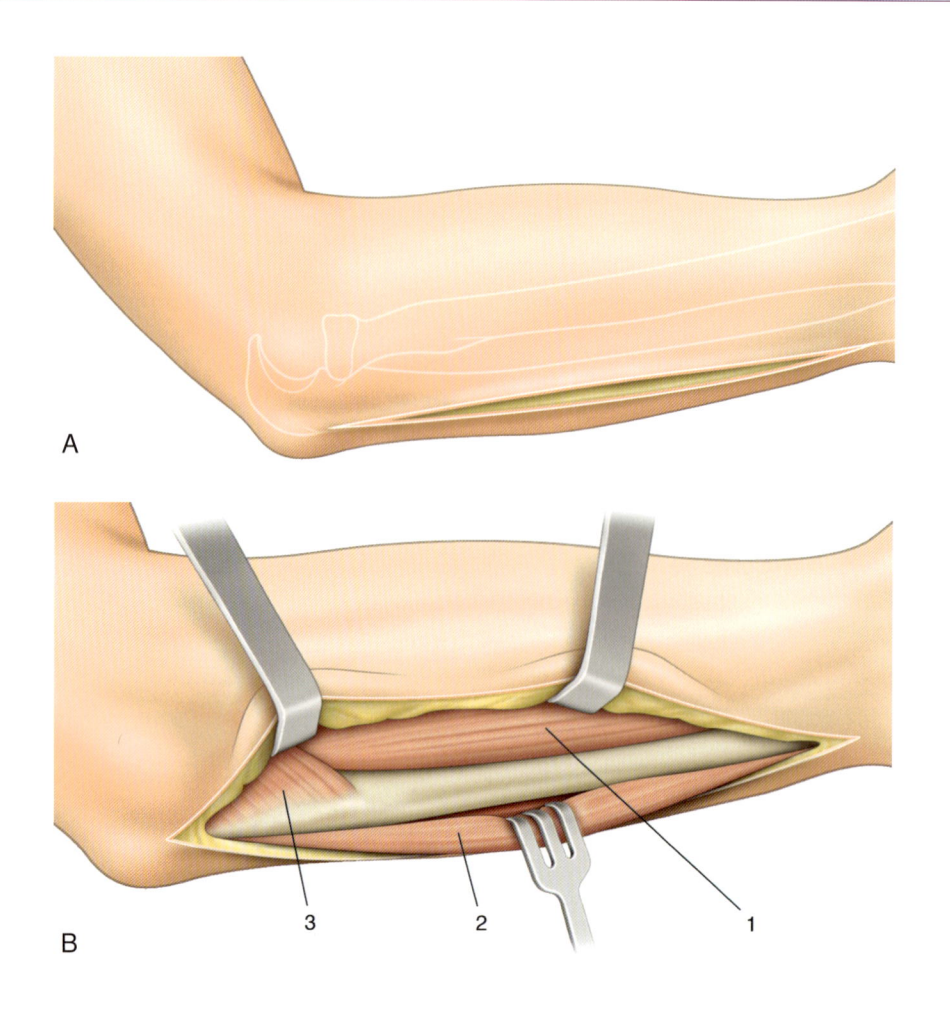

図 4.4
尺骨の後方進入路． A．皮切．B．尺側手根屈筋と伸筋間の露呈．
1．尺側手根屈筋．2．尺側手根伸筋．3．肘筋．

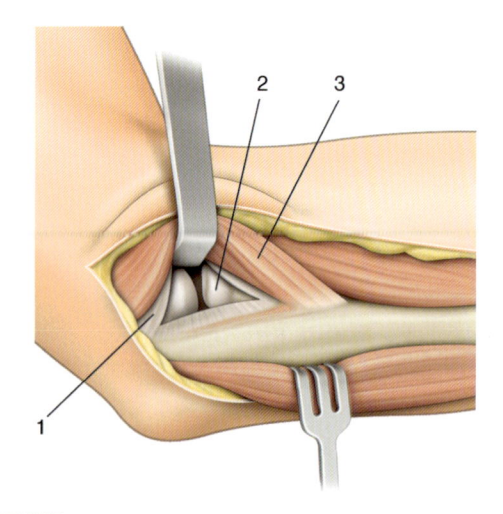

図 4.5
尺骨の後方進入路． 肘筋下を通過する外側面への拡張．
1．関節包．2．橈骨頭．3．肘筋．

し，前腕筋膜は皮切に沿って切開する．そこで，術野を近位内側から遠位外側へ横切る長母指外転筋と短母指伸筋が現れる（図 4.6B）．これらを一緒に移動させると，縦に走行している橈側手根伸筋の深部面が見られる．次いで，橈骨は2つの橈側伸筋（長・短）間を分けて露呈できる（図 4.6C）．

皮切は，回外筋の下縁まで近位へ延長できる．

リスク
展開の際，橈骨神経の知覚枝を温存すべきである．近位すぎる進入路では，後骨間神経を損傷しうる．

適 応
この進入路は，ある種の骨折の骨接合，あるいは橈骨骨切りによる変形癒合の矯正術などに適応がある．

図 4.6

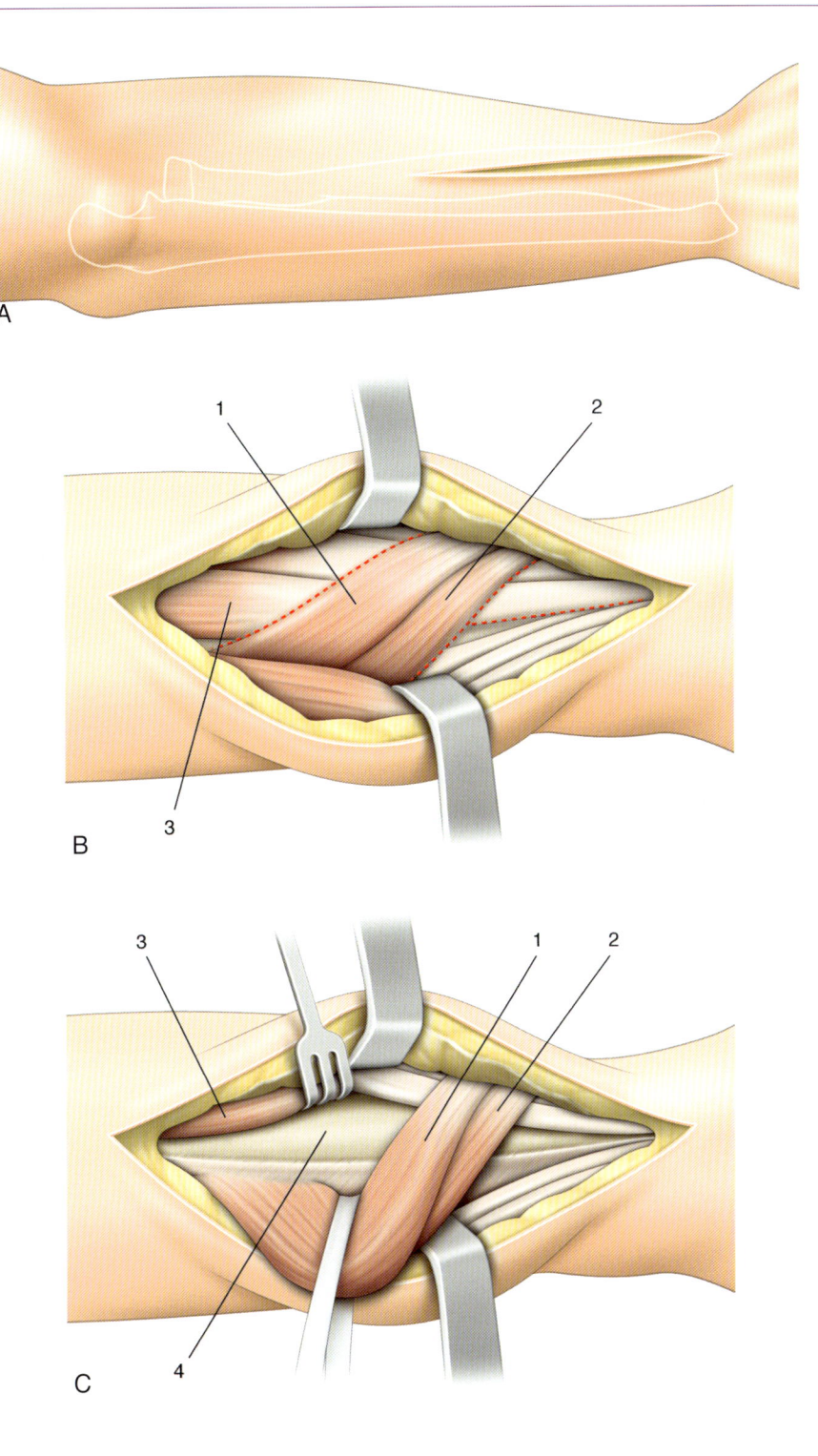

橈骨の後方進入路． A. 皮切．B. 母指へ向かう腱が上を交差している橈側手根伸筋の露呈．C. 母指へ向かう腱の両側での橈骨の露呈．
1. 長母指外転筋．2. 短母指伸筋．3. 橈側手根伸筋．4. 橈骨．

第5章

手関節

本章の内容

正中前方進入路	36
前外側進入路	37
大菱形骨への前外側進入路	37
前内側進入路	39
後方進入路	40
後外側進入路	42
後内側進入路	43

第1部　上肢

　手関節の外科は進入路の多様性と手根骨の展開の困難さに特徴づけられ，展開すべき構造物に最も適合した進入路を選択せざるをえない．

　大まかには次のとおりである．
- 後方の解剖学的構成要素は，手関節と指の伸筋腱，知覚神経そして背側静脈である．
- 前方の解剖学的構成要素は，それぞれトンネルを通過している2つの正中神経と尺骨神経，手関節と指の屈筋腱，手の主要な2つの血管である．

　患者は背臥位で，上肢は手台に載せ，前方進入路では回外位，背側進入路では肩を十分弛緩させて，ときにはクッションに載せた回内位とする．

　豆状骨より橈側の手根骨，通常，舟状骨，手根骨間靱帯そして遠位橈尺関節へは，どちらかといえば背側進入路を用い，橈骨遠位端へは症例によって掌側，まれに背側進入路を用いる．腱，血管あるいは神経の構造物へは直達進入路による．

正中前方進入路

　この進入路は，正中神経と手関節の屈筋腱へのアプローチを可能にする．

手　技

　患者は背臥位で，手を回外位で手台に置き，上腕の付け根に空気止血帯を装着する．皮切は縦で，展開の必要に応じて，長掌筋のレリーフに沿って掌側手首皮線の近位1〜数横指から始める．遠位手首皮線のレベルで，正中神経掌側皮枝の損傷を避けるために，皮切を軽度尺側に避け，次いで手掌に向かい，常に正中神経掌側皮枝を損傷しないように，多少とも母指球皮線から離して進める（図5.1A）．前腕筋膜を長掌筋のやや尺側で慎重に切開する．これで，示指屈筋腱の橈側で，中指の浅指屈筋の前方にある正中神経が直下に見られる．正中神経の橈側縁で前面，あるいはさらに尺側から出ている掌側枝を損傷しないように，屈筋支帯は皮切の尺側面上で切開する．皮切の遠位部分では，浅掌動脈弓があり，これを温存する（図5.1A）．屈筋支帯の開放後は，滑膜鞘で取り囲まれた指のすべての腱と正中神経が露呈する（図5.1B）．この古典的な手関節の進入路は，神経剥離や屈筋腱の探索のために前腕近位へ，あるいは手掌に向かって皮切を延長したり，遠位手掌皮線内あるいはやや近位さらにまた遠位の横切開，あるいは指手掌のジグザグ状切開とつないで，遠位へ延長することができる．

変　法

　手根管手術において，しばしばこの進入路は，屈筋支

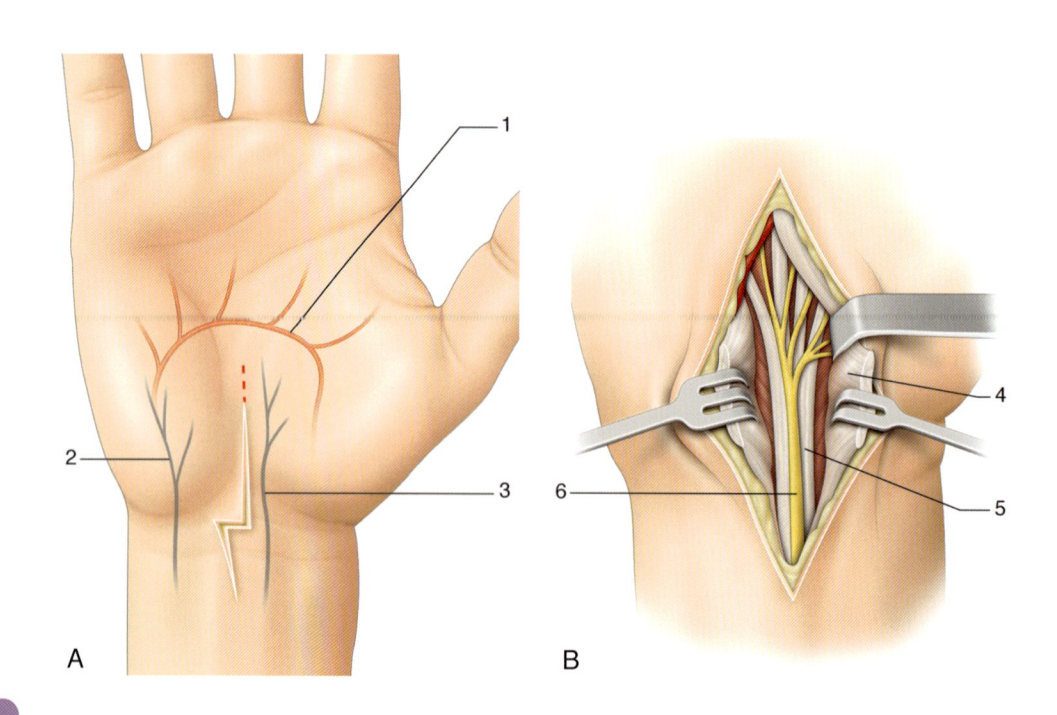

図5.1

正中前方進入路． A．皮切．B．屈筋支帯開放後の手根管内容の露呈．
1. 浅掌動脈弓．2. 尺骨神経の皮枝．3. 正中神経掌側皮枝．4. 屈筋支帯．5. 屈筋腱．6. 正中神経．

帯に相当する手掌の近位部分の正面だけに限られる.

リスク

例外的ではあるが,正中神経損傷は常に可能性がある.橈側すぎると,正中神経掌側皮枝が皮切の近位部で,母指球枝が遠位部で損傷されうる.尺側すぎると,掌側手首皮線の近位で,手根管にきわめて近接しているギヨン管内に迷入するリスクがある.

適応

これは,手関節のすべての正中神経の手術(神経剥離,神経移植,腫瘍…)と屈筋腱の手術(腱周囲の滑膜切除,腱縫合あるいは移植,腱鞘フレグモーネのドレナージ)にとって,「王道の進入路」である.手根骨の前方進入も可能であるが,容易ではない.外傷性前方脱臼後の月状骨の展開,あるいは骨嚢胞の搔爬および海綿骨移植,キーンベック病に対する血管柄付骨移植,CM関節症に対する大菱形骨摘出,手関節炎のドレナージなどに適応がある.

> **コツと要領**
> - 絶対的に温存すべき浅掌動脈弓は,皮切の遠位部で,青みを帯びた横走する構造物として容易に同定される.
> - 正中神経の掌側皮枝は,前腕の遠位部分で,長掌筋と橈側手根屈筋のあいだに位置している.この分枝あるいは尺骨神経の皮枝の損傷を避けるために,皮切は理想的には第3指間の延長線上で,橈側よりもやや尺側よりにおく.

前外側進入路

この進入路は,橈骨遠位端と舟状骨への最良のアプローチを可能にする.

手技

患者は背臥位で,手を回外位で手台に置き,上腕の付け根に空気止血帯を装着する.皮切は縦で,掌側手首皮線の近位3~4cmから,脈拍の溝(gouttière du pouls)あるいはむしろ橈側手根屈筋のレリーフ上を進める.遠位掌側手首皮線のレベルで曲げ,皮切を母指球のレリーフに沿って1~2cm進める.一般に,皮切は銃剣状あるいはジグザク状におく(図5.2A).次いで,前腕筋膜を橈側手根屈筋のすぐ橈側で切開し,指の屈筋群とともに尺側へ避け,一方橈骨血管束を橈側へ避ける(図5.2B).橈骨遠位端の展開には,方形回内筋の付着部切離を要する(図5.2C).舟状骨に到達するには,掌側の関節包を皮切の面で骨まで縦切開する(図5.2D).掌側橈骨手根靱帯は最後に修復する.進入路は,探索する構造物(舟状骨,橈骨遠位端あるいは橈骨の骨幹-骨幹端)によって近位あるいは遠位へ延長することができる.

変法

橈骨動脈を損傷しないために,皮切後,橈側手根屈筋の腱鞘を開放し,腱を尺側に避け,腱鞘の深部面を通過して,関節包そして舟状骨あるいは橈骨遠位端に到達することが望ましい.

リスク

脈拍の溝にある橈骨動脈が,おもなリスクである.血管の慎重な解離や,橈側手根屈筋の腱鞘を通過する橈骨あるいは舟状骨へのアプローチは,血管損傷を回避する.

適応

この進入路は,以下のものに適応がある.
- 橈骨遠位端の手術.掌側関節縁骨折あるいはより複雑な関節内骨折の骨接合,変形癒合の矯正骨切り,キーンベック病における短縮骨切り術など.
- 舟状骨の手術.体部の新鮮骨折の遠近位へのスクリュー固定,偽関節に対する非血管柄付あるいは血管柄付骨移植,変形癒合の矯正骨切り術など.
- 橈側手根屈筋腱や橈骨動脈の探索.

この進入路ではまた,脈拍の溝の滑膜といわれる囊腫の切除が可能である.

これはまたさらに,手根全体の脱神経手術手技の段階の1つでもある(関節症を伴う慢性疼痛の手関節に対して).

> **コツと要領**
> 方形回内筋はその橈骨付着部のみ遊離して,邪魔する骨接合材料がなければ,1本の連続縫合で往復して縮めて再縫着可能である.

大菱形骨への前外側進入路

この進入路は,大菱形中手関節への良好なアプローチ

第1部 上 肢

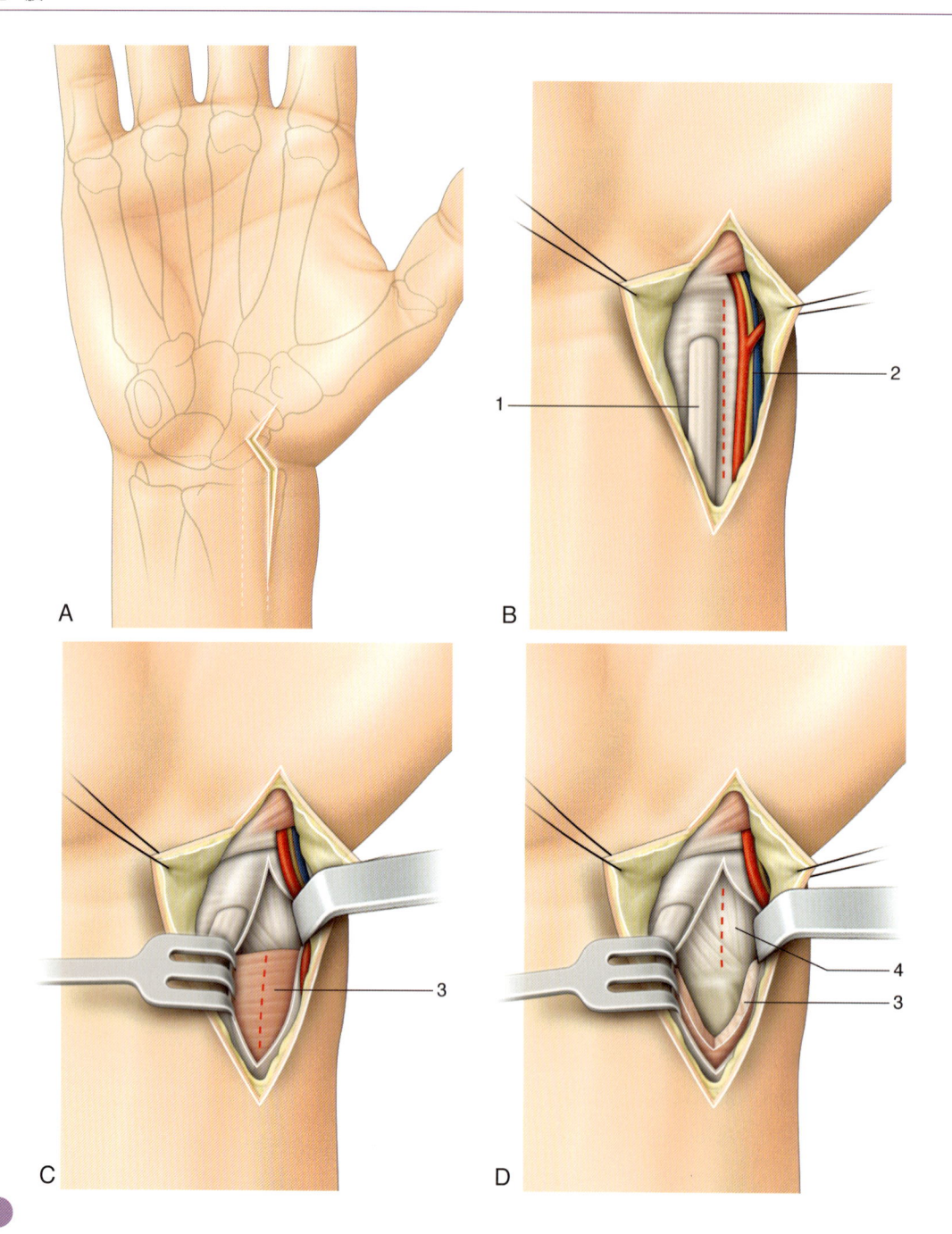

図 5.2

前外側進入路. A. 皮切. B. 橈側手根屈筋と橈骨動静脈間の前腕筋膜の切開. C. 方形回内筋の付着部切離や切開で橈骨遠位端が露呈. D. 関節包の縦切開で舟状骨が露呈.
1. 橈側手根屈筋. 2. 橈骨動静脈. 3. 方形回内筋. 4. 関節包.

を可能にする.

手 技

　患者は背臥位で，手を回外位で手台に置き，上腕の付け根に空気止血帯を装着する．皮切は，まず第1中手骨の近位 2/3 の外縁に沿った縦で，遠位掌側手首皮線に向かって，橈側手根屈筋の外縁まで曲げる（図 5.3A）．皮切後，橈骨神経の小さな知覚枝を露呈して温存し，小静脈は電気凝固する．第1中手骨の外縁に沿って，長母指外転筋を通る近位まで延長した皮切は，短母指外転筋を骨面ぎりぎりで付着部を切離し，関節包を縦切開すると，中手骨基部，大菱形中手関節そして大菱形面の展開を可能にする（図 5.3B）．閉創時，短母指外転筋は再縫着し，長母指外転筋は縫合する．

拡 大

次のように拡大できる．
- 中手指節関節の遠位へ拡大すると，過伸展の矯正のた

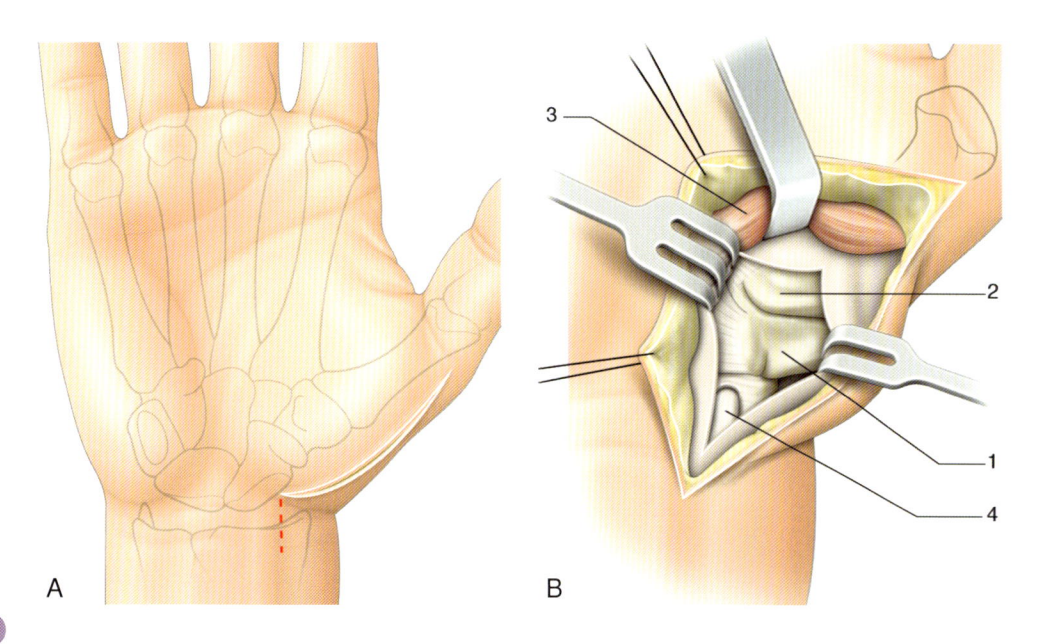

図 5.3
大菱形骨への前外側進入路． A. 皮切．B. 大菱形中手関節の露呈．
1. 大菱形骨．2. 第1中手骨．3. 短母指外転筋．4. 橈側手根屈筋．

めの掌側の関節包縫縮など関節への操作が可能である．
- 腱鞘滑膜炎に対しては，長橈側手根屈筋への近位へ拡大する．

リスク

橈骨神経の小さな終末知覚枝のみが，リスクである．というのは，それらのあるものが文字どおり，深部へのアクセスを妨害しているからである．
短母指外転筋の再縫着の際に損傷しないために，母指の背橈側の側副枝を体系的に同定すべきである．

適 応

この進入路は，大菱形中手関節のすべての手術（靱帯形成や人工関節を伴った大菱形骨の部分的あるいは全摘出），第1中手骨基部や大菱形骨の骨折の骨接合などに適応がある．

前内側進入路

この進入路は，ギヨン管の正面の尺骨神経血管束，豆状骨，有鉤骨の鉤へのアプローチを可能にする．

手 技

患者は背臥位で，手を回外位で手台に置き，上腕の付け根に空気止血帯を装着する．
皮切は，尺側手根屈筋腱の橈側縁が中心の縦切開とする．掌側手首皮線のレベルで，皮切を曲げ，次に小指球の内側レリーフに沿ってジグザグ状に進める（図5.4A）．前腕筋膜を皮切に沿って慎重に切開すると，尺骨血管神経束は尺側手根屈筋腱の橈側で皮切の近位部分にすぐに見出される．神経は血管の尺側に位置している．解離を豆状骨のすぐ橈側で進めると，橈側を有鉤骨，背側を屈筋支帯で取り囲まれたギヨン管に到達できる．
ギヨン管内で尺骨神経は2つの枝に分かれている．
- 運動枝は，尺側から発生し，尺骨動脈の分枝を伴い（橈骨動脈の分枝とともに深掌動脈弓を構成），短小指屈筋と小指外転筋のあいだを通過したあと，手掌の深部筋層に到達する．
- 浅枝は，尺骨神経の延長線上で，基本的に感覚を司り，尺骨動脈の他の分枝を伴い浅掌動脈弓を構成する（図5.4B）．

縦切開を延長して近位方向へ，あるいは手掌に向かって皮切を延長して遠位方向へ拡大可能である．

変 法

豆状骨に到達するには，皮切を尺側手根屈筋と豆状骨のレリーフに沿って内側へずらす．豆状骨は，尺骨神経損傷を避けるため，骨との接触を完璧に保ちながら，骨膜下に剥離を進めて展開する．有鉤骨の鉤への到達は，すぐ内側を走行している尺骨神経に注意しながら，有鉤骨のレリーフに沿った短い皮切で行う（図5.5）．

第1部　上肢

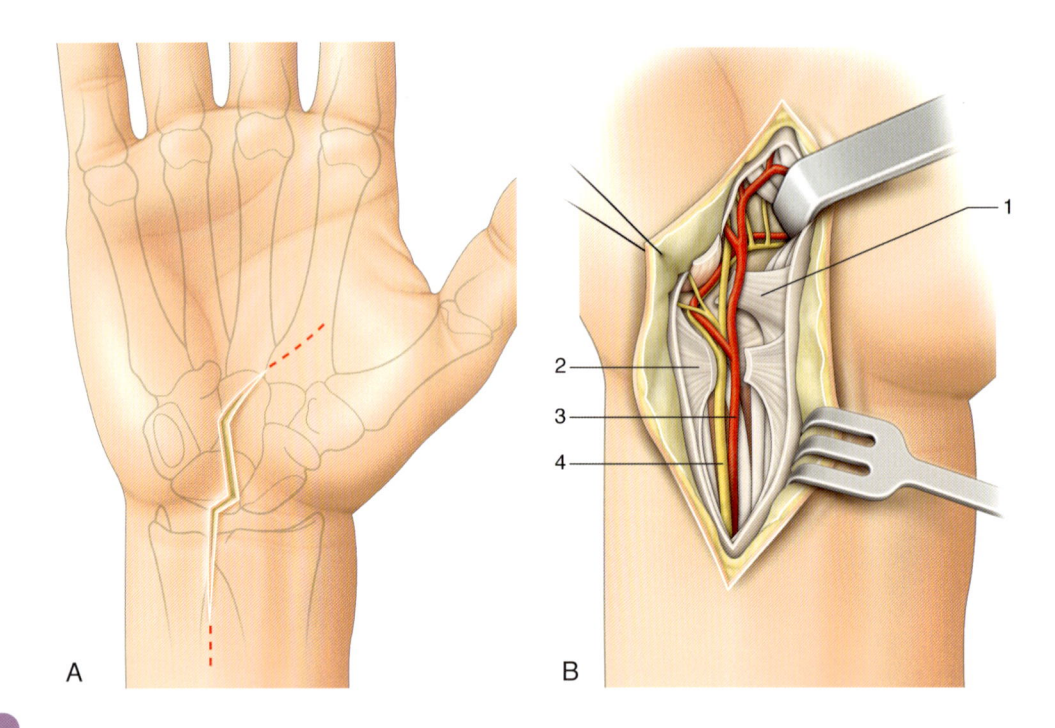

図 5.4
前内側進入路. A. 皮切. B. ギヨン管の露呈.
1. 屈筋支帯. 2. 開放されたギヨン管. 3. 尺骨動脈. 4. 尺骨神経.

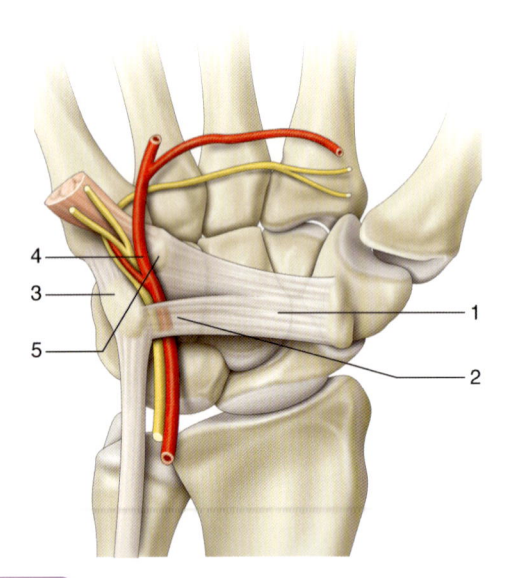

図 5.5
前内側進入路. 変法. 豆状骨と有鉤骨の露呈.
1. 屈筋支帯. 2. ギヨン管. 3. 豆状骨. 4. 尺骨神経血管束. 5. 有鉤骨の鉤.

リスク

リスクは，展開時のとりわけギヨン管レベルとその遠位での神経分枝の損傷である．

適　応

この進入路は，以下のものに適応がある．

- 尺骨神経の手術．縫合，神経剥離，嚢腫やギヨン管を圧迫する腫瘍の切除．
- 関節症や豆状三角不安定症に対する豆状骨切除．
- 新鮮骨折の骨接合あるいは有鉤骨の鉤の偽関節に対する治療．

後方進入路

手関節の後方進入路は，疑いなく手根骨と手根間靱帯全体の最も広い視野をもたらすアプローチである．

手　技

患者は背臥位で，上肢を手台に置き，前腕を回内位とし上腕の付け根に空気止血帯を装着する．

皮切は，背側正中縦切開で，Lister 結節の尺側縁に沿い，尺骨頭と橈骨茎状突起を結ぶ線（橈骨手根関節）の近遠位へ延長する（図 5.6A）．浅在静脈を注意深く止血する．ときに，斜走さらに横走している静脈があり，これらは結紮して切離する．正中切開では，まれにしか橈骨神経の浅枝に遭遇しないが，あれば橈側に注意深く避ける．次に背側手根靱帯を露呈する（図 5.6B）．これを伸筋腱の第4区画または第3と4区画のあいだで縦切開する（図 5.6C）．開創器によって，長母指伸筋腱と橈側手根伸筋腱を橈側に，筋を覆っている総指伸筋腱と固有

40

図 5.6

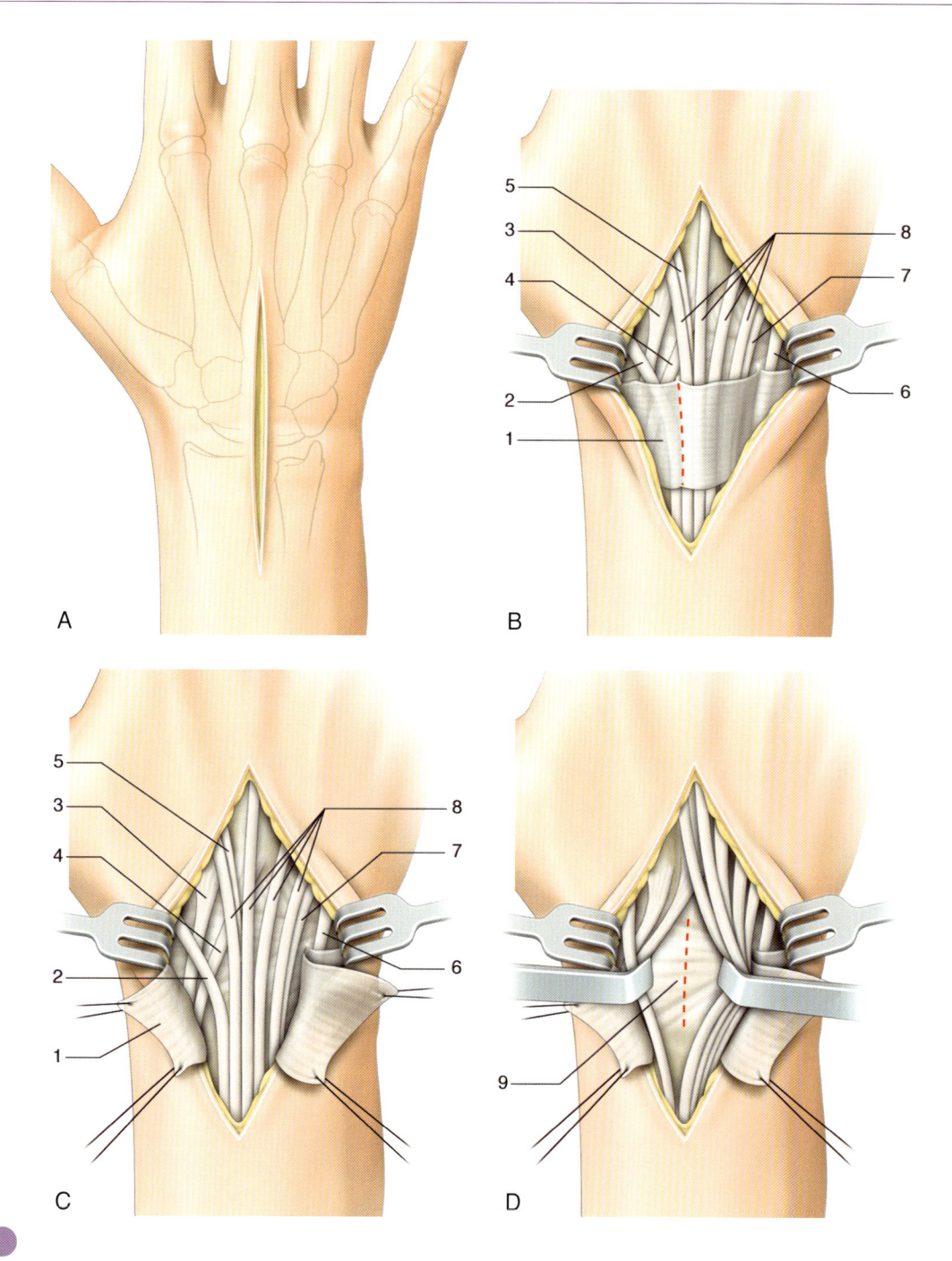

後方進入路． A. 皮切．B. 背側手根靱帯の露呈．C. 背側手根靱帯の開放．D. 関節包の露呈．
1. 背側手根靱帯．2. 長母指伸筋腱．3. 長橈側手根伸筋腱．4. 短橈側手根伸筋腱．5. 固有示指伸筋腱．6. 尺側手根伸筋腱．7. 固有小指伸筋腱．8. 総指伸筋腱．9. 関節包．

示指伸筋腱を尺側に避ける．こうして，背側関節包を露呈し，次に縦切開する（図 5.6D）．

変法

- 手関節背側の皮切は，弓状切開あるいは手関節尺側縁から第2中手骨基部に斜切開にできる．
- 各区画の縦切開による進入は，関係する1つまたはいくつかの腱しか露呈しない．手関節背側の腱をすべて露呈させたい場合は，尺側基部で背側手根靱帯を切離し，つなぎ留めている異なる隔壁を取り外しながら，背側手根靱帯の弁を翻転する必要がある（図 5.7）．
- 背側の関節包は，遠位を基部とする弁を作る「U字状」（図 5.8），おおゆみ（arbalète）状，あるいはさらに「Z字状」に開放する．
- 目的とする適応（月状骨，舟状骨の近位極，舟状月状靱帯の露呈）によって，より短い背側進入路が用いら

第5章 手関節

41

第 1 部　上　肢

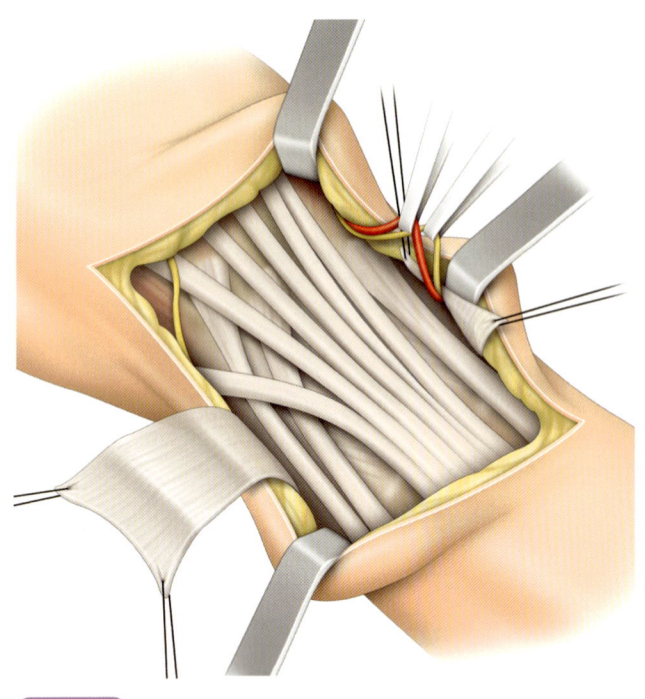

図 5.7
後方進入路．変法．背側手根靱帯の広い弁を翻転した伸筋腱全体の露呈．

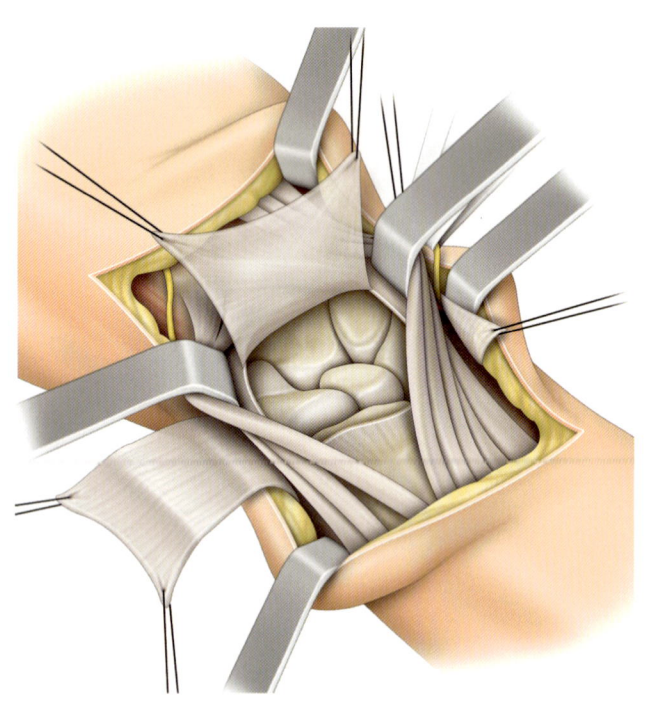

図 5.8
後方進入路．変法．遠位を基部とする関節包の広い弁を翻転した手根骨の露呈．

れる．Lister 結節を中心とする斜切開で，伸筋腱の第 3 区画と第 4 区画のあいだか，第 2 区画と第 3 区画のあいだから進入し，皮切と同方向で関節包を切開する．

リスク

　橈骨神経の浅枝が，とくに注意すべき対象である．というのは，これら分枝の 1 つの損傷が，とりわけ日常生活に支障をきたし，治療が困難な神経腫の原因となるからである．これらの枝は，橈側方向へ皮下剥離を進めるや否や危険性が生じる．同様に，尺側の広範な皮下剥離は，尺骨神経の手背枝を損傷しうる．

適　応

　この進入路は，以下のものに適応がある．
- リウマチ手関節の手術．腱修復，遠位橈尺関節の処置など．
- 外傷性手根間靱帯損傷の治療．
- 手根骨の手術．部分関節固定，近位列の切除など．
- 橈骨手根関節の固定や人工関節置換など．

> **コツと要領**
> - 第 3 区画と第 4 区画のあいだに到達するおもな指標は，Lister 結節の尺側縁である．
> - 後骨間神経は，第 4 区画の伸筋腱下の同名の動脈とともに容易に見出して分離でき，除痛目的で手根の部分的除神経をきたすため切除される．

> **手関節の区画**
> 　伸筋腱は，手関節の背側で，骨線維トンネル，つまり 1～6 の番号がついた区画の内部を走行している．これらは，橈側から尺側へ向かって以下のとおりである．
> - C1：長母指外転筋腱と短母指伸筋腱
> - C2：長・短橈側手根伸筋腱
> - C3：長母指伸筋腱
> - C4：総指伸筋腱と固有示指伸筋腱
> - C5：固有小指伸筋腱
> - C6：尺側手根伸筋腱

後外側進入路

　第 1 区画の伸筋腱，舟状骨あるいは大菱形骨に優先的

に用いられるこの進入路は，展開の際，保護するために確認すべき構造物（橈骨神経の知覚枝と橈骨動脈）と同じくらい数多くの障害物が含まれている．

手技

患者は背臥位で，上肢を手台に置き，前腕を回内・回外中間位とし上腕の付け根に空気止血帯を装着する．皮切は，橈骨茎状突起の後外側縁を中心とした縦あるいはジグザグ状切開で，必要に応じて近位と遠位へ延長する（図 5.9A）．皮切後すぐに，橈骨神経の知覚枝を同定すべきである．背側の浅在静脈は，その後の展開の妨げにならなければ避けるか，あるいは，必要に応じて電気凝固するか結紮する．橈骨神経の知覚枝を注意深く避けたあと，背側手根靱帯を第1区画の正面で長母指外転筋腱と短母指伸筋腱の前方脱臼を避けるために可能なかぎり背側で縦切開する（図 5.9B, C）．橈骨茎状突起に到達するには，これらの腱を避け，皮切の基部で，「解剖学的タバコ窩」を構成する長母指外転筋腱，長・短母指伸筋腱の深部を橈側から尺側へ斜めに交差する橈骨動脈を同定保護しなければならない（図 5.9D）．

変法

- ドゥ・ケルバン腱鞘炎の場合は，橈骨茎状突起直上の短い横切開が望ましい．
- 舟状大菱形小菱形関節に関しては，むしろ横切開が，解剖学的タバコ窩の腱間でこの関節の展開を可能にする．皮切に一致した関節包の切開で，舟状大菱形小菱形関節が露呈する．
- 大菱形中手関節あるいは舟状大菱形小菱形関節の正面の縦切開は，解剖学的タバコ窩の腱間でこれらの関節の展開を可能にする．皮切に一致した関節包の切開は，大菱形中手関節を露呈する．皮切と直交した関節包の切開は，舟状大菱形小菱形関節を露呈する．これら2つの関節を同時に展開するには，「T字状」切開を要する．

リスク

この進入路で危険にさらされるおもな構造物は，橈骨神経の知覚枝とさらに深部では橈骨動脈である．

適応

後外側進入路は，以下のものに適応がある．
- ドゥ・ケルバン腱鞘炎の治療．
- 外傷における橈骨茎状突起へのアプローチ：経皮的スクリューによる骨接合，ある種の橈骨骨折の骨接合，橈骨茎状突起を用いたZaidembergの血管柄付骨移植，舟状骨偽関節の治療．
- 第1中手骨基部あるいは大菱形の骨折の骨接合．
- 母指CM関節症の手術のための舟状大菱形関節あるいは大菱形中手関節へのアプローチ（進入路の基部）．

コツと要領

ドゥ・ケルバン腱鞘炎の場合，伸筋腱の第1区画に解剖学的変異が多いことを知っておくべきである．とりわけ，長母指外転筋腱（いくつかの腱索の連続）と短母指伸展筋腱（ときに細い単一の腱）とのあいだに隔壁が存在することがある．この隔壁を知らなければ，術者は第1区画内に含まれる2つの腱を解離したと誤認することになる．

後内側進入路

この進入路は，尺骨遠位端，遠位橈尺関節そして皮切を遠位へ延長すれば，背尺側の手根骨の良好な展開を可能にする．

手技

患者は背臥位で，手を回内位で手台に置き，十分に弛緩されるべき肩は内旋位とし，上腕の付け根に空気止血帯を装着する．縦あるいは多少とも屈曲した皮切（図 5.10A）は，尺骨のすぐ後方に位置し，遠位を尺骨頭レベルから始め，必要に応じて4～6 cm，尺骨のレリーフに沿って手関節の背尺側縁を近位へ延長する．進入路を前方から後方へ，近位から遠位へ交差している尺骨神経の手背枝を損傷しないように，皮膚を切開し，その内側面に沿って注意深く剥離する．背側手根靱帯は，固有小指伸筋腱と尺側手根伸筋腱がそれぞれ含まれている第5区画と第6区画のあいだで切開する（図 5.10B）．背側関節包の切開後，尺骨の後面と遠位橈尺関節が露呈する（図 5.10C）．皮切を手関節の内側へ少しずらせば，後方の尺側手根伸筋腱（第6区画）と前方の尺側手根屈筋腱のあいだの尺骨の展開が可能である．

この進入路は，近位方向へ，そして手根の背尺側面を遠位方向へジグザグ状に延長可能である．

リスク

尺骨神経の手背枝がおもなリスクである．再手術後あ

第 1 部　上　肢

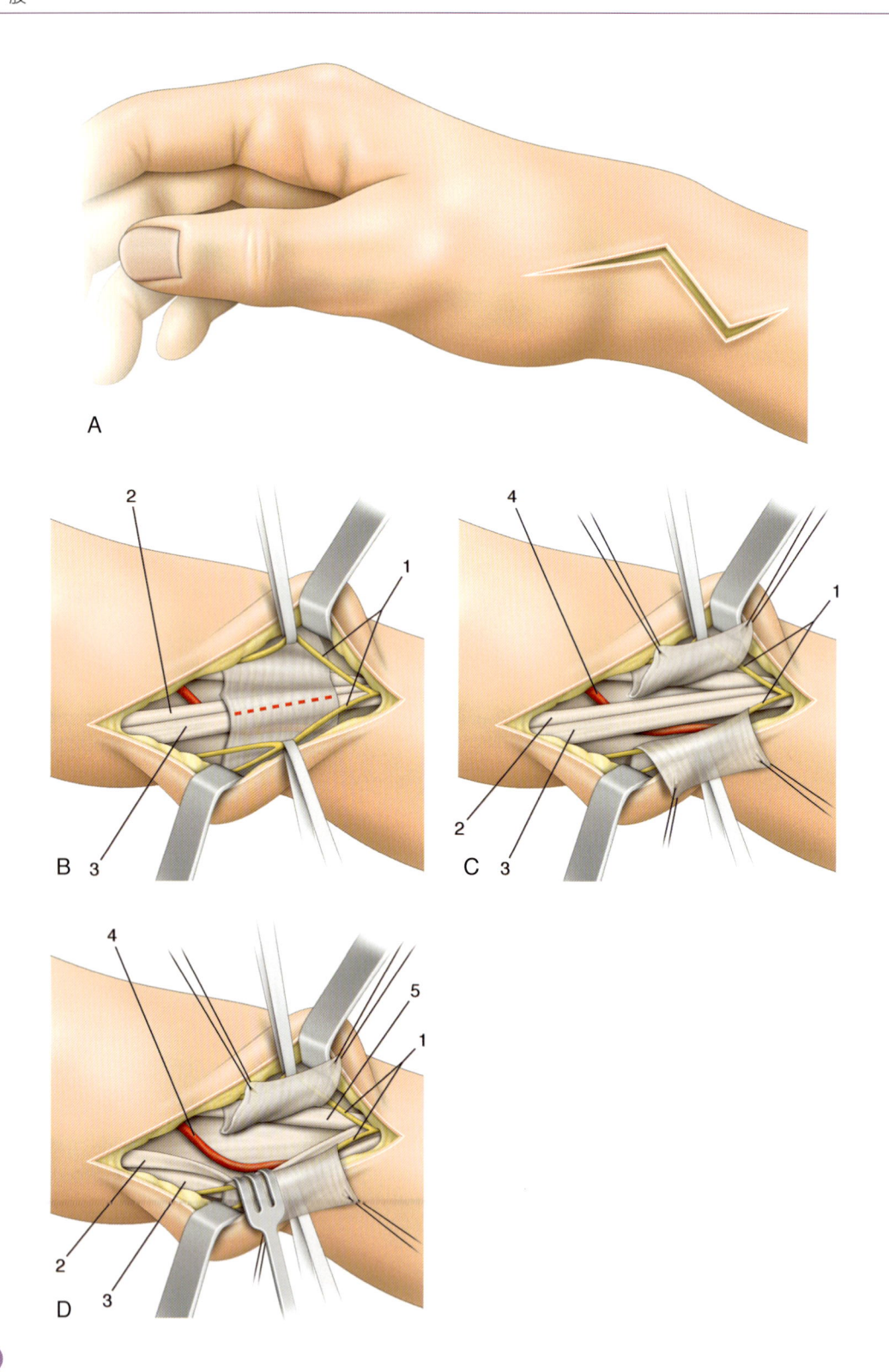

図 5.9

後外側進入路． A. 皮切．B. 伸筋腱の第 1 区画の露呈．C. 第 1 区画内の伸筋腱の露呈．D. 橈骨茎状突起の露呈．
1. 橈骨神経の浅枝．2. 短母指伸筋腱．3. 長母指外転筋腱．4. 橈骨動脈の深枝．5. 橈側手根伸筋腱．

44

図 5.10

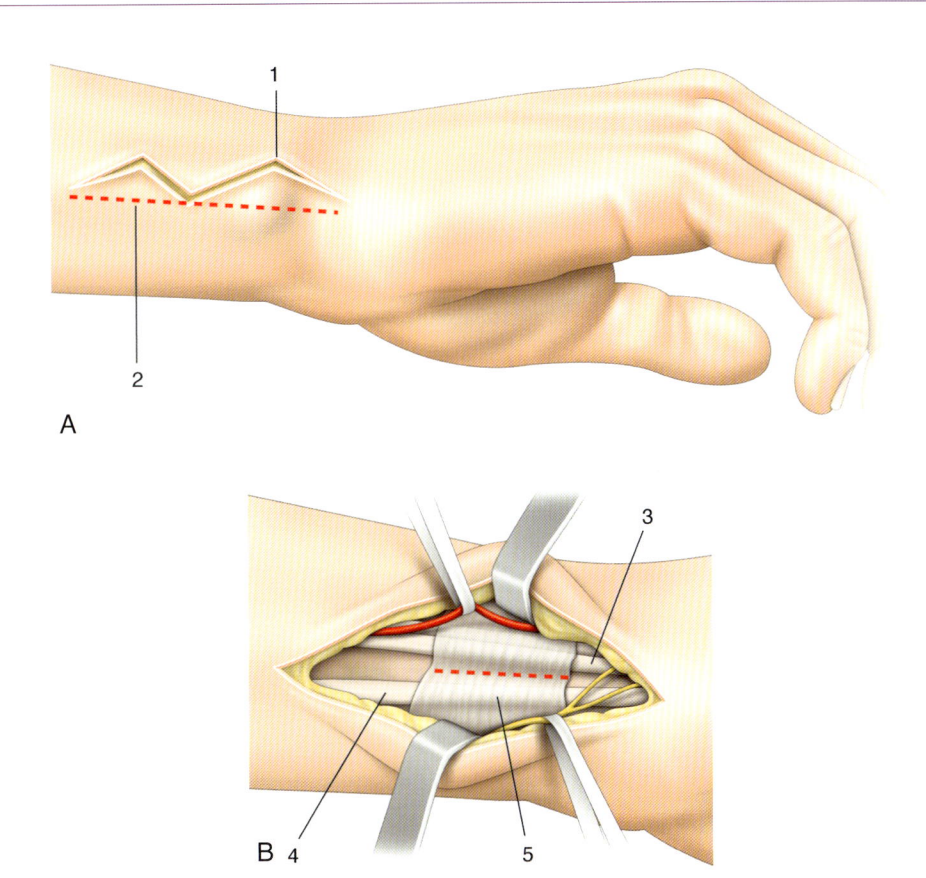

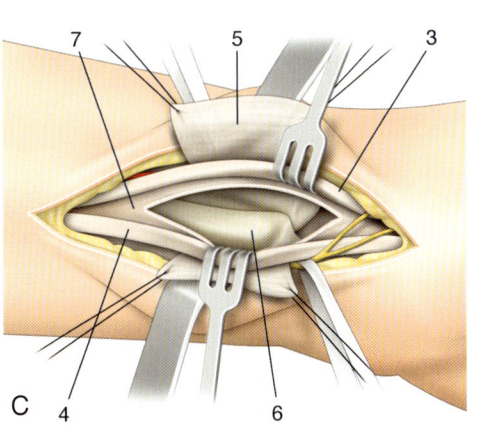

後内側進入路. A. 皮切. B. 背側手根靱帯の切開. C. 関節包の縦切開後, 遠位橈尺関節の露呈.
1. ジグザグ状の皮切. 2. 縦の皮切. 3. 固有小指伸筋腱. 4. 尺側手根伸筋腱. 5. 背側手根靱帯. 6. 尺骨頭. 7. 遠位橈尺関節包.

るいは展開が手関節の内側や遠位へ及ぶ場合は, この分枝の最初の点検が不可欠である.

適応

この進入路は, 尺骨の手術（骨切り, 骨接合）, 遠位橈尺の手術（Sauvé-Kapandji 手術, 横断あるいは斜め状の尺骨頭切除）, 三角靱帯の手術（しばしばむしろ鏡視のコントロール下で行われるがデブリドマンあるいは再縫着）, 手根骨の手術（月状三角関節の部分固定）などに適応がある.

コツと要領

丸めたシーツの上に手関節を置き, 肩の弛緩による前腕の十分な回内は, 手関節の尺側部分のすべての処置をより容易にする.

第6章

手と指

本章の内容

指の側方進入路	**48**
手と指の前方進入路	**48**
背側進入路	**51**

手外科の進入路は，固有な解剖学的制約のため，きわめて厳格な規則に従っている．異なる進入路が，詳しく後述されているが，ここでいくつかの一般原則について念のため記す．

患者は常に背臥位で，上肢の付け根に空気止血帯を装着する．

掌側進入路では，手は「固定器」で安定化できる．手関節あるいは指の背側進入路では，内旋位にするため肩を十分弛緩させなければならない．手台として，丸めたシーツを用いるのが有用である．

皮切に関しては，皮膚の機能ユニットを最も尊重すべきである．掌側では，Bruner型の皮切，つまり「ジグザグ状」の皮切を用いる．弯曲した皮切による手の背側進入路では，知覚神経枝から常に離れて展開するように，その局所解剖を熟知しておくことが必須である．

背側の静脈はできるかぎり温存すべきで，深部の展開を容易にするため，皮切を横走あるいは斜走する枝のみを結紮する．

最後に，皮切を描ける皮膚ペン，バイポーラー凝固，拡大眼鏡などは，手外科には必須な機器である．

指の側方進入路

この皮切は，指骨，近位および遠位指節間関節へのアプローチを可能にするが，腱（指骨骨線維管内の屈筋腱，伸筋腱）にも用いられる．

手 技

患者は背臥位で，上腕を外転位で手台に置き，展開の必要に応じて前腕を回内あるいは回外位とし，上腕の付け根に空気止血帯を装着する．

皮切は，掌側皮膚と背側皮膚の接合部を通る縦切開とする．これは，やや後方で指皮線の頂点に達する．いったん，皮膚切開が行われると，骨面との接触を保つべきで，Cleland靱帯のレベルでは，前方に側副神経血管束を残して，薄い層が皮膚から骨へ延びている（図6.1A, B）．次に，皮膚縁を前方と後方へ剥離すると，指節骨全体と近位・遠位指節間関節の良好な視野が得られる（図6.1C, D）．

拡 大

この進入路は，必要に応じて，掌側あるいは背側方向の斜めあるいは横切開とつないで，近位あるいは遠位へ拡大できる（図6.2）．また，指の両側からアプローチすることもできる．

リスク

常に側副神経血管束の偶発的損傷のリスクがある．
指皮線の頂点を結ぶラインよりも前の前方すぎる進入路は，収縮性瘢痕をきたしうる．

適 応

この進入路は，指節骨骨折，近位指節間関節の重度捻挫，ある種の指の拘縮，良性骨腫瘍などの治療に適応がある．指の両側からの内外側進入路は，腱関節解離，近位指節間関節の完全脱神経などある種の手術に適応がある．

> **コツと要領**
>
> 指皮線の頂点を決定するためには，まず初めに指を屈曲位にする．完璧に認められる指皮線の頂点に，次に清潔なマーカーで点を付ける．指を伸展位に戻し，印を付けたこれらの点を結び，やや後方にラインを描く．これが，理想的な側方進入路となる（図6.3）．

手と指の前方進入路

この進入路は，手の屈筋腱，神経血管，腱膜へのアプローチを可能にする．

手 技

患者は背臥位で，上肢を外転位で手台に置き，前腕を完全回外位とし，上腕の付け根に空気止血帯を装着する．一般的に，皮切は手と指の軸方向におかれ，展開すべき構造物（腱，神経，血管）は縦に配置している．

縦切開

縦切開は，ある種の規則を守らなければならない．決して手の解剖学的皮線に交差すべきではなく，むしろそれらに部分的に沿うべきである．もしも皮線を横切る場合は，指レベルでのようにその先端を通過するか，強く斜めに通過する，あるいはさらに皮線のレベルで方向を変えるべきである（図6.4A）．選択される皮線は，三角形の皮弁を描くジグザグ状のアプローチで，挙上すると指の正中線上の指骨骨線維溝内の腱，両側の神経血管束など下にある構造物を完璧に露呈する（図6.4B）．

図 6.1

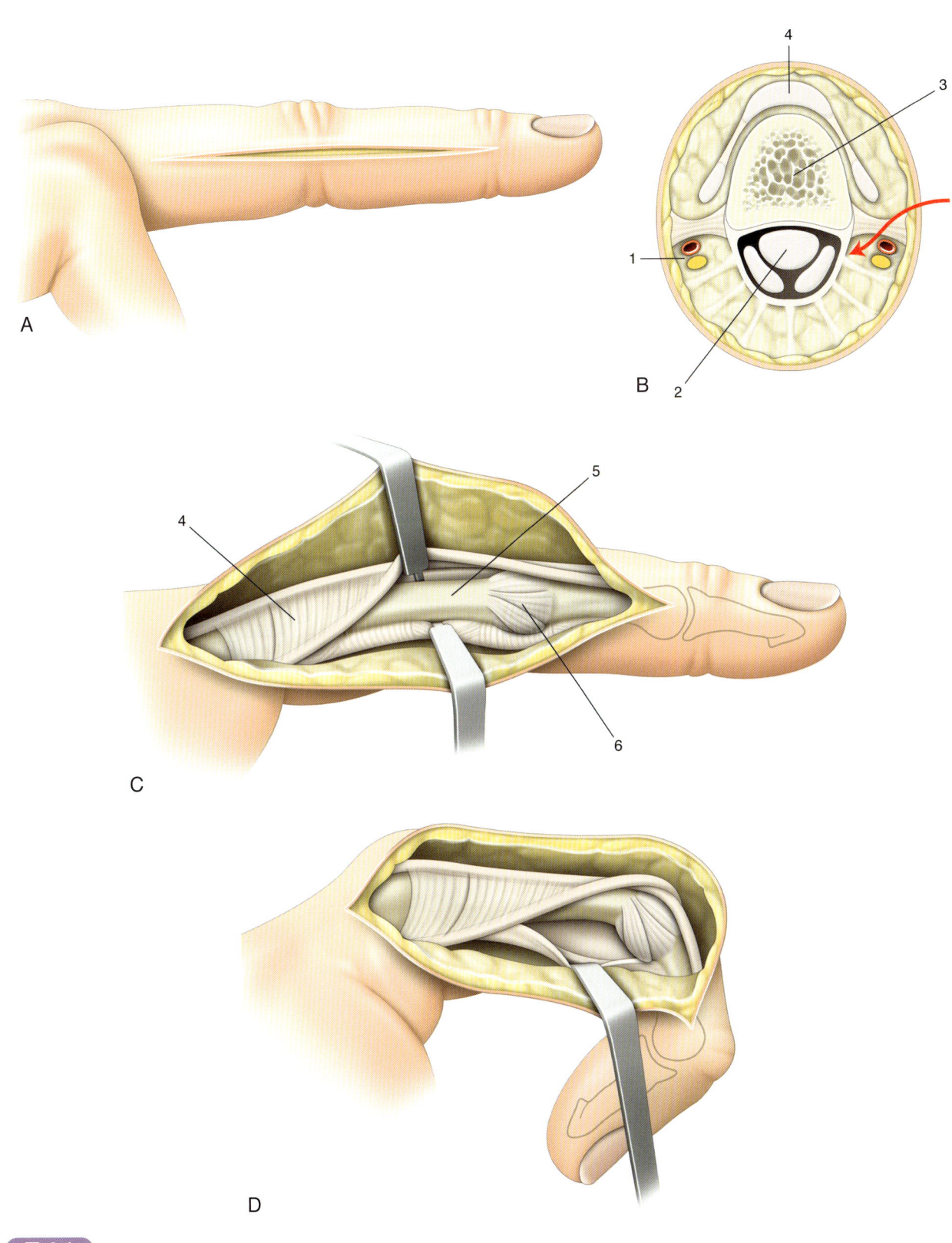

側方進入路． A．皮切．B．後方血管の進入路（基節骨中央レベルの断面像）．C．皮膚と伸筋腱の剥離は，基節骨の遠位 1/2 を露呈させる．D．基節骨すれすれの前方剥離は，その前面を露呈し，近位指節間関節の前方の構造物も見せる．
1. 神経血管束．2. 屈筋腱．3. 指節骨．4. 伸展機構．5. 基節骨．6. 近位指節間関節．

第 1 部 上　肢

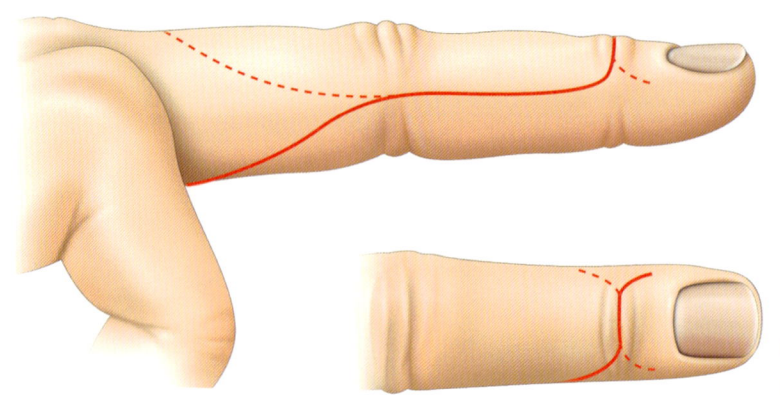

図 6.2
側方進入路. 拡大の可能性.

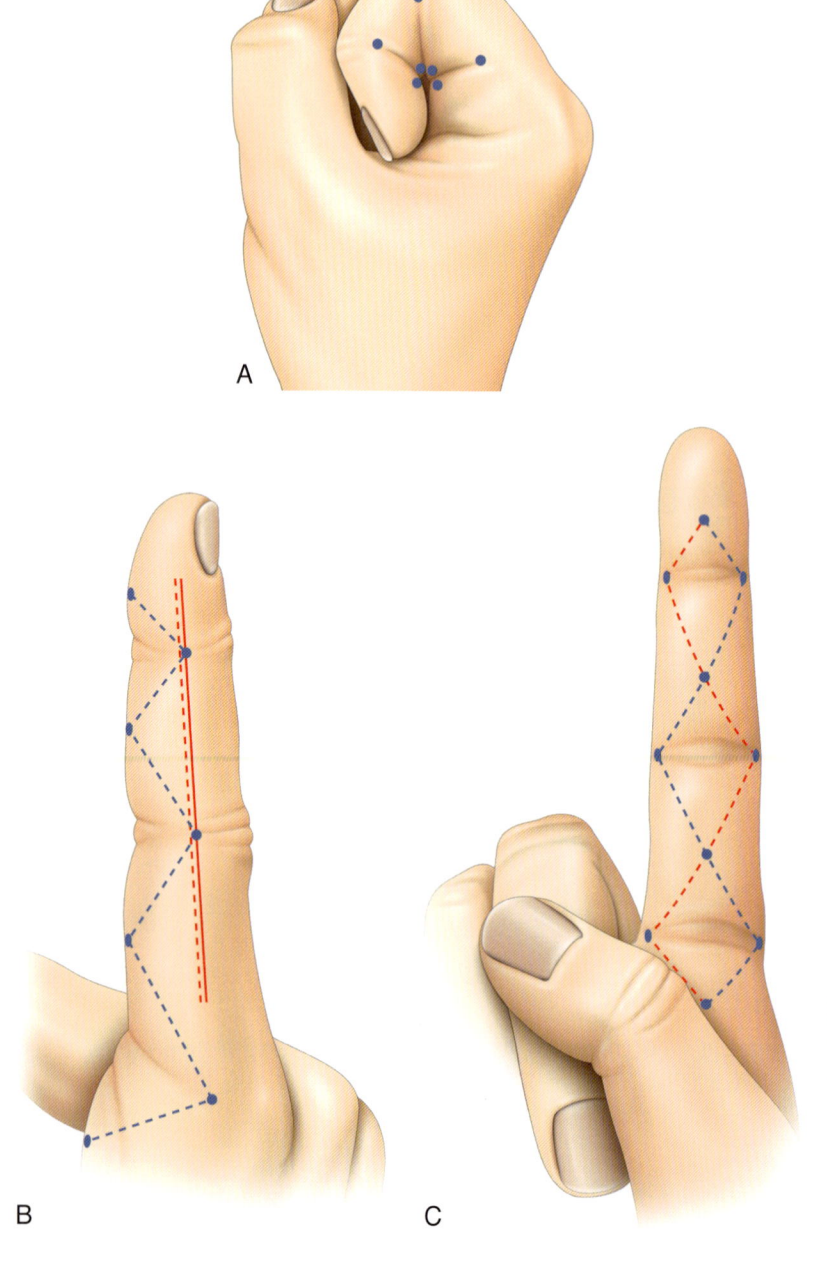

図 6.3
掌側指皮線. A. 指皮線の頂点は屈曲した指の側面で決定される．B. 伸展した指の側面像．破線：掌側指皮線の頂点を結んだ皮切．実線：掌側指皮線の頂点からやや後方の推奨される皮切．C：伸展した指の掌側の図．掌側指皮線の頂点の探求は，またジグザグ状の前方進入路を描くためにも重要である．

横切開

1つの列の正面に短く限局した皮切，あるいは第2〜5列の幅広い皮切は，遠位手掌皮線を通り，最大で第2中手骨間裂隙から手の尺側縁へ達する．これは，屈筋腱や中手指節関節のプーリーを露呈する（図6.5A，B）．皮膚縁を剥離すると，手掌レベルのより広い視野が得られる．しかし，より遠位の腱や神経血管束の探索は不可能であり，広範な剥離を要する指の付け根へのアプローチはこの進入路では困難である．

2つのアプローチの併用

これは，たとえばデュピュイトラン拘縮のような指に及ぶ手掌の拘縮性病変の治療の際に可能である（図6.6）．

リスク

皮弁の壊死や瘢痕索のリスクがあり，手の皮切デザインの規則の絶対的遵守が求められる．進入路と探索すべき構造物のあいだの不適合は，展開を困難に導く可能性がある．神経病変は二次的な有痛性神経腫を伴うリスクがあり，指レベルでの皮弁挙上を慎重にすべきである．

適応

これらの進入路は，すべての腱（縫合，移植，腱周囲の滑膜切除，腱鞘炎の治療），血管，神経（縫合，移植）の手術，デュピュイトラン拘縮，嚢腫とその他の良性骨腫瘍などの治療に適応がある．

> **コツと要領**
> - 手掌において血管は，指神経の前方にあるので，すぐ後方に神経を探索すべきである．指のレベルでは，これに反して，側副神経は血管の前方に位置している．
> - 指骨骨線維溝の第1輪状プーリー（A1）の近位縁は，遠位手掌皮線のレベルに位置している．

背側進入路

背側進入路は，一般に，神経要素を温存する必要があり，できれば背側静脈も温存する．展開する面は伸展装置すれすれに位置している．

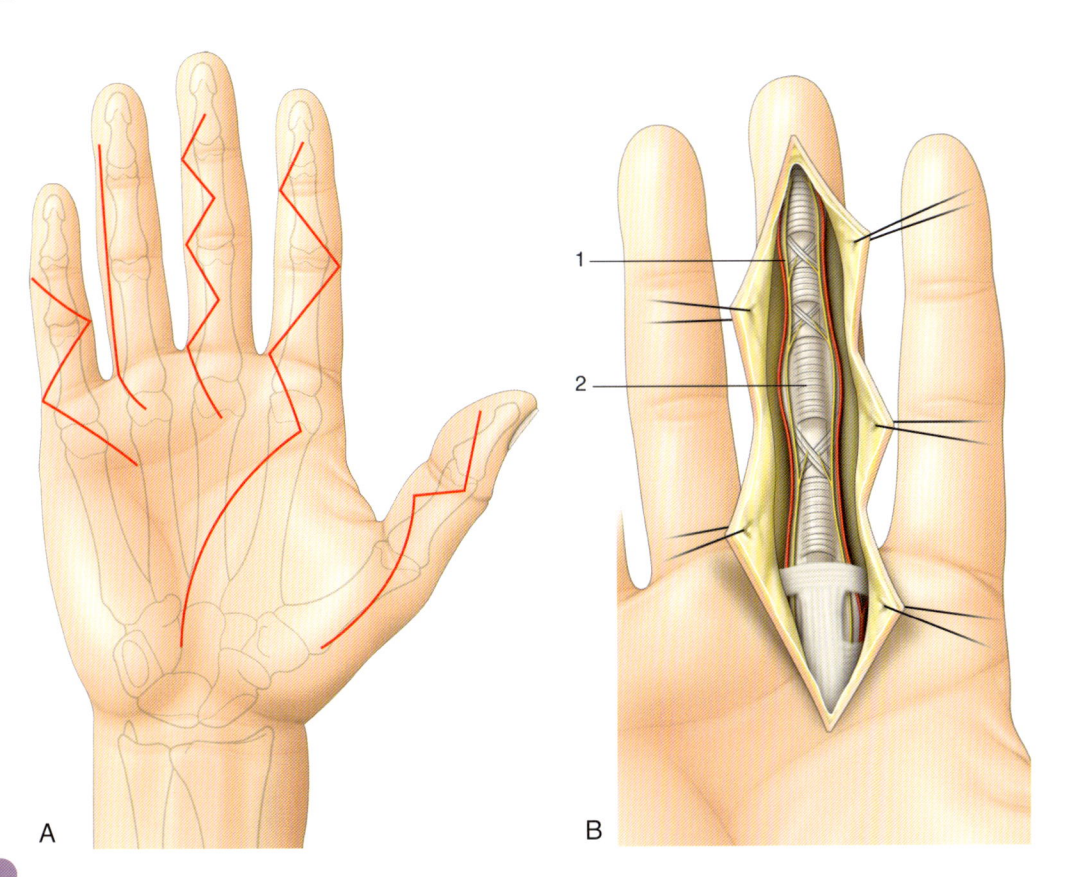

図6.4
前方進入路． 縦切開．A. 屈曲させた皮切．B. 正中にあり，両側に神経血管束が走行している指骨骨線維溝へのアプローチ．
1. 側副血管と神経．2. 指骨骨線維溝．

第 1 部　上　肢

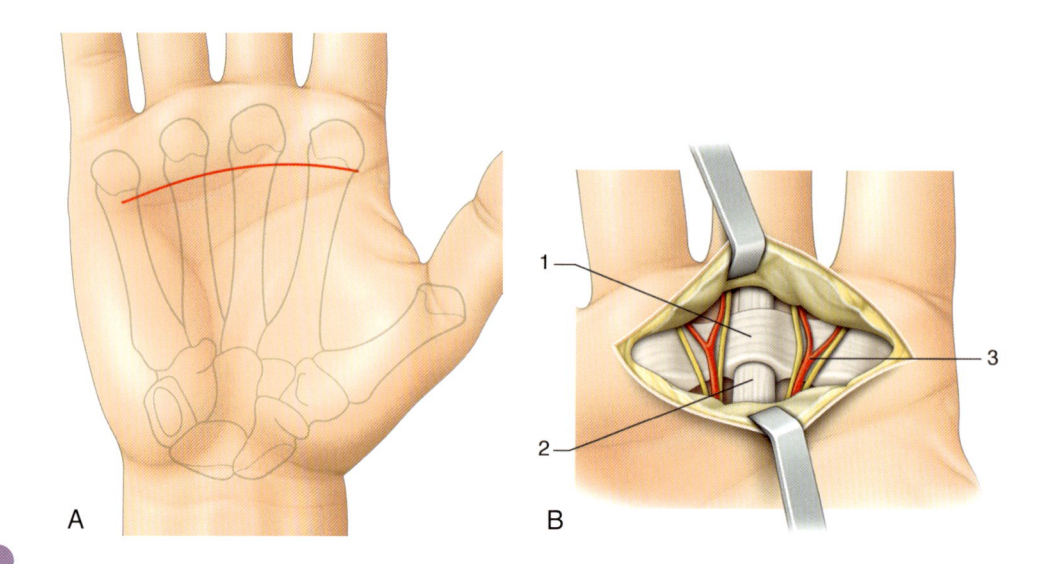

図 6.5
前方進入路. 横切開. A. 手掌の横切開. B. 短い横切開による A1 プーリーと屈筋腱の露呈.
1. A1 プーリー. 2. 屈筋腱. 3. 神経血管束.

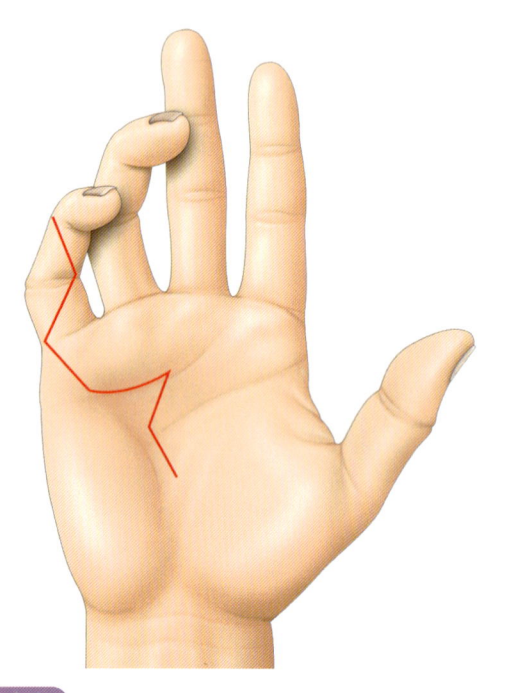

図 6.6
前方進入路. デュピュイトラン拘縮の治療のための縦と横の併用アプローチの例.

図 6.7
手の背側進入路.

手　技

患者は背臥位で，上肢を外転位で手台に置き，前腕を回内位とし，上腕の付け根に空気止血帯を装着する.

手背から指節間関節まで，アプローチにはいくつか特徴がある.

遠位指節間関節（DIP）へのアプローチ

皮切は，多少とも長方形の 2 つの皮弁を作る「H 字状」をとり，「H」の水平支線は関節裂隙のレベルに位置して

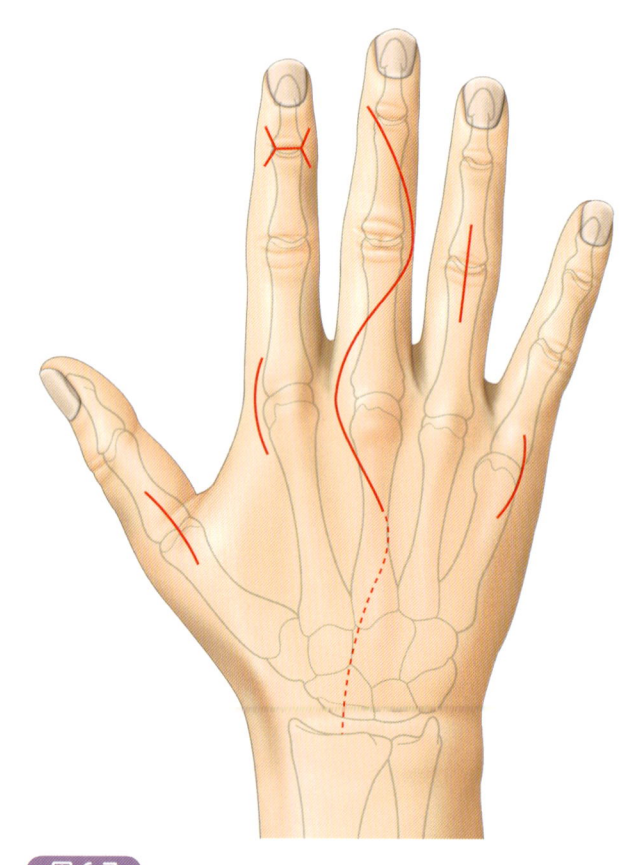

いる（図 6.7，8）.

近位指節間関節（PIP）へのアプローチ

皮切は，関節の背面を迂回した曲線かあるいは正中縦切開である（図 6.7，9）. 関節へのアプローチはいくつ

52

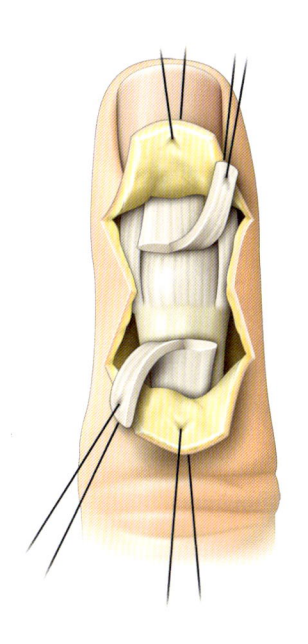

図 6.8
背側進入路．DIP 関節へのアプローチ．

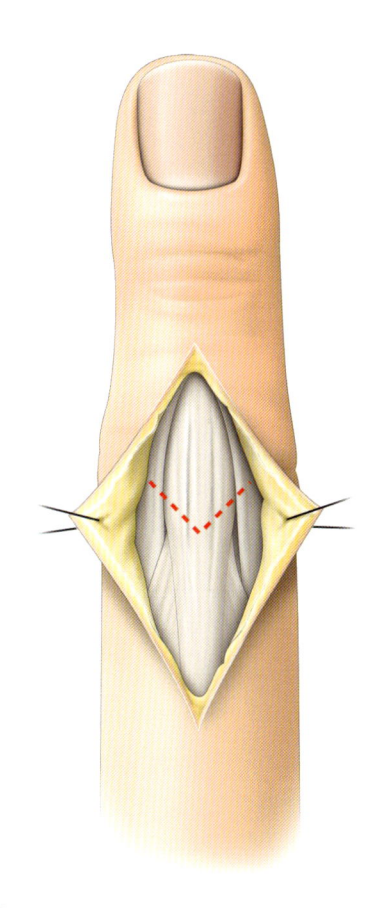

図 6.9
背側進入路．PIP 関節へのアプローチ．

かの方法がある．両側に切開を加えて伸展機構の下から，正中索と一方の側索のあいだから，遠位を基部とする三角弁を挙上して，あるいはごく単純に正中縦切開して伸展機構を通過する方法などが用いられる．

中手指節関節（MP）へのアプローチ

中指の MP 関節単独へのアプローチの場合，皮切は，関節の背面を迂回した曲線かあるいは正中縦切開とする．関節へのアプローチは，尺側の指背腱膜を総指伸筋腱と平行に切開して行う（図 6.10A，B）．

いくつかの中手指節関節を合併したアプローチの場合（たとえばいくつかの指に関係した関節形成），中手骨頭のレリーフに沿った前方凸の弓状横切開か，2 つの縦切開あるいはさらに，第 2 と第 4 中手骨間のレベルで指間ひだにいたらない「Y 字状」とする（索状瘢痕の予防）．

最後に，母指の MP 関節へのアプローチは，背側縦切開あるいは弓状切開を用いる．皮下剥離のあと，関節へのアプローチには，指背腱膜の切離を要するが，手術終了時に完全に修復しておく（図 6.11）．

中手骨へのアプローチ

中手骨へのアプローチには，直線か骨のレリーフに沿った曲線を用いる．伸展機構を露呈したあと，腱を剥離して避けると容易に中手骨へ到達する．

いくつかの中手骨（第 2～5）にアプローチするには，中手骨間の直線か弓状切開で，第 2 と第 3 中手骨を展開する場合は第 2, 3 中手骨間に，第 4 と第 5 中手骨を展開する場合は第 4, 5 中手骨間におく．

指節骨へのアプローチ

基節骨へのアプローチでは，その近位半分を覆っている伸展機構を可能なかぎり温存すべきである．基節骨の遠位半分は，腱を持ち上げ，両側から腱を触れずにアプローチ可能である．反対に基節骨の近位半分は，腱に触れずにはアプローチできない．正中縦切開によって手際よく腱を通過する（図 6.12）．

背側皮切による中節骨へのアプローチは，容易である．両側から腱を温存する骨へのアクセスは問題を生じない．

爪の器官にとって，末節骨への背側アプローチは，禁忌である．

リスク

背側静脈は，注意深く避けるか，あるいはその太さや

第 1 部　上　肢

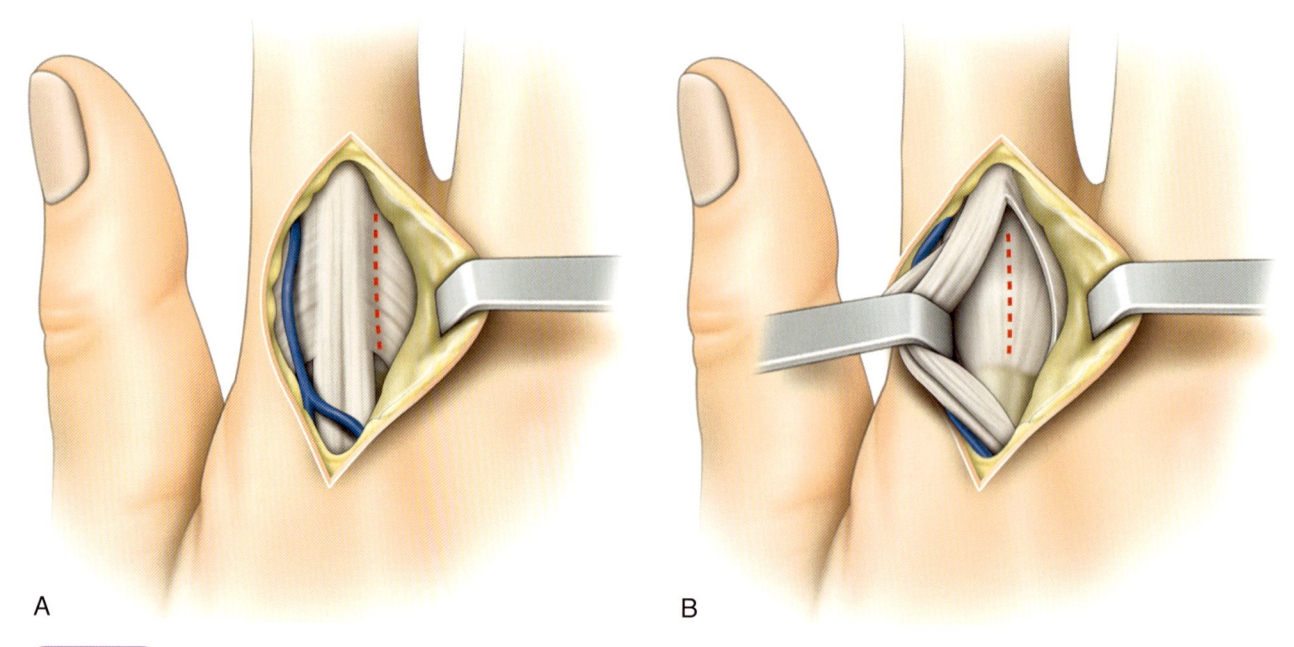

A　　　　　　　　　　　　　　　　　　　　B

図 6.10

背側進入路．中指の MP 関節へのアプローチ．A. 矢状索の切開，次いで延長線上で指背腱膜の切開．B. 関節包の切開．

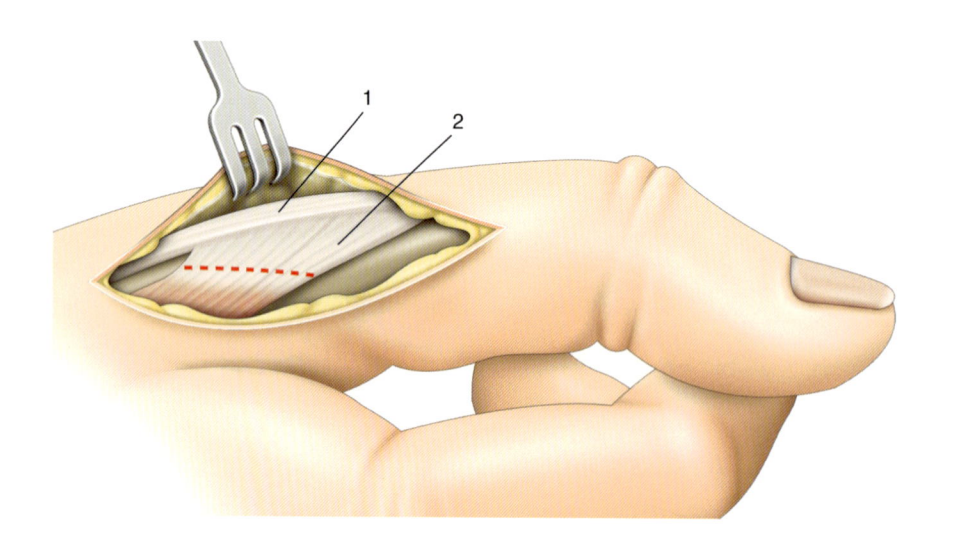

図 6.11

背側進入路．母指の MP 関節の尺側側副靱帯へのアプローチ．
1. 長母指伸筋腱．2. 母指内転筋の指背腱膜．

深部での展開の必要性に応じて結紮するか電気凝固する．橈側では橈骨神経，尺側では尺骨神経のさまざまな知覚枝を温存する．

適　応

背側進入路は，次のものに適応がある．
- 外傷において，中手骨や指節骨の骨折の骨接合．
- 外傷に対して，中手指節関節，近位指節間関節あるいは遠位指節間関節の，人工関節あるいは関節固定術．

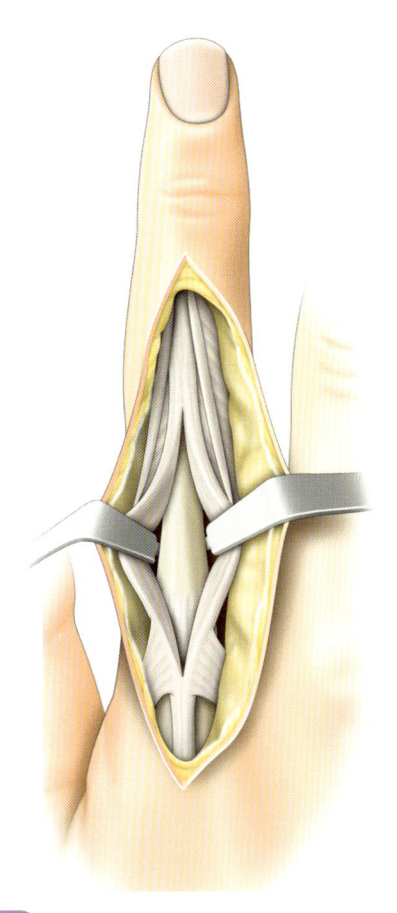

図 6.12
背側進入路. 伸筋腱を通過した基節骨の露呈.

第2部

下 肢

本部の内容

第7章 股関節	59
第8章 大　腿	71
第9章 膝	75
第10章 下　腿	87
第11章 足関節	95
第12章 足	107

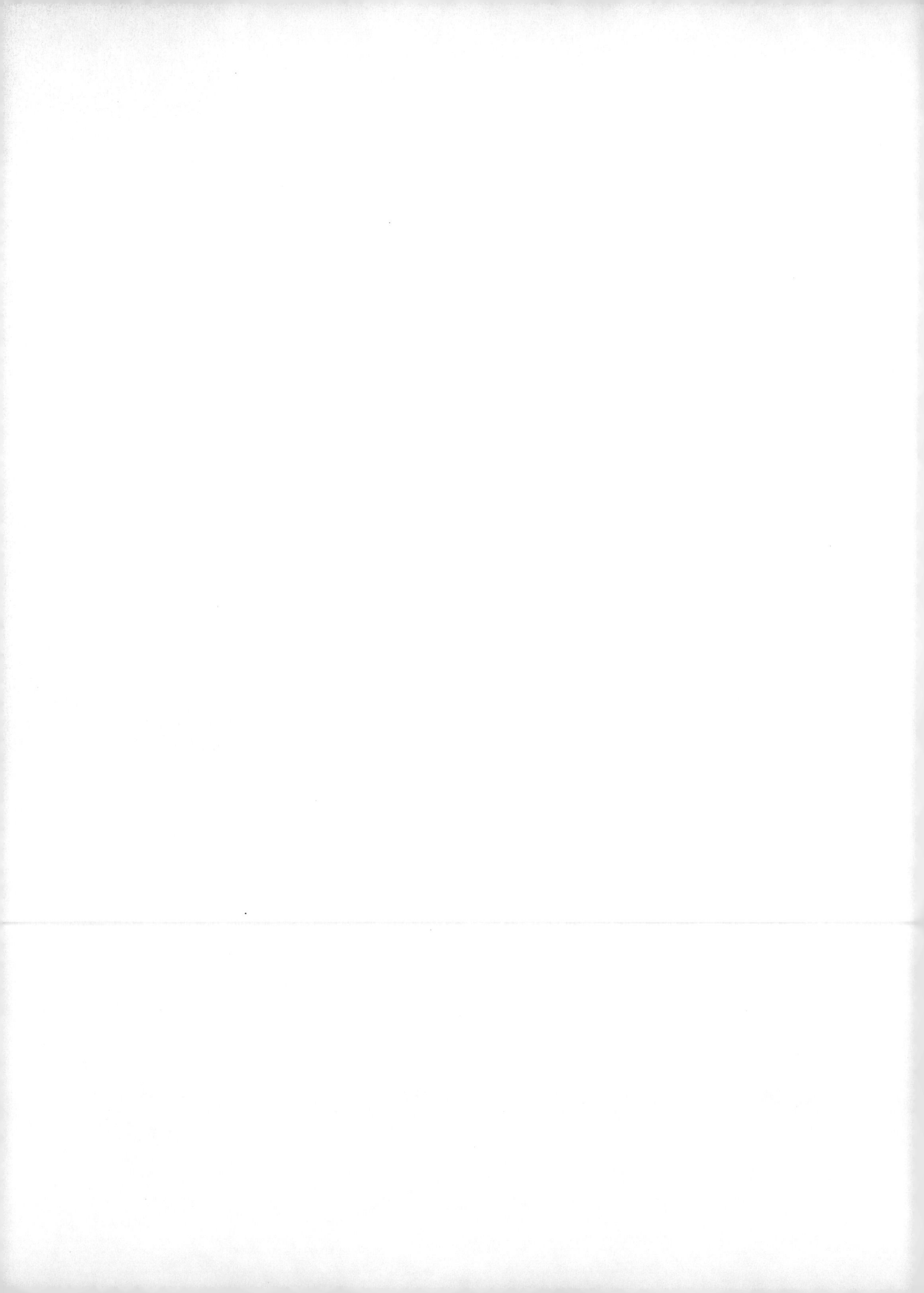

第7章

股関節

本章の内容

前方進入路	**60**
前外側進入路	**62**
外側進入路	**62**
後側方進入路	**65**
後方進入路	**67**

股関節は深部にある関節である．神経血管要素を温存する進入路について記載している．特別な適応を除いて，進入路の選択は，術者の好みによる．進入路に応じて，患者は通常の手術台に背臥位か腹臥位に設定するか，あるいは整形外科用手術台に側臥位に設定する．進入路がどうであれ，下肢は自由に動かせるようにすべきである．前方アプローチでは筋体の前方で，後方アプローチでは筋体の後方で，大腿筋膜張筋筋膜の切開を要する．原則として，殿筋は温存されるべきである．もしも，関節へのアプローチがこれを必要とするならば，筋線維方向で筋を分ける．前方あるいは後方の関節切開は，外側あるいは内側回旋血管束へのアプローチを必要とする．術後出血のコントロールに有効な結紮による止血が推奨される．

閉創は3層で行われる．
- 大腿筋膜張筋の筋膜下に位置する深層．可能であれば，関節包を縫合する．股関節病変に関連した関節包の退縮があれば，関節包の縫合は不可能である．
- 中間層．前方アプローチでは，外側大腿皮神経を損傷しないよう注意して縫合する．
- 皮下組織と皮膚の縫合に相当する表層．

前方進入路

この進入路では，腸骨翼と股関節の良好な視野が得られる．

手 技

患者は，通常の手術台に背臥位にし，同側の殿部の下にクッションを置き，反対側の大転子部に支持器を設置する．術野は腸骨稜の前方3/4を含め，下肢は自由に動かせるようにすべきである．皮切は，必要なアプローチに応じた長さで，腸骨稜に沿い（皮膚上の触知する位置より2cm遠位），上前腸骨棘の正面を中心とし，膝蓋骨の外側縁に向かって15cm遠位へ進める（図7.1A）．表層の筋膜下に内側の縫工筋と外側の大腿筋膜張筋のあいだに空隙が見出される（図7.1B）．大腿筋膜張筋の筋膜鞘を切開し，内側に外側大腿皮神経をつけて筋の内縁を解離する（図7.1C）．縫工筋と大腿筋膜張筋のあいだの解離は，指で上前腸骨棘まで行う．腸骨稜に沿ってメスで解離を続ける（図7.1D）．中殿筋と小殿筋の付着部を切離すれば，大腿直筋の反転頭まで腸骨翼の外側面を露呈できる（図7.1E）．これで，縫工筋と腸骨翼を内側に，大腿筋膜張筋と殿筋を外側に分ける縦に連続した裂隙が得られる．大腿直筋の直頭の付着部切離は，開創器の設置を可能にし，下前腸骨棘が露呈される（図7.1E）．大腿直筋を内側へ避けると，接合している外側大腿回旋動脈が現れる．腸腰筋の筋体線維をラスパトリウムで剥離すると，関節包の内側部分が露呈する．そこで，関節包を切開し，外旋して股関節を脱臼する．

変 法

関節へのアプローチしか要さない場合は，上前腸骨棘から出発し，転子下稜へ向かう弓状切開を用いる．大腿筋膜張筋と殿筋群を避けたあと，後方から前方へ大腿直筋の反転頭を解離すると，大腿直筋の直頭に到達する．関節は8cmの限られた皮切で展開できる．皮切は，上前腸骨棘の遠位4cmから始め，膝蓋骨の外側縁方向の遠位へ向かう．次に，内側の縫工筋と外側の大腿筋膜張筋間の空隙を見出すべきである．

> **コツと要領**
> - 腸骨稜の位置を皮膚に描いておくと有用である．腸骨稜は，しばしば腹筋に覆われ，クッションのように消え去り，腸骨稜の正確なレベルの認識を妨げるからである．
> - 縫工筋と大腿筋膜張筋間の空隙は，皮切の前に，油脂をつけて指先で触れることで見出すことができる．これによって，触診時，皮下のレリーフがわかりやすくなる．
> - やせた患者では，近位に上前腸骨棘，内側に縫工筋，外側に大腿筋膜張筋を触知する三角形の間隙がきわめてよく認められる．外側大腿皮神経は，この三角形の直下を通過している．
> - 殿筋群の付着部切離は，異所性骨化のリスクを減少させるために，ラスパトリウムを避けて，曲鋏で骨膜外に行うべきである．
> - 殿筋群を腸骨稜へ再縫着するには，股関節を屈曲して，骨内縫合を容易にすべきである．
> - 後方から前方への大腿直筋反転頭の解離によって，大腿直筋直頭に到達する．

リスク

このアプローチの際，外側大腿皮神経が損傷されうる．皮下縫合のなかに挟み込まないように，閉創の際は表層にとどめるべきである．

図 7.1

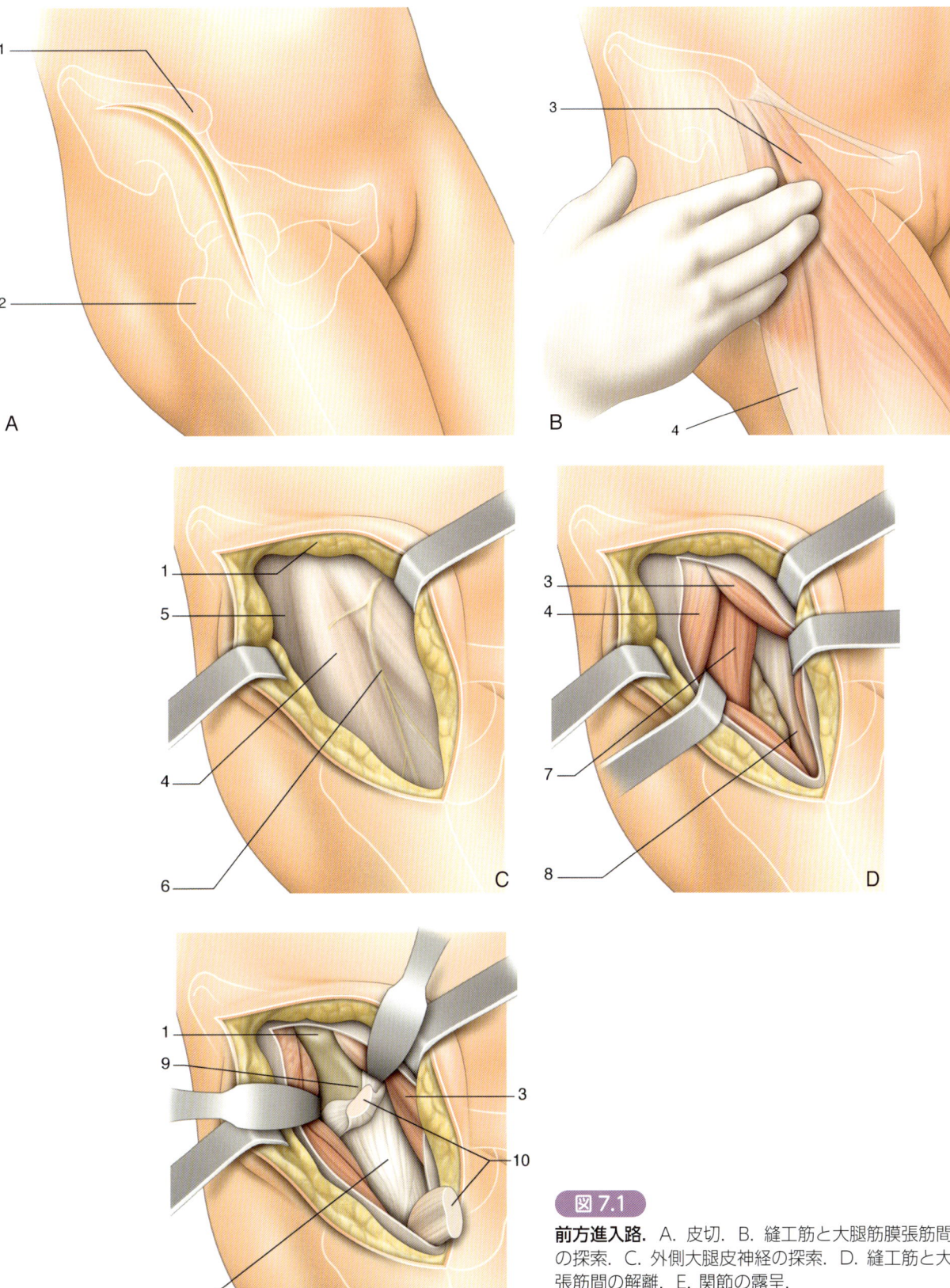

前方進入路. A. 皮切. B. 縫工筋と大腿筋膜張筋間の空隙の探索. C. 外側大腿皮神経の探索. D. 縫工筋と大腿筋膜張筋間の解離. E. 関節の露呈.

1. 上前腸骨棘. 2. 大転子. 3. 縫工筋. 4. 大腿筋膜張筋. 5. 大腿筋膜の腸脛靱帯. 6. 外側大腿皮神経. 7. 小殿筋. 8. 大腿直筋. 9. 下前腸骨棘. 10. 大腿直筋の直頭. 11. 関節包.

第7章 股関節

適応

おもな適応は，骨片移植，股関節形成，腸骨稜のレベルでの皮質海綿骨移植片の採取などである．

前外側進入路

この進入路では，大転子，大腿骨頚部前面そして股関節の良好な視野が得られる．

手技

患者は，通常の手術台に背臥位にし，殿部の下にクッションを置く．ときに，正確に背臥位を保つために整形外科用手術台を用いる．下肢は自由に動かせるようにすべきである．皮切は，大転子の頂点から2つの部分を含む．一方の前方弓状部分は，上前腸骨棘の2 cm後下方までで，もう一方の外側水平部分は，転子下領域の正面で10数cmに及ぶ（図7.2A）．表層の筋膜は，大転子から遠位へ皮切に沿って切開し，近位へは大腿筋膜張筋の後縁に沿って切開する．大腿筋膜張筋を前方へ，中殿筋を後方へ避ける（図7.2B）．用手剥離は，より深部で大腿筋膜張筋の後縁と，近位から遠位へ中殿筋の前縁と転子下稜への外側広筋の付着部のあいだの間隙を見出すのに役立つ（図7.2C）．皮切の近位部分に，大腿筋膜張筋を支配している上殿神経が血管を伴って現れる．この神経枝は止血の際に温存すべきである．間隙の奥に，関節包の上縁，前面そして下縁が開創器をかければ徐々に露呈する．関節包前面の展開は，外側を小殿筋の前方線維束の剥離によって，内側を腸腰筋の癒着した線維の剥離によって，前方を大腿直筋の反転頭の切離によって拡大できる．大腿骨近位部側面は，外側広筋を「逆L字状」に切開して展開できる（図7.2D）．関節包切開がいったん行われれば，関節は外旋と強い内転で脱臼する．

> **コツと要領**
>
> 大腿筋膜張筋と中殿筋の分割面は，皮切の近位部で容易に見出される．関節包の展開は，前方の大腿神経血管束と後方の坐骨神経を損傷しないように弯曲剥離子を用いる．関節包の展開は，中殿筋の前方部分によって妨げられうる．次のいくつかの対応策がある．
> - 中殿筋の斜走線維を切離し（図7.3），最後に縫合する．
> - 外側広筋の前方線維をその連続性を保ちながら，中殿筋の斜走線維を分割する（図7.4）．大転子の前の筋システムを維持するには，腱-骨膜面をノミで切離するのが望ましい．

リスク

上殿神経損傷のリスクがあり，上前腸骨棘に接近するときは，解離を進めるべきでない．この神経は，大転子の頂点の近位4〜5 cmを通過しているので，とくに斜走線維を分割する際に露呈する（図7.4）．

適応

おもな適応は，股関節形成と大腿骨近位の骨切り術である．

外側進入路

経殿筋進入路は，外転筋群の長軸方向の連続性を保ちながら，股関節の展開を可能にする．

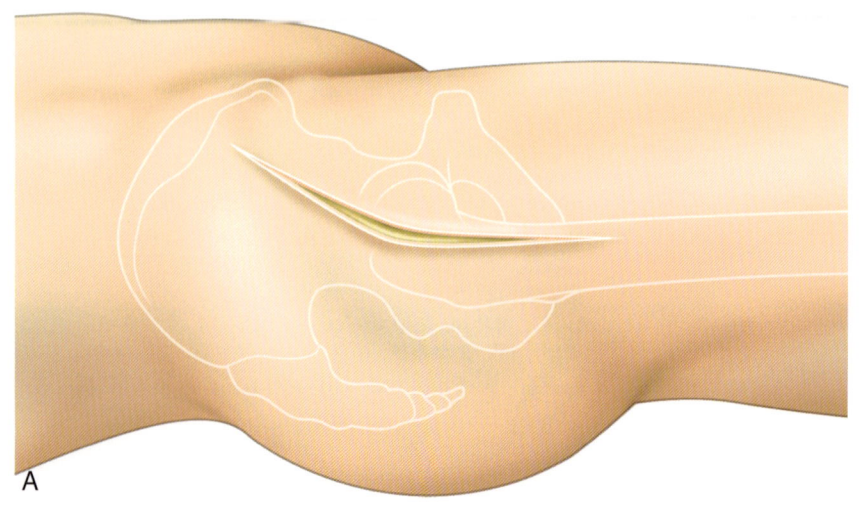

図7.2
前外側進入路．A. 皮切．

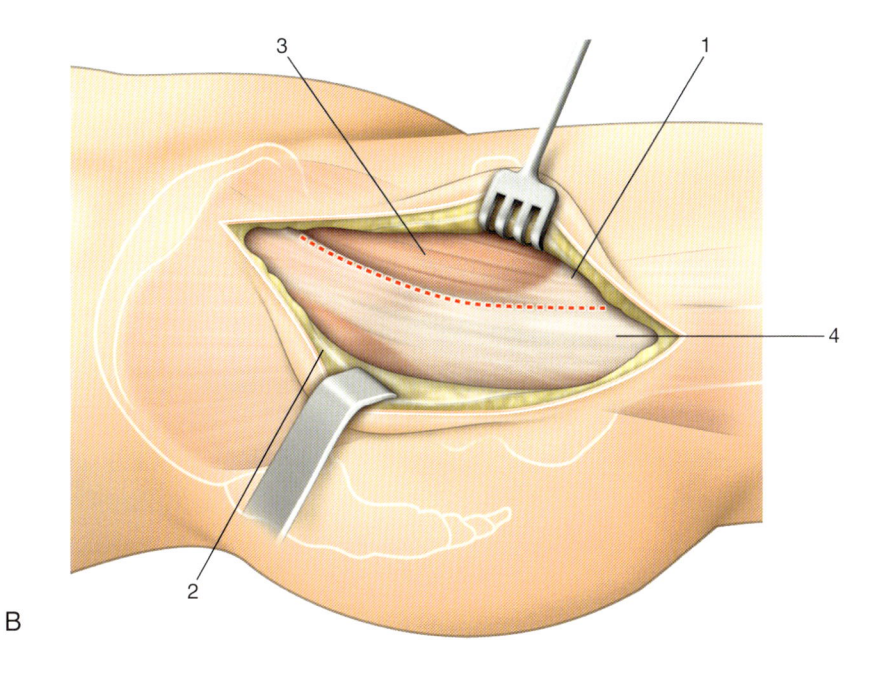

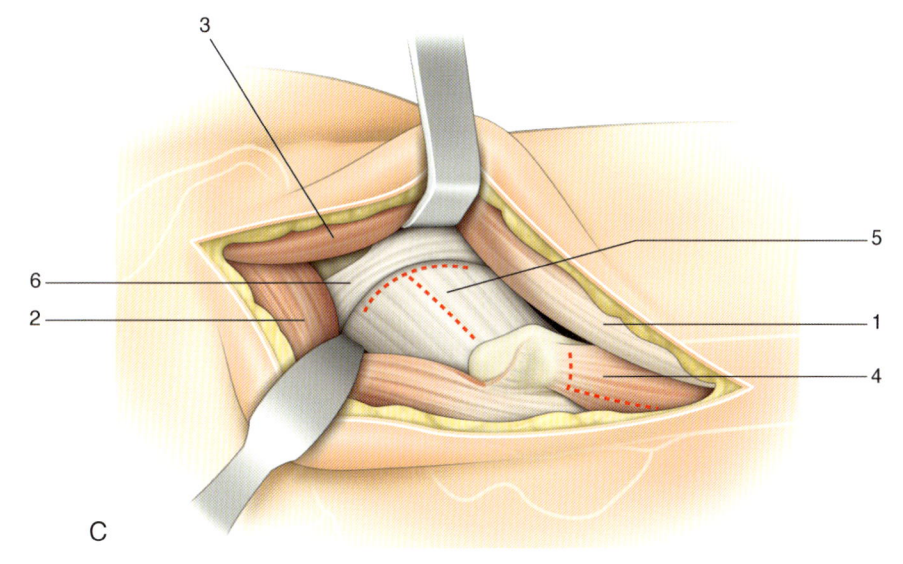

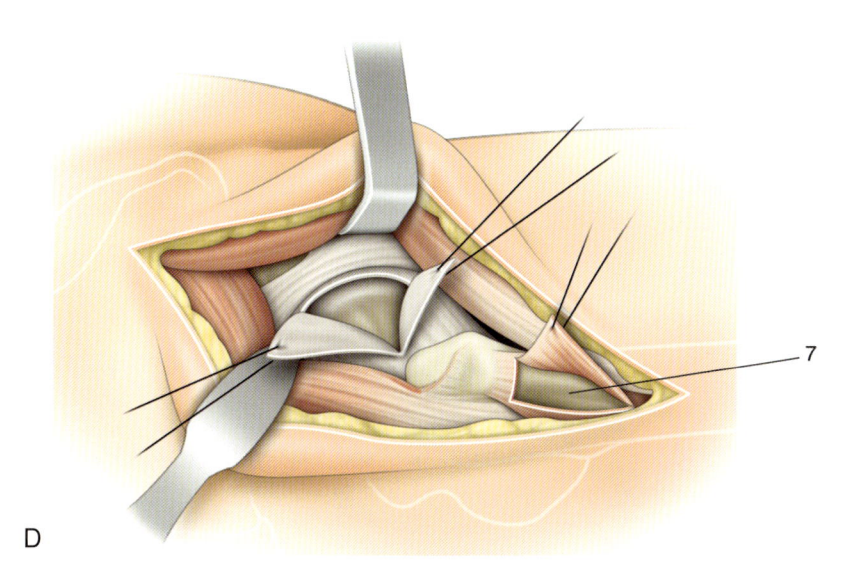

図 7.2

続き.
B. 大腿筋膜張筋と殿筋筋膜の間隙の探索.
C. 関節包面の展開. D. 関節包切開 (大腿直筋反転頭の切離が可能).
1. 腸脛靱帯. 2. 中殿筋. 3. 大腿筋膜張筋.
4. 外側広筋. 5. 関節包. 6. 大腿直筋反転頭.
7. 外側広筋の付着部切離.

手 技

患者は，整形外科用手術台に側臥位にし，恥骨，仙骨，胸郭の3つの支持器で固定する．下肢は自由に動かせるようにすべきである．皮切は，大転子中央でその頂点を約6cm超える15～20cmの縦切開とする（図7.5A）．腸脛靱帯をその線維方向に大転子の頂点まで切開し，次いで殿筋筋膜を切開すると大殿筋が現れ，これを少し開きぎみにしたクーパー鋏（ciseaux fermés）をまっすぐ進めて分離していく．中殿筋と外側広筋が近位から遠位へそれぞれ認められる（図7.5B）．近位に（3～4cm）中殿筋線維，遠位に（6～8cm）外側広筋の前方半分からなる連続した筋弁を前方へ分離する．この解離は，大転子の中央から叩打ノミによって骨片を剥離しながら行う（図7.5C）．大転子の外側面を徐々に迂回し，中殿筋，小殿筋，外側広筋の腱付着部が交錯している真の解剖学的交差点である股関節前面に到達する．皮切の前縁の筋腱連続性を温存するために，骨すれすれで展開することが必須である．関節包前面の展開には，開創器を大腿骨頸部の両側にかける前に，筋の終末拡張部（外側広筋，小殿筋，腸腰筋）を剥離する必要がある（図7.5D）．関節包切開のあと，強い内転と外旋で関節を脱臼させる．

変 法

患者を背臥位にすることもできるが，大転子は殿筋群を露呈するために，手術台の側方に突き出すようにすべきである．

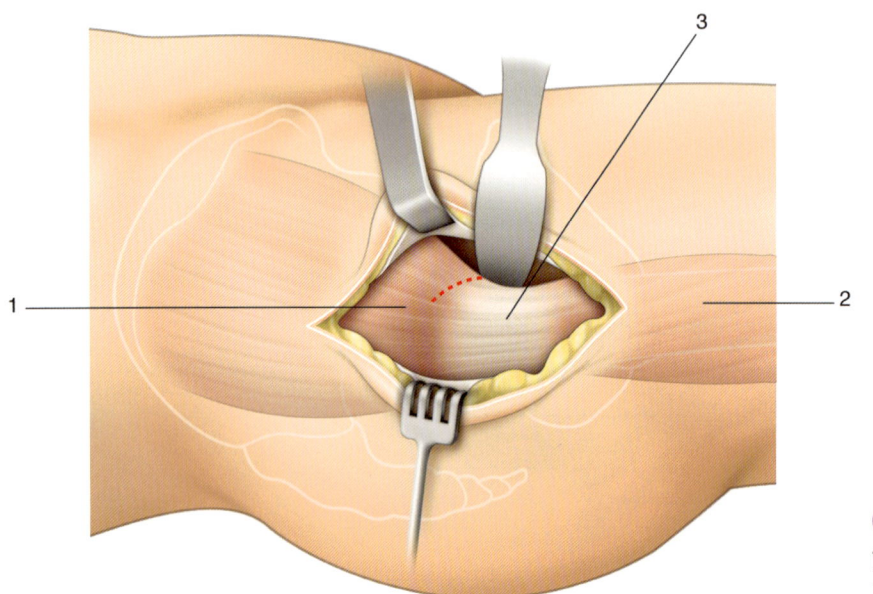

図 7.3
前外側進入路． 中殿筋斜走線維の切離．
1. 中殿筋．2. 外側広筋．3. 大転子．

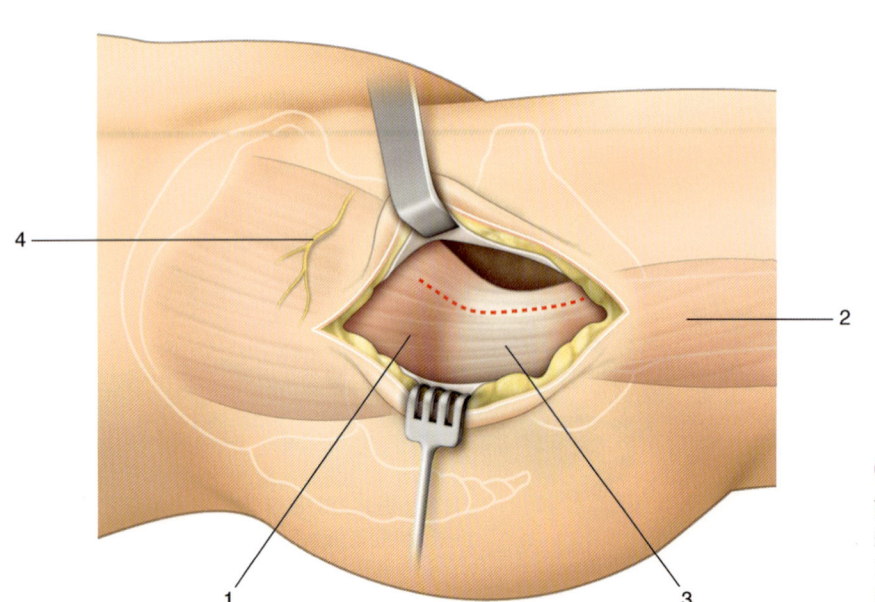

図 7.4
前外側進入路． 中殿筋と外側広筋前方線維の分割．
1. 中殿筋．2. 外側広筋．3. 大転子．4. 上殿神経．

コツと要領

- 中殿筋-外側広筋を含む筋弁を剥離するために叩打ノミを用いることは，筋の再縫着の最終的な質を高める．
- 上殿神経と動脈は，中殿筋の斜走線維の分割の際に現れる．というのは，大転子の頂点から4～5cm近位を通過しているからである（図7.4）．

リスク

もしも臼蓋の前縁に開創器を掛けるならば，骨に接したままで設置すべきである．というのは，前方を大腿神経が通っているからである．

適 応

おもな適応は，股関節形成術である．

後側方進入路

後側方進入路は，股関節の通常のアプローチであり，中殿筋を温存しながら，大腿骨近位の良好な視野が得られる．しかしながら，臼蓋の展開には限界がある．

手 技

患者は，通常の手術台に正確な側臥位とし，恥骨，仙骨，胸郭の3つの支持器で固定する．下肢は自由に動かせるようにすべきである．皮切は，大転子の頂点から2つの部分を含む．1つは，大腿骨骨幹部に沿う3～5cmの側方部分で，もう1つは，下後腸骨棘へ向かう5～10cmの近位後方に斜めの後方部分である（図7.6A）．展開後，腸脛靱帯を皮切の方向に縦割する．少し開きぎみにしたクーパー鋏をまっすぐ進め，大殿筋の筋線維方向で後方へ分離を進める（図7.6B）．この分離で，潰れた滑液包に覆われた大転子が露呈する．後方の筋膜縁を後方へ開

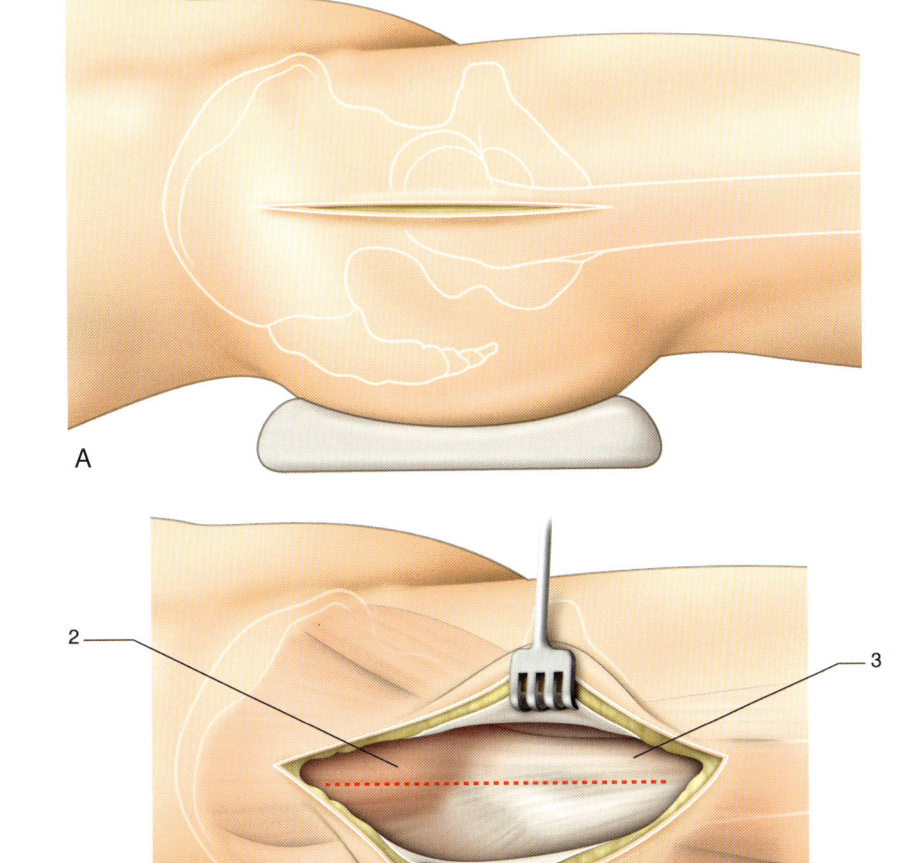

図7.5

外側進入路． A. 皮切．B. 中殿筋と外側広筋．
1. 腸脛靱帯．2. 中殿筋．3. 外側広筋．

第2部　下　肢

C

D

図 7.5

続き.
C. 連続した筋弁の叩打ノミによる剥離. D. 筋拡張部 (expansions musculaires) 剥離後の関節包前面の展開.
1. 腸脛靱帯. 2. 中殿筋. 3. 外側広筋. 4. 関節包.

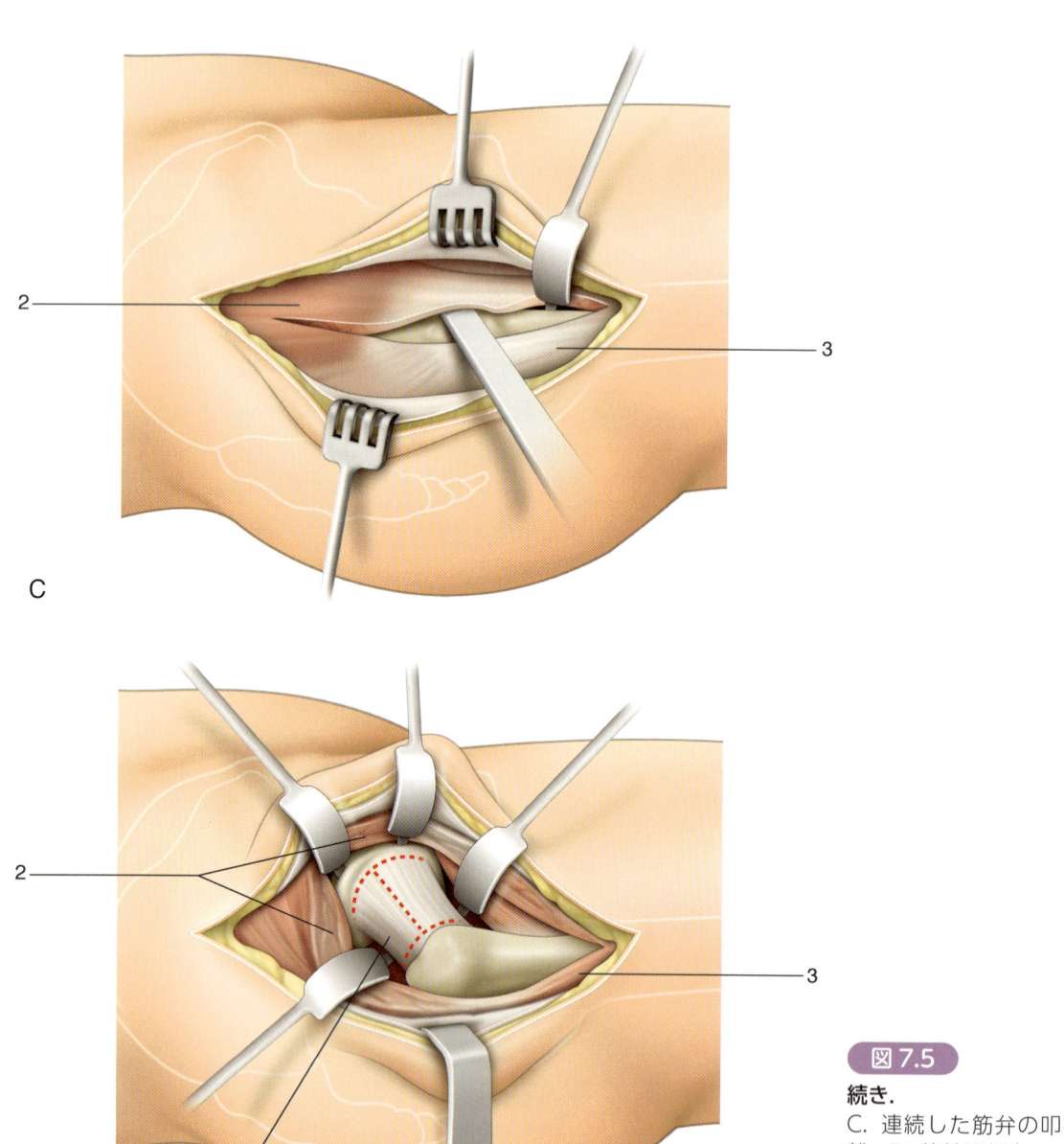

大すると，骨盤転子部領域が現れ，下肢内旋で展開が良くなる．筋を覆っている転子部後方の脂肪織は，ガーゼで遠位へ押しのけ，中殿筋の後縁を筋鉤や開創器で避ける．2つの小動脈が骨盤転子部の筋にある．下方部分には，筋の面に接して坐骨神経が走行している（図7.6C）．小動脈を止血後，骨盤転子部筋群，次いで関節包を大転子の付着部に沿って切開する．梨状筋腱と大腿方形筋は，温存できる．近位と遠位でそれらの位置は，関節の開放を障害しない．大腿方形筋を切離する場合には，内腸骨回旋動脈を結紮する．これは，筋の近位1/3の脂肪織内に認められる（図7.6D）．下肢内旋で関節は脱臼する．

コツと要領

- 展開は，大殿筋の腱切離によって容易にすることができる．
- 骨盤転子部領域の展開段階は，伸展位の股関節を内旋することによって容易になる．というのは，屈曲が後方の筋膜を緊張させ，深部へのアプローチを制限するからである．
- 梨状筋腱の温存は，いくつかの利点がある．これで人工関節が安定化され，関節形成術の際には位置の調整に役立つ．たとえば，脚延長は腱の過剰な緊張となって現れる．

リスク

坐骨神経損傷は，この進入路のおもな解剖学上のリスクとしてある．とりわけ再手術の際は，その損傷を避けるために坐骨神経を見えるようにする必要はない．後方へ避けた関節包腱の弁が，術中これを保護する．突出した坐骨が，坐骨神経を近位前方へ押し戻し，関節形成術の際に臼蓋のリーミングが危険になる．

適　応

おもな適応は，股関節形成術である．

後方進入路

この進入路は，大殿筋を通り抜けて，股関節の後面のアプローチを可能にする．

手　技

2つの体位が可能である．
- 患者を腹臥位とし，胸骨と両肩の下に2つのクッション，両腸骨の下に横の1つのクッションを入れる．
- 患者を整形外科用手術台に側臥位とし，恥骨，仙骨，胸郭を3つの支持器で固定する．

皮切は，大転子の頂点から2つの部分を含む．1つは，上後腸骨棘へ向かう近位内側へ斜めの約8cmの近位部分で，もう1つは，大腿骨軸に沿う10〜12cmの縦の遠位部分である（図7.7A）．

大腿筋膜の腸脛靱帯は，大転子の頂点までその線維方向に切開し，そこからの筋膜切開は大殿筋線維の方向に延長する（図7.7B）．大殿筋の筋面は，上後腸骨棘まで分離する．近位では，上殿動静脈束を温存する．大殿筋を避け，転子部周囲の滑液包を潰し，骨盤転子部領域の脂肪織をガーゼで押しのけ，骨盤転子部筋群を露呈する（図7.7C）．これらの腱は，あらかじめ糸を掛けて印を付けて大腿骨付着部から1cmの部位で切離する．そして，関節包面を鋏やタンポンで徐々に剥離し，坐骨神経を保護するため，内側へ翻転する弁を作る（図7.7D）．大腿方形筋は温存する．というのは，これが内腸骨回旋動脈を保護するからである．剥離を進めると，臼蓋の後壁や臼蓋後面の視野が得られ，最後に，坐骨棘の一方と他方に坐骨孔がみられる．大坐骨切痕に注意深く坐骨用の開創鉤をかけると，後壁や後柱へアプローチできる．

> **コツと要領**
> - 必要に応じて，手術操作を容易にするために，大腿骨顆部を通した牽引装置を設置する．これは，ligamentotaxis効果を実現して，臼蓋骨片の整復を容易にする．しかしながら，牽引によって緊張がかかる坐骨神経を保護するために，膝を屈曲してこれを緩めるべきである．
> - 梨状筋は，解剖学上，重要な指標である．その近位を上殿動静脈束が通過し，遠位では坐骨神経が大坐骨切痕から出ている．

リスク

この進入路のリスクは複数ある．
- 坐骨神経損傷は，器具あるいは伸張によって損傷されうる．
- 上殿動静脈束は，大坐骨切痕の上縁を剥離する場合に危険にさらされる．このレベルでは，解離はツッペル

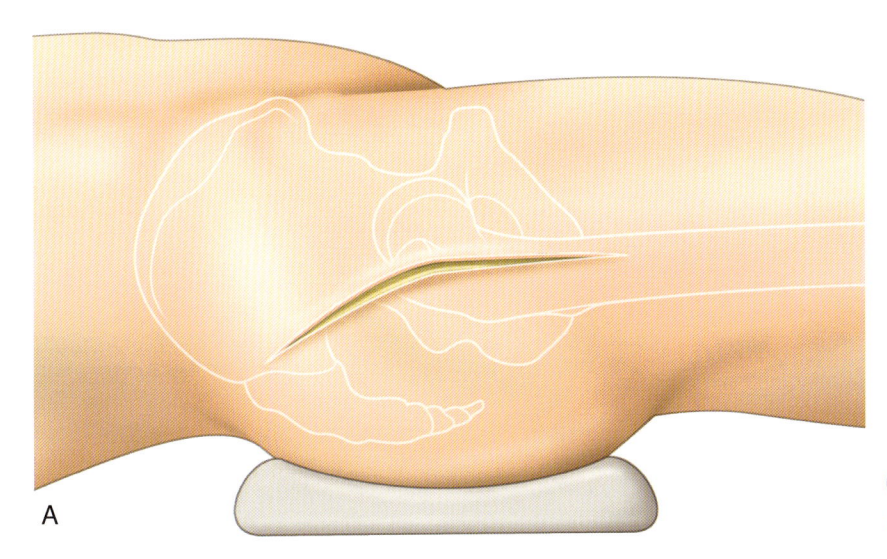

図7.6

後側方進入路．A. 皮切．

第 2 部　下　肢

B

C

D

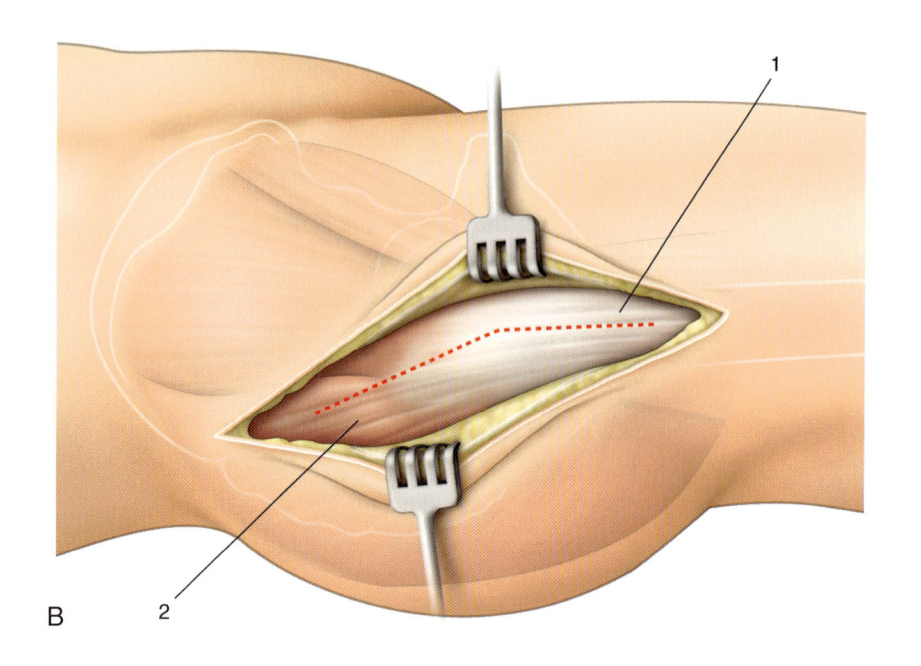

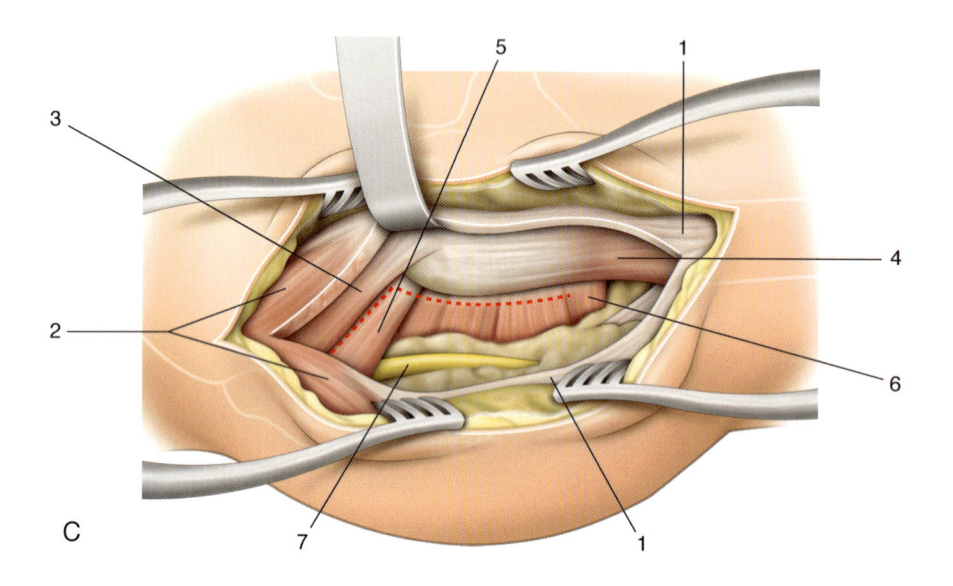

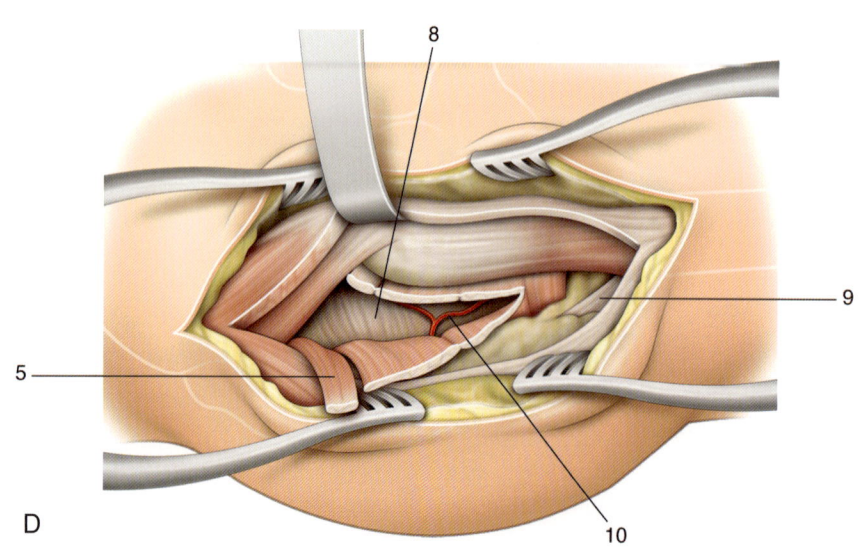

図 7.6

続き.
B. 大腿筋膜と腸脛靱帯の切開と大殿筋線維の分離. C. 骨盤転子部領域の展開. D. 骨盤転子部筋群の切離後の関節包後面の展開.

1. 大腿筋膜と腸脛靱帯. 2. 大殿筋. 3. 中殿筋. 4. 外側広筋. 5. 梨状筋. 6. 大腿方形筋. 7. 坐骨神経. 8. 関節包. 9. 大殿筋の終末腱. 10. 内腸骨回旋動脈.

68

鉗子で徐々に行う．
- 内腸骨回旋動脈は損傷されうる．というのは，大腿方形筋の下を通過しているからである．

適 応

この進入路は，臼蓋の後柱へのアプローチと前方の弓状線（ligne arquée）までの四辺形面の検索を可能にする．おもな適応は，臼蓋後方の骨折である．

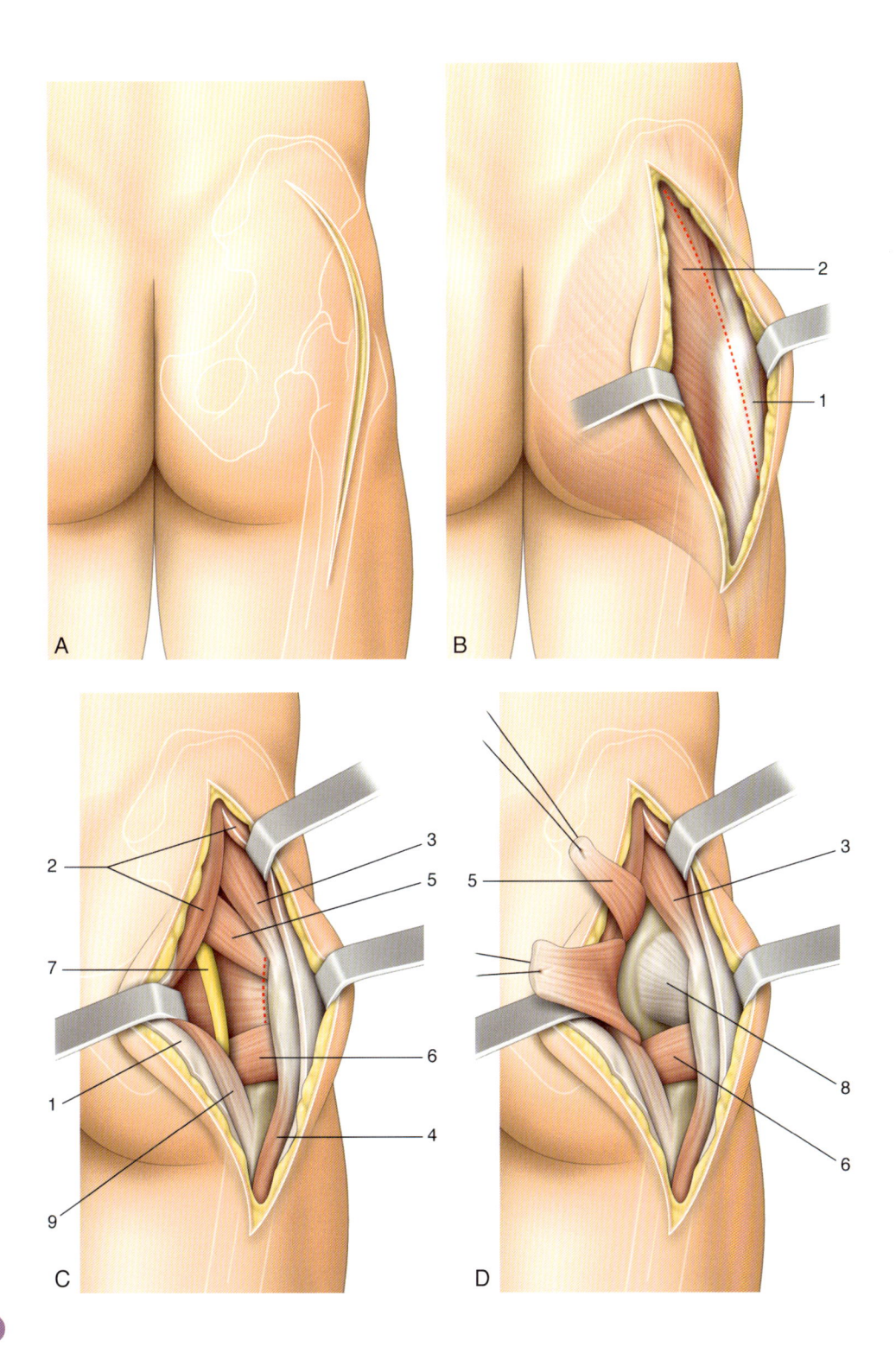

図 7.7

後方進入路． A. 皮切．B. 大腿筋膜と腸脛靱帯の切開と大殿筋線維の分離．C. 骨盤転子部領域の展開．D. 臼蓋後柱の展開．
1. 大腿筋膜と腸脛靱帯．2. 大殿筋．3. 中殿筋．4. 外側広筋．5. 梨状筋．6. 大腿方形筋．7. 坐骨神経．8. 関節包．9. 大殿筋の遠位腱．

第8章

大　腿

本章の内容

側方進入路　　　　　　　　　　72

大腿骨骨幹部の進入路は，外傷や整形外科手術（腫瘍，感染など）で多用される．側方進入路は，筋・血管神経要素を温存する．この進入路は，必要に応じて，股関節の後側方アプローチと連結し，臼蓋や大腿骨近位の良好な視野を提供できる．大腿四頭筋を横断する前方進入路と坐骨神経の解離を要する後方進入路は，膝の機能障害や神経損傷をきたす可能性があり，その適応は例外的である．

体位がどうであれ，下肢は自由に動かせるようにすべきである．解離は，筋間中隔の前方で行われる．筋は，上方へ避け，貫通血管は結紮する．電気凝固による止血は，貫通枝が大腿骨粗線の後方へ退縮する可能性があり，避けるべきである．閉創は，2層で行う．腸脛靱帯の閉鎖は，筋ヘルニアのリスクを回避するため，慎重に行うべきである．

側方進入路

この進入路では，大転子から大腿骨顆部までの大腿骨骨幹部へのアプローチが可能である．

手 技

患者は，背臥位で殿部の下にクッションを置くかあるいは，側臥位で3つの支持器で固定する．皮切は，必要に応じた長さとする．大転子のレベルから始め，膝蓋骨のやや後方で終わる（図8.1A）．腸脛靱帯を切開し，次にラスパトリウムで筋間中隔と遠位部ではKaplan線維から外側広筋を剥離する．筋を上方へ避け，貫通血管は注意深く少しずつ結紮していく（図8.1B）．

変 法

この進入路の近位部分は，転子下領域へのアプローチを可能にする．外側広筋を「逆L字状」に切離する．切開は，転子間稜から1cmに位置し，外側筋間中隔の遠位前方へ向かう（図8.1C）．

この進入路の遠位部分は，大腿骨遠位端へのアプローチを可能にする．大腿骨遠位の展開は，外側広筋の用手剥離と外側上膝動脈の結紮を要する（図8.1D）．

コツと要領

- 肥満した患者では，皮切のデッサン（大転子と膝蓋骨後縁を結ぶ線）を皮膚に描いておくとアプローチが容易になる．
- 外側広筋の筋間中隔上の分離は，中隔を剥がしながら，近位から遠位へ，筋線維の方向に行う．
- 骨幹部の展開時，開創器をかけるために，第1に前方経路を解離することが必須である．その後，この点から遠位を徐々に解離を進める．

リスク

貫通血管の結紮は，注意深く行うべきである．血管は，後方内側に退縮する可能性があり，結紮するためには，大腿骨粗線の剥離を要することがある．

適 応

おもな適応は，大腿骨骨幹部の骨折と大腿骨骨切り術である．

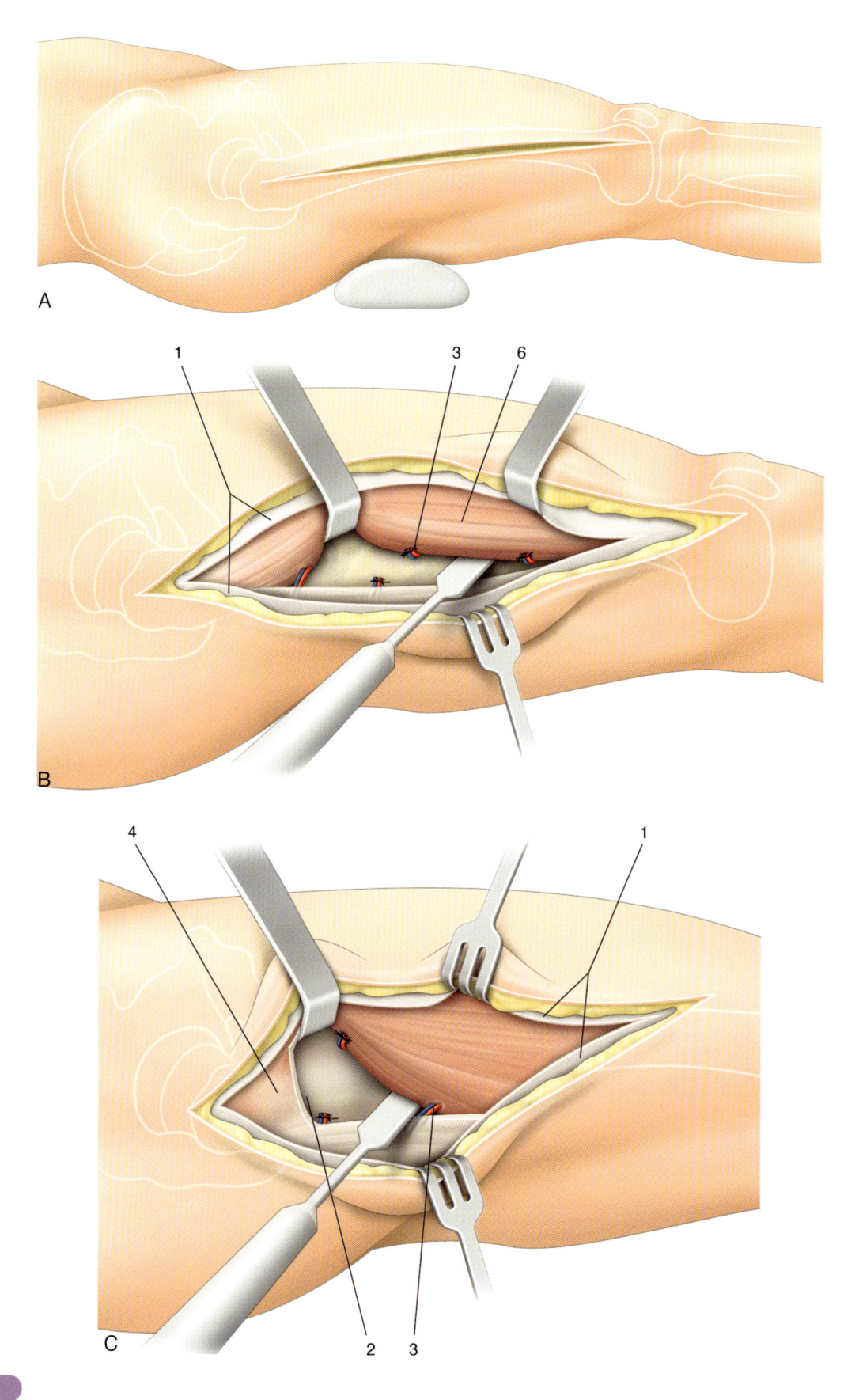

図 8.1

側方進入路. A. 皮切. B. 外側広筋付着部の「逆L字状」の切開. C. 外側広筋の付着部分離と貫通血管の結紮.
1. 大腿筋膜と腸脛靱帯. 2. 外側広筋の近位付着部. 3. 貫通血管. 4. 転子間稜. 5. 外側上膝動脈. 6. 外側広筋.

第 2 部 下　肢

D

図 8.1
続き.
D. 側方進入路.
1. 大腿筋膜と腸脛靱帯. 2. 外側広筋の近位付着部. 3. 貫通血管. 4. 転子間稜. 5. 外側上膝動脈. 6. 外側広筋.

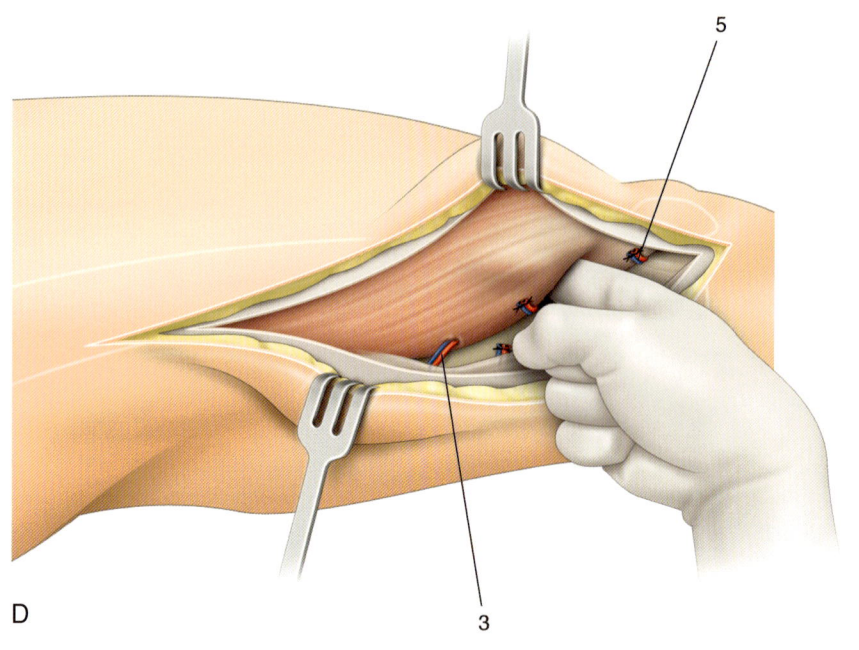

第9章

膝

本章の内容

前内側進入路	76
前外側進入路	76
後外側進入路	78
後内側進入路	80
後方進入路	82

膝への進入路は，前方，側方そして後方の3つのカテゴリーに分類される．おもに靱帯と人工関節外科の発展によって，できるだけ神経支配，皮膚の血行そしてリンパドレナージを温存するための手術の原則が確立された．膝の血行システムは，唯一の動脈幹であり，数多くの側副血行路をもつ膝窩動脈によって象徴される．動脈は，膝窩部の近位では大内転筋との連結によって固定され，遠位ではヒラメ筋よって固定されている．外側が皮膚血行に乏しいのに対して，内側は内側広筋に由来する血行が豊富である．設定がどうであれ，下肢は自由に動かせるようにすべきである．空気止血帯の使用は，手術時間を短縮するが，使うかどうかは，やはり術者の好みによる．皮膚障害のリスクを避けるために，内側表在動脈と外側深部動脈を温存する内側皮膚切開を選択し，再手術の場合，可能であれば前回の皮切を用いるべきである．すべての解離は，皮膚壊死のリスクを避けるために，とりわけ膝蓋前線維ぎりぎりで行うべきである．とくに膝の内側面においては，水平の皮切を避けるべきである．伏在神経の下行枝は，内側皮切の下方部分で確認しておくべきである．その切断は，感覚低下，神経痛そして複合性局所疼痛症候群の原因となる．屈位で膝を切開すれば，伏在神経の下行枝が遠ざかり，神経損傷のリスクを避けることができる．

前内側進入路

前方と内側の進入路は，膝の通常のアプローチである．

手 技

患者は背臥位で，2つの支持器を，1つは大腿の外側面に，もう1つは足部レベルに設置し，膝を90°屈曲位に保つ．空気止血帯は大腿の付け根に装着する．皮切は，膝上5～7cmから脛骨結節の下2cmにわたる正中切開とする（図9.1A）．これを膝90°屈曲位で行うと，切開を膝蓋骨中心におき，伏在神経の下行枝から遠ざけることができる．関節切開は，膝蓋骨内縁から1～2cmで行われる．切開は，内側広筋の付着部外側で大腿四頭筋のレベルから始める（図9.1B）．遠位では，内側半月を温存すべきである．必要であれば，下肢伸展位で膝蓋骨を翻転できる．翻転時の裂離を避けるために，ときおり，膝蓋腱の近位付着部から10mm遠位で骨膜下剥離を要する（図9.1C）．

変 法

数多くの変法があり，最も用いられているのは，*内側広筋下進入路*である．この進入路は，膝蓋骨への血行を温存する．皮切は同一かあるいはやや内側にずらす．内側広筋の下縁を同定し，指で10cmにわたり筋間中隔から剥離する．内側広筋は直下の滑膜と癒着していないので，この剥離は容易である．内側広筋の筋体は，開創器で外側へ避ける．関節切開は「逆L字状」に行う（図9.2）．内側広筋の解離が十分であれば，下肢伸展位で膝蓋骨を外側へ翻転可能である．伸展機構の脱臼の困難さから，関節切開や脛骨骨切り術の既往例，膝の人工関節再置換，膝蓋骨*低位*そして肥満など，いくつかの禁忌がありうる．

コツと要領

皮切を膝90°屈曲位で行うことは，皮切の遠位部分において，伏在神経の下行枝を遠ざける．軟部組織は2層に分けて切開し，これらをずらして関節を開けるべきである．つまり，支帯は膝蓋骨の内縁から2cmで切開し，関節包滑膜の層は膝蓋骨縁で切開する．可能であれば，これらの2層は，有痛性瘢痕の出現を避け，最適な滑走面を再現するために，別個に閉鎖する．その閉鎖を容易にするためには，支帯のレベルで切開の両側に目印の糸を掛けておくとよい．一般に閉鎖は，適正な伸展機構の緊張を得るために，膝屈曲位40～60°で行う．

リスク

再手術の場合，皮膚壊死のリスクを避けるために，前回のアプローチを選択すべきである．膝蓋骨の遠位約6cmで皮切の遠位部分と交差している伏在神経の下行枝を温存すべきである．この切断は，神経痛と複合性局所疼痛症候群の原因となる．

適 応

前内側進入路は，膝疾患の一般的な進入路である．おもな適応は，関節形成，滑膜切除，関節固定，靱帯再建，ドレナージなどである．

前外側進入路

前外側進入路は，前内側進入路と対称的なアプローチ

図 9.1

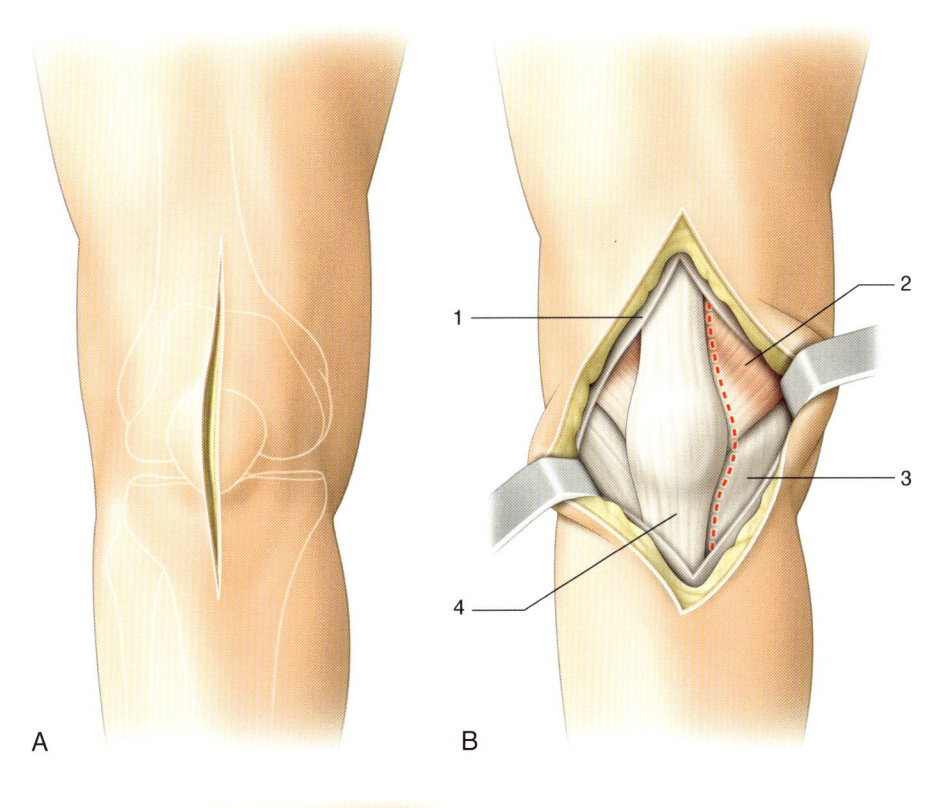

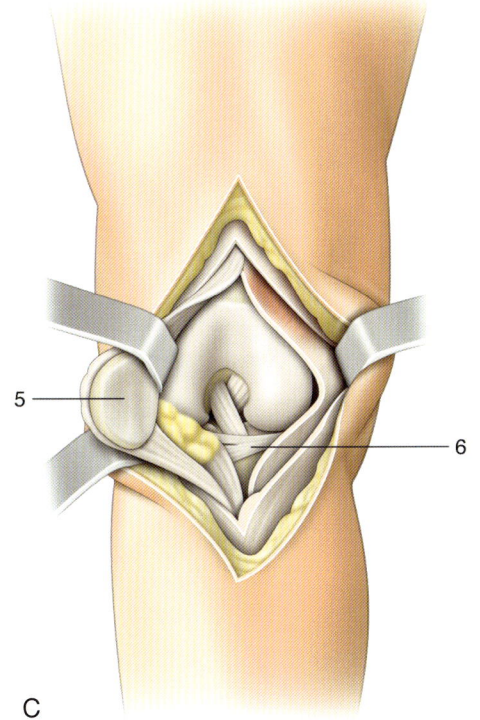

前内側進入路. A. 皮切. B. 大腿四頭筋腱と内側支帯の切開. C. 内側の関節切開と膝蓋骨の脱臼.
1. 表層の腱膜. 2. 内側広筋. 3. 内側支帯. 4. 膝蓋腱. 5. 膝蓋骨. 6. 内側半月.

である.

膝蓋骨の翻転を容易にするため，脛骨結節の骨切りを行ってもよい.

手 技

患者は背臥位で，2つの支持器を，1つは大腿の外側面に，もう1つは足部レベルに設置し，膝を90°屈曲位に保つ．空気止血帯は大腿の付け根に装着する．皮切と皮下の切開は，正中やや外側とし，膝蓋骨と脛骨結節前面の感覚消失を避ける．その長さはさまざまであるが，膝蓋骨上縁の5cm近位から脛骨結節の外側縁の2cm遠位に及ぶ（図9.3A）．皮切は膝90°屈曲位で行うと，とりわけ外反が高度な変形のとき，皮切の位置決めに有用である．関節切開は，近位から遠位へ2層で行う．切開

77

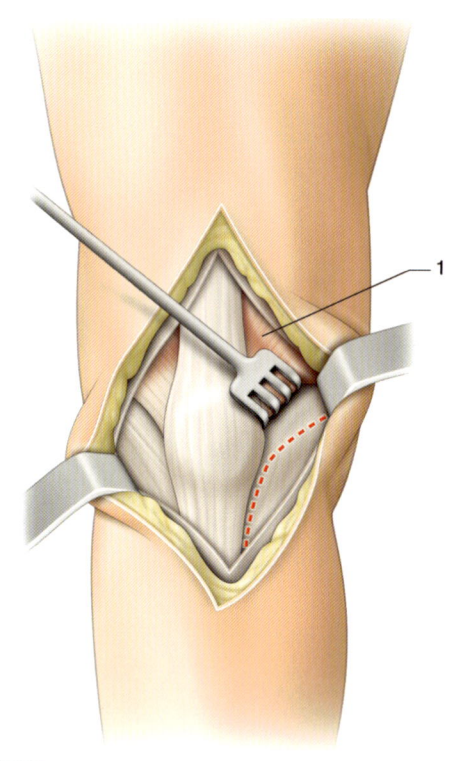

図 9.2
前内側進入路. 変法：*内側広筋下進入路.*
1. 内側広筋.

は，外側広筋の付着部から数 mm 内側の大腿四頭筋腱のレベルから始め，膝蓋骨の外縁から 2 cm で支帯を切開しながら彎曲させる（図 9.3B）．関節包滑膜面は，膝蓋骨縁で切開する（図 9.3C）．皮切の近位部分では，外側上膝動脈，遠位では外側下膝動脈が走行しており，止血を入念に行うべきである．皮切の遠位部分では，外側半月と膝蓋下脂肪体（Hoffa の脂肪褥帯）を温存すべきである（図 9.3D）．

変法

- 膝蓋骨を内側へ翻転する場合には，大腿四頭筋腱の切開は，膝蓋骨の 6 cm 近位から始めるが，脛骨結節の骨切りを要する可能性がある．脛骨結節の骨切りでは，3 つの原則を守るべきである．すなわち，約 7 cm のバゲット状であること，内側の連結を維持すること，そしてストッパーの役目になるように近位部分を階段状にすることである（図 9.4）．
- 膝の人工関節設置の際，外側解離が組織の瘢痕拘縮に対して有効である．これは次の 3 つのおもな段階からなる．
  —関節の 2 層での切開．閉創時，支帯は関節包滑膜面と縫合し，外側構造の延長をはかる．
  —大腿筋膜張筋を筋間中隔に結合している延長構造である Kaplan 線維の切開．
  —骨膜下剥離による腸脛靱帯結節（Gerdy 結節）の挙上（図 9.5）．

コツと要領

皮切を膝 90° 屈曲位で行うことは，外反変形のとき，皮切の位置決めに有用である．皮切は，皮膚壊死のリスクを避けるために，とりわけ膝蓋前線維の部分ぎりぎりで行う．その閉鎖を容易にするために，支帯のレベルで切開の両側に 2 本の目印の糸を掛けておく．関節切開は，関節包と滑膜を同時に行う．一般に閉鎖は，膝屈曲位 40～60°で行うと，伸展機構の適正な緊張が得られる．

リスク

再手術の場合，皮膚壊死のリスクを避けるために，前回のアプローチを選択すべきである．脛骨結節片の作成は，骨折や偽関節のリスクを避けるために，長く（7 cm），近位部分で階段状にすべきである．

適 応

おもな適応は，関節形成，滑膜切除，大腿骨近位部骨折である．

後外側進入路

この進入路は，腸脛靱帯の後方を通過すれば，関節の後外側区画に対する限られた視野を提供する．大腿骨後顆，外側側副靱帯，膝窩腱を観察するには腸脛靱帯を横切る必要がある．

手 技

患者は背臥位で，2 つの支持器を，1 つは大腿の外側面に，もう 1 つは足部レベルに設置し，膝を 90° 屈曲位に保つ．皮切は，弓状で，遠位は腓骨頭の前方を通過し，近位は大腿の前方 2/3 と後方 1/3 の合流点で終わる（図 9.6A）．進入路は，腸脛靱帯の後方になるので，大腿二頭筋の付着腱，後方の腓骨頭，総腓骨神経を確認しておく．関節の後外側区画に進入するには（図 9.6B），腸脛靱帯を横切る必要があり，皮切を縦に少なくとも 15 cm とするか，あるいはその下顆結節（tubercule infracondylaire）への付着部（Gerdy 結節）から腸脛靱帯を切離する．挙上は骨切りノミを用いて剥離しながら行う．こ

図 9.3

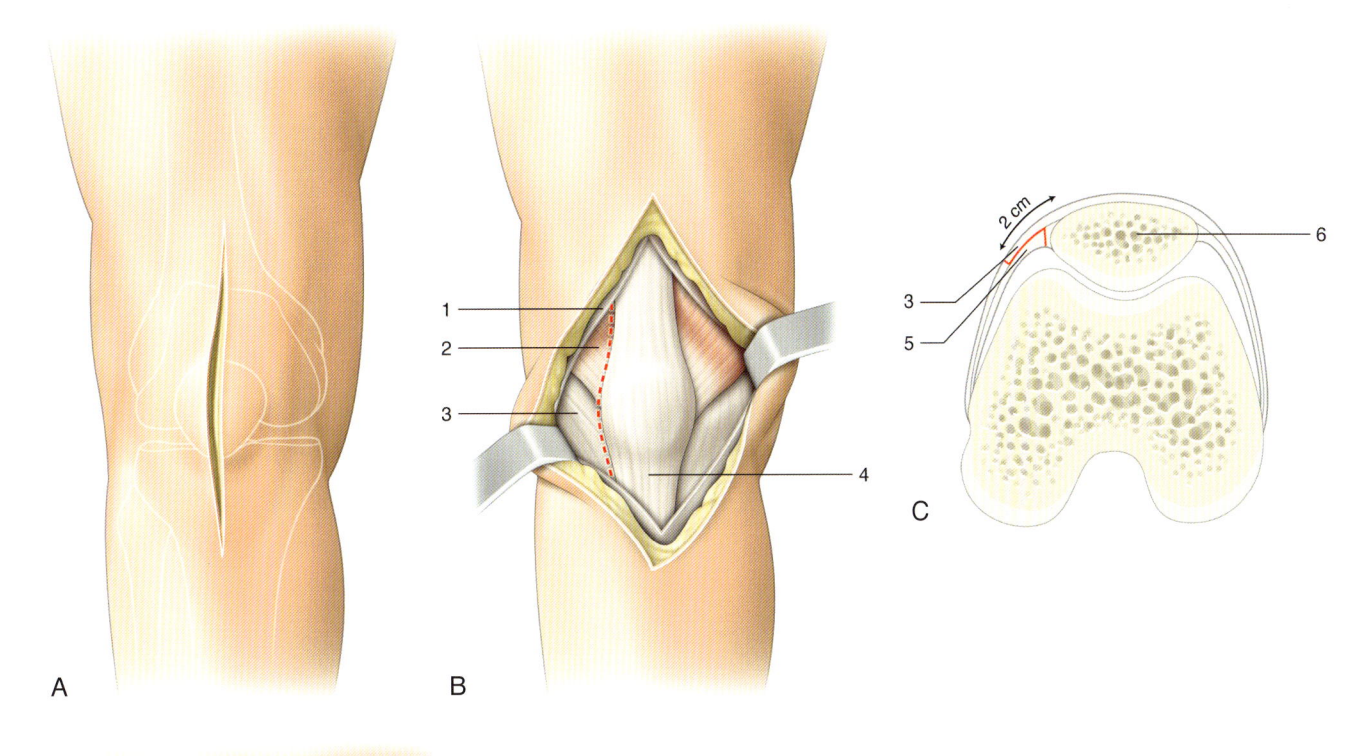

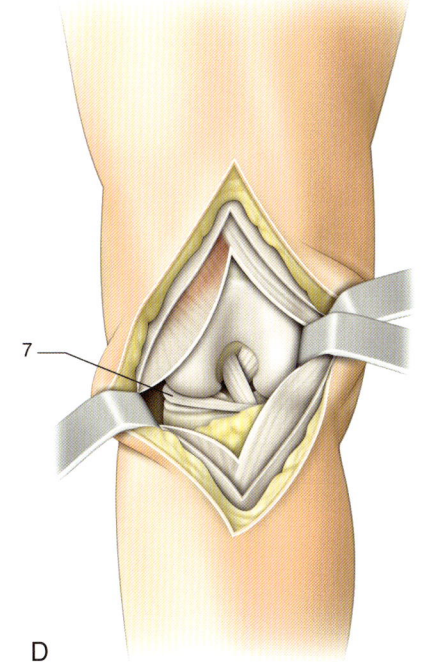

前外側進入路. A. 皮切. B. 大腿四頭筋腱と外側支帯の切開. C. 外側支帯と関節包滑膜面のずらした開放. D. 外側の関節切開と膝蓋骨の脱臼.
1. 表層の腱膜. 2. 外側広筋. 3. 外側支帯. 4. 膝蓋腱. 5. 関節包滑膜面. 6. 膝蓋骨. 7. 外側半月.

の進入路は，関節の後方部分，とりわけ，外側半月，外側側副靱帯，外側側副靱帯の下を通過している膝窩筋腱，そして腓腹筋外側頭付着部へのアプローチを可能にする（図 9.6C）．

変法

後十字靱帯の脛骨付着部へのアプローチは，腓腹筋外側頭のすぐ前方を通って可能であるが，作業空間は限られ，神経血管束が近接している．脛骨骨幹部に到達するには，皮切を近位へ延長し，筋間中隔から外側広筋を避ければ十分である．

コツと要領

皮切は，脛骨結節，腓骨頭，大腿二頭筋腱を指で確認したあとに行う．必要に応じて，腸脛靱帯結節を骨膜下に剝離して挙上してもよい．膝 90°屈曲位で，前後方向に走行する外側側副靱帯を確

第 2 部　下　肢

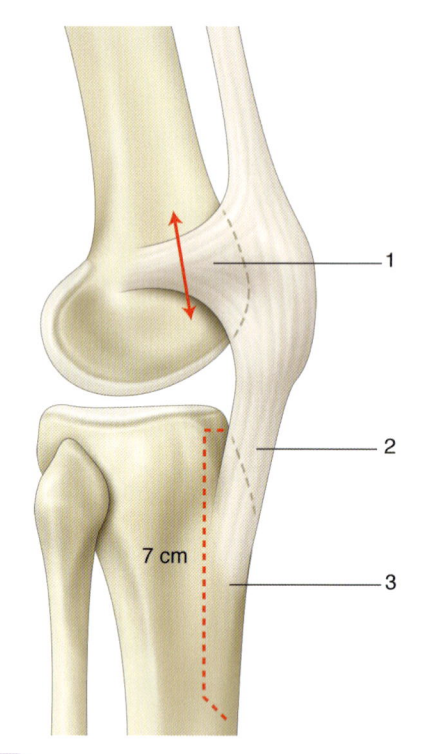

図 9.4
前外側進入路. 変法：脛骨結節の骨切り.
1. 外側支帯．2. 膝蓋腱．3. 脛骨結節.

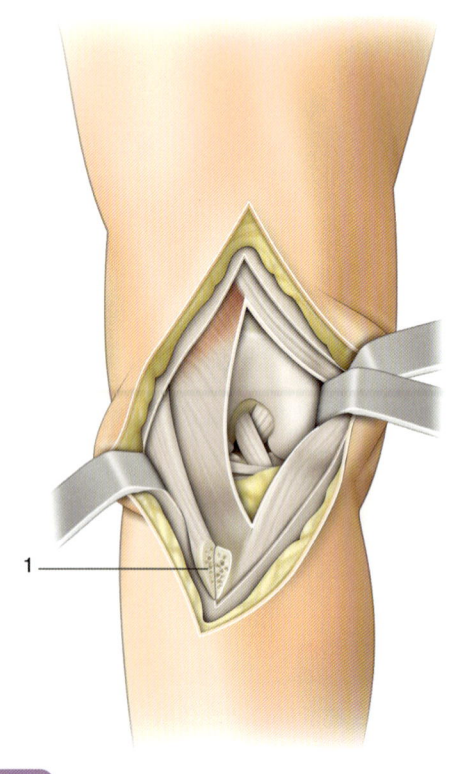

図 9.5
前外側進入路. 変法：腸脛靱帯結節（Gerdy 結節）の挙上.
1. 腸脛靱帯結節.

認する．これが，総腓骨神経に到達すべき肢位である．というのは，総腓骨神経は，緊張がないとき大腿二頭筋腱の下面にあるからである．

リスク
外側側副靱帯と，関節切開の際に膝窩筋腱を温存すべきである．総腓骨神経の解離は，膝 90°屈曲位で慎重に行うべきである．

適　応
おもな適応は，半月手術，滑膜切除，後外側関節側隅角（point d'angle postéro-externe）の靱帯再建，脛骨高原骨折と大腿骨遠位端骨折の骨接合である．

後内側進入路

この進入路は，鵞足の筋付着部，脛骨の後方部分そして膝窩動脈へのアプローチを可能にする．

手　技
患者は背臥位で，2 つの支持器を，1 つは大腿の外側面に，もう 1 つは足部レベルに設置し，膝を 90°屈曲位に保つ．皮切は，弓状で，脛骨結節の後内側 2～3 cm から始め，大腿骨内顆のレベルで前方 2/3 と後方 1/3 の合流点に終わる（図 9.7A）．必要に応じて，皮切の遠位あるいは近位部分のみを用いる．皮切の遠位部分では，縫工筋の腱膜が認められ，そのすぐ下に近位から遠位へ薄筋と半腱様筋が走行している．内側側副靱帯の付着部は，縫工筋の後方で下層に位置している（図 9.7B）．関節切開は，内側側副靱帯と腓腹筋内側頭のあいだの靱帯後方で，神経と大伏在静脈に注意しながら行う（図 9.7C）．この切開は，関節については限られた視野しか得られない．

変　法
- 薄筋と半腱様筋腱の採取だけならば，皮切の遠位部分しか要さず，水平切開としてもよい（図 9.8A）．この採取は，次の 3 つの原則に従う（図 9.8B）．ハムストリングスは指で確認する．縫工筋の腱膜は，近位部分で水平に切開する．癒着のないスペースの出現は，レベルがよいことの確認になる．薄筋と半腱様筋腱はその深部面からアプローチし，牽引によって個別化し，採取する．

図 9.6

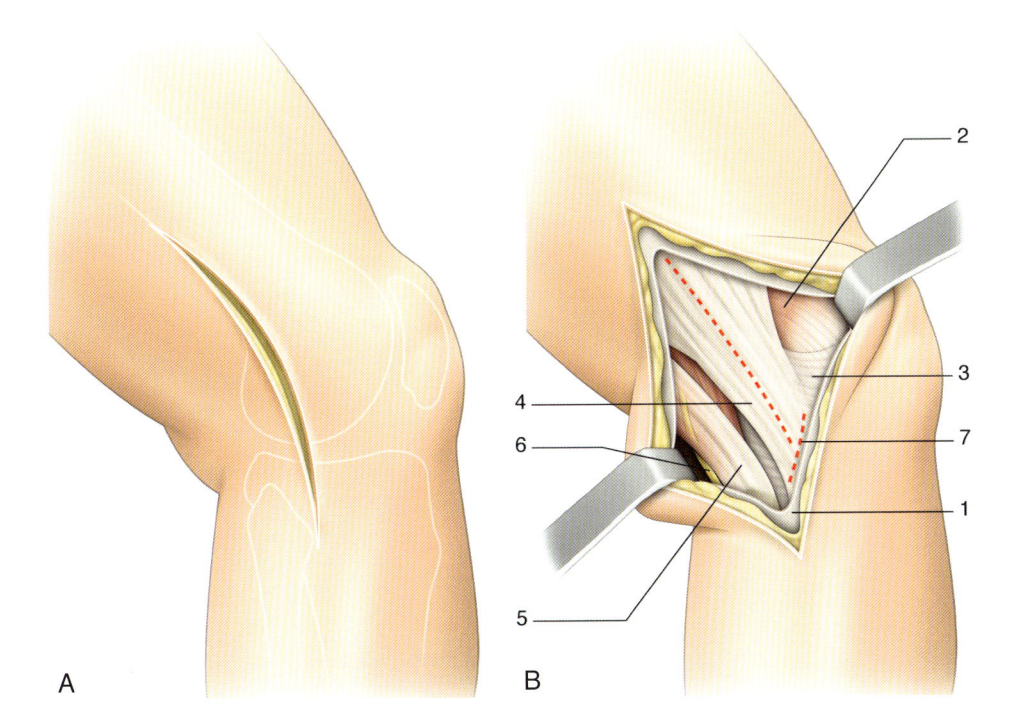

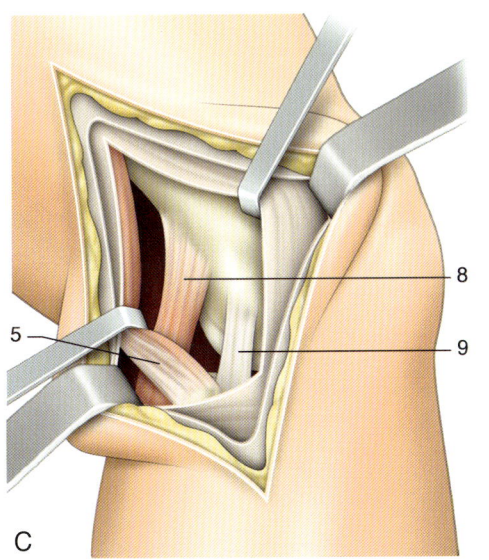

後外側進入路. A. 皮切. B. 腸脛靱帯と大腿筋膜の切開. C. 膝の後外側区画.
1. 表層の腱膜. 2. 外側広筋. 3. 外側支帯. 4. 腸脛靱帯と大腿筋膜. 5. 大腿二頭筋. 6. 総腓骨神経. 7. 腸脛靱帯の切離. 8. 腓腹筋外側頭. 9. 外側側副靱帯.

- 近位部分の延長によって，大腿骨遠位骨幹端へ到達できる．脛骨神経（中枢部）と膝窩動脈を見るためには，鵞足と半膜様筋の付着部は，腓腹筋内側頭の付着部とともに剥離する．

コツと要領

皮切は，膝90°屈曲位で行い，伏在神経の膝蓋下枝から遠ざける．縫工筋の付着部は，まず初めに確認すべきである．指の先端へ油脂をつけると，腱のレリーフがわかりやすい．内側側副靱帯は，指で容易に確認される．これは，前関節包の肥厚に相当している．鵞足筋群の解離は，膝90°屈曲位で行うと，その個別化がより容易である．

リスク

後方侵入の際，内側側副靱帯を温存すべきで，これは容易に認められる．脛骨骨切りの際，必要に応じて，その脛骨付着部のレベルで，限局した骨膜下剥離は可能である．伏在神経と大伏在静脈は温存すべきである．これらは，ハムストリングスを後方へ避けて保護する．これ

第2部　下　肢

に対して，それらの終末枝である，伏在神経の膝蓋下枝はときおり損傷され，膝の前外側部の感覚異常や感覚低下をきたす．

適　応

おもな適応は，半月手術，滑膜切除，後内側関節側隅角（point d'angle postéro-interne）の靱帯再建である．皮切の近位部分は骨接合材料の設置，遠位部分は薄筋と半腱様筋腱の採取に用いられる．

後方進入路

この進入路は，膝後方部分の構造へのアプローチを可能にするが，膝窩部の血管神経の解離を必要とする．

手　技

患者は腹臥位で，足関節の下にゼラチンの枕を置いて，膝を軽度屈曲位に保つ．皮切は，「S字状」とし，半腱様筋のレリーフの内側に沿い，膝の屈曲ひだのレベルで曲げて，腓腹筋外側頭の外側縁に沿って下降する．この皮切は，総腓骨神経にアプローチしたい場合には，逆にしてもよい（図9.9A）．中央部分では，小伏在静脈が腓腹皮神経を伴っている．筋膜は，腓腹皮神経の内側で切開する（図9.9B）．膝窩動静脈は，そのすぐ内側にある．神経血管束を外側へ，半膜様筋を内側へ避ける（図9.9C）．必要に応じて，腓腹筋内側頭の近位付着部を切離する．関節上の血管を結紮し，水平あるいはフラップ状に関節切開を行う．その結果，内側半月の後角と後十字靱帯が露呈する（図9.9D）．

変　法

- 後外側関節面へは，内側に血管神経束，外側に大腿二頭筋と総腓骨神経を避けて到達できる．あらかじめ，小伏在静脈と膝窩静脈の吻合を結紮する必要がある．腓腹筋外側頭の切離は，関節包を露呈させる．そこで，関節切開を行うと，外側半月の後角と後十字靱帯が露呈する．
- 後十字靱帯の脚部に到達するには，後内側の「逆L字状」切開をおく（図9.10A）．腓腹筋を外側に避け，膝窩動脈を保護する．この切開は，顆間隆起後面の限られた後方構造物へのアプローチを可能にする（図9.10B）．

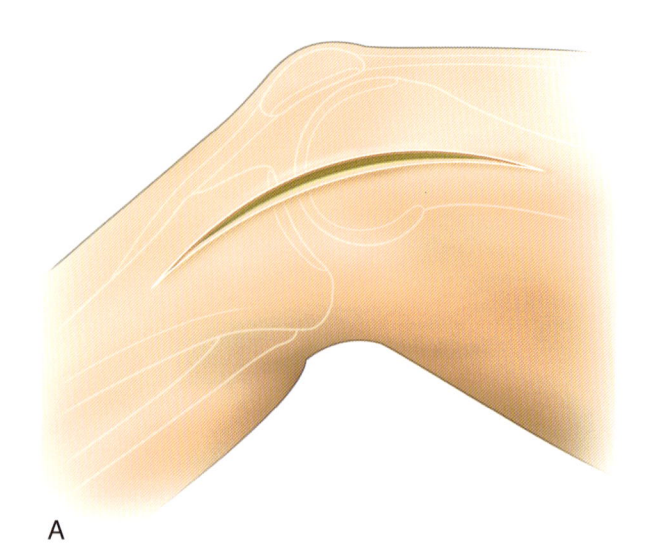

A

図 9.7

後内側進入路．A．皮切．

> **コツと要領**
>
> - 閉創を容易にするために，皮切の両側に目印の糸を掛けておく．
> - 神経は，最初に確認すべきである．というのは，神経は血管束より表層にあるからである．
>   — 総腓骨神経は，顆間隆起後面に到達しなければ，見ることができない．
>   — その出口は，大腿二頭筋の内縁に位置している．
> - 後方侵入の際，血管神経束を温存すべきである．術後のリンパ漏のリスクを回避するために，解離は血管要素から離れて行う．

適　応

おもな適応は，滑膜切除と靱帯再建である．

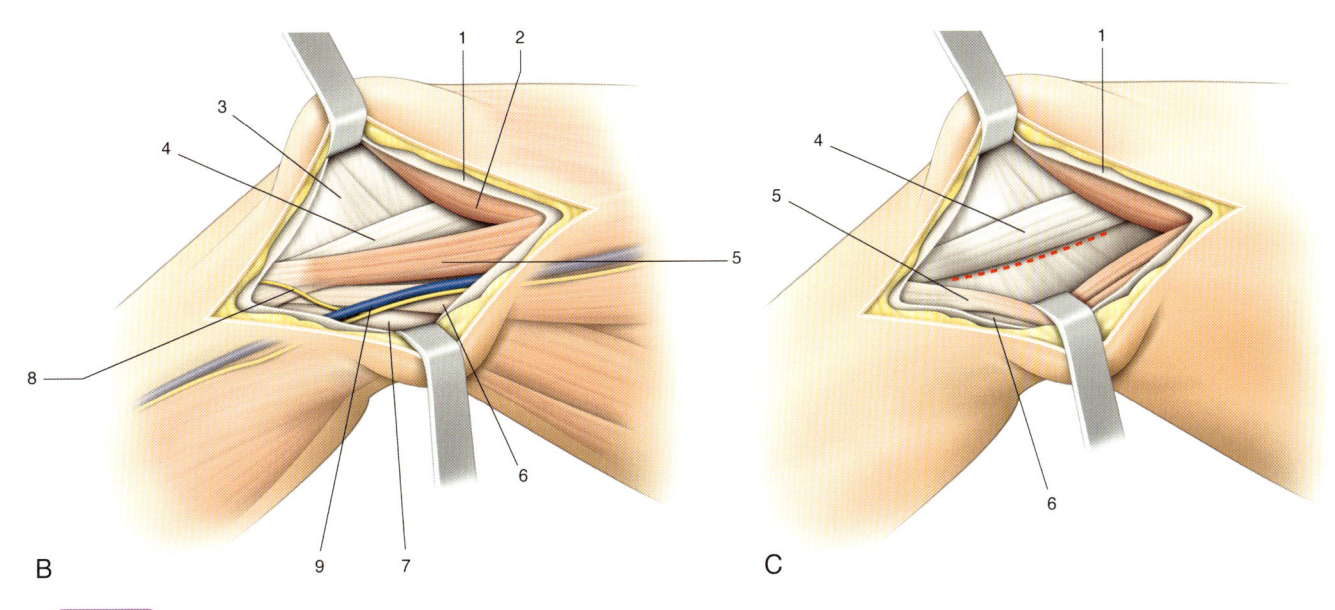

図 9.7

続き.
B. 内側側副靱帯前方の解離. C. 内側側副靱帯後方での関節切開.
1. 表層の腱膜. 2. 内側広筋. 3. 内側支帯. 4. 内側側副靱帯. 5. 縫工筋. 6. 薄筋. 7. 半腱様筋. 8. 伏在神経（膝蓋下枝）. 9. 大伏在静脈.

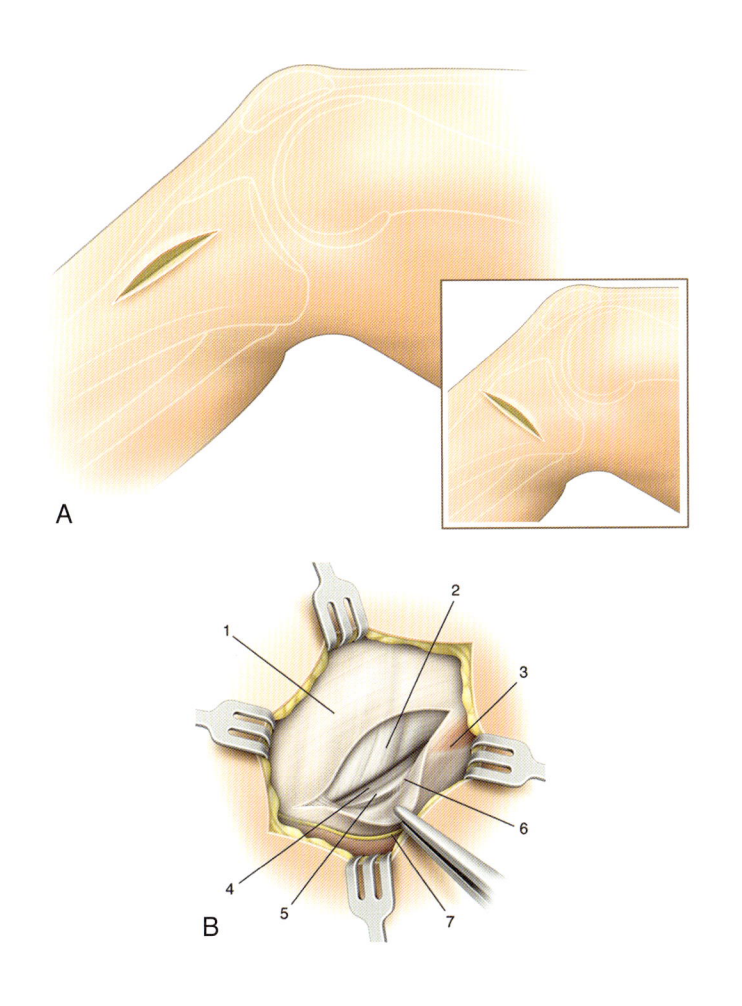

図 9.8

ハムストリングスの腱採取. A. 皮切. B. 解離.
1. 表層の腱膜. 2. 内側側副靱帯. 3. 縫工筋. 4. 薄筋. 5. 半腱様筋. 6. 腱のひも. 7. 伏在神経（膝蓋下枝）.

第 2 部　下　肢

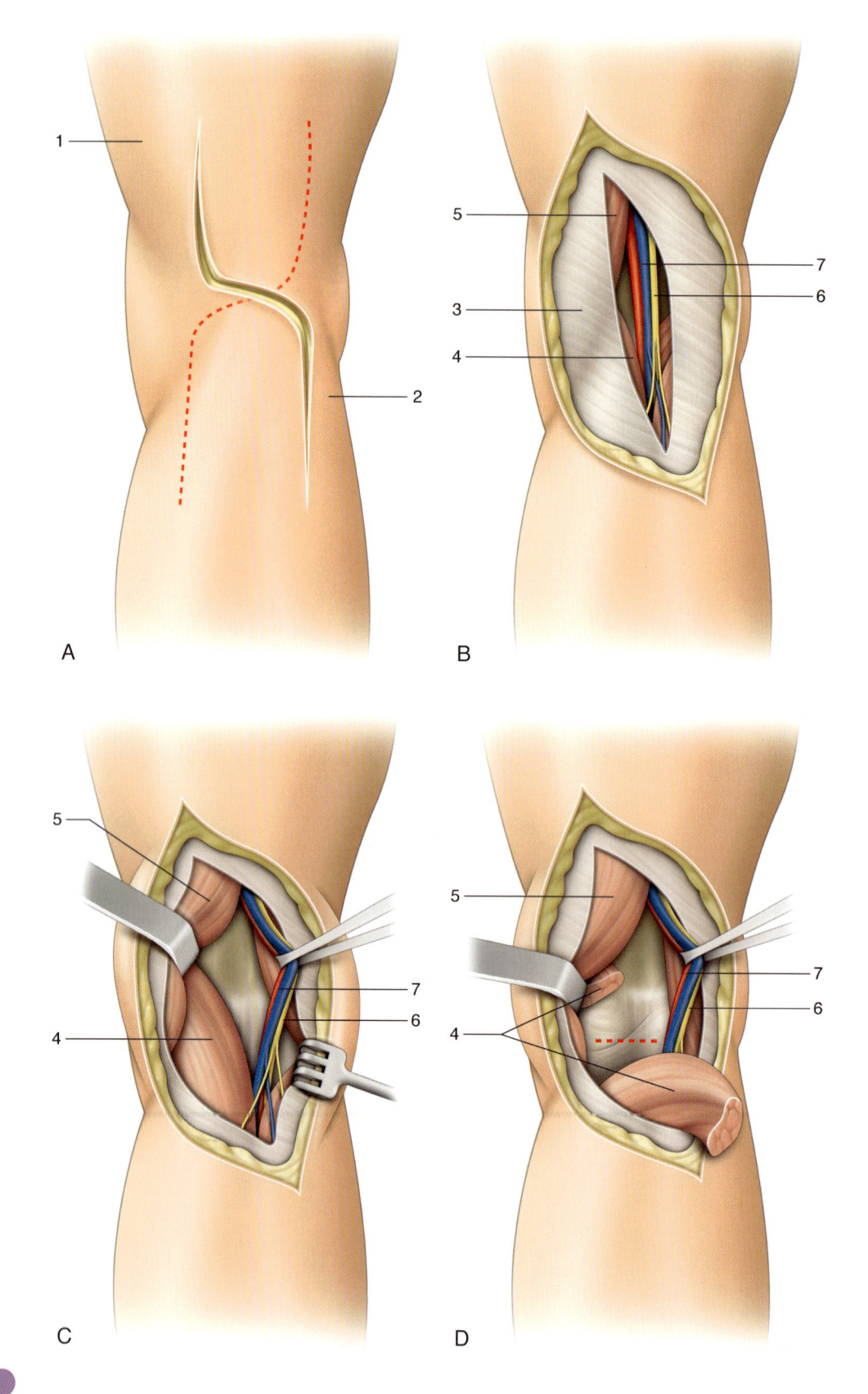

図 9.9

後方進入路． A. 皮切．B. 表層腱膜の切開．C. 神経血管束の解離．D. 腓腹筋内側頭の切離．
1. 半膜様筋のレリーフ．2. 腓骨頭のレリーフ．3. 表層の腱膜．4. 腓腹筋内側頭．5. 半膜様筋．6. 脛骨神経と総腓骨神経．7. 膝窩動静脈．

図 9.10

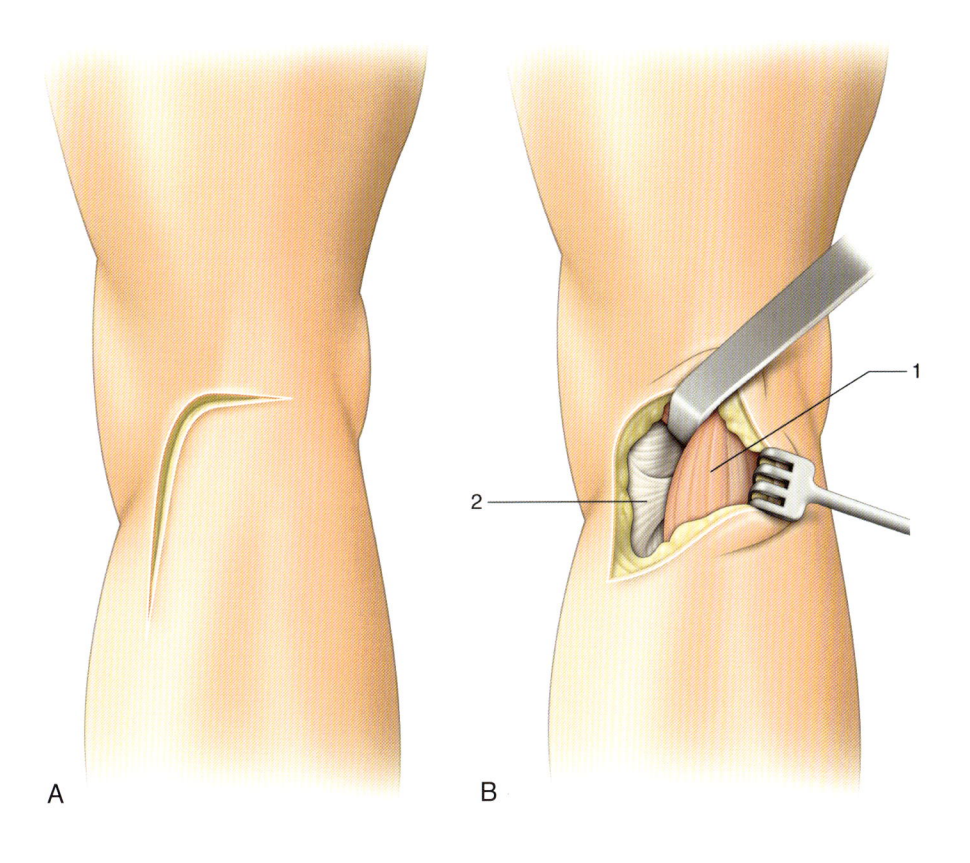

後方進入路. 変法：後十字靱帯の脚部へのアプローチ．A. 皮切．B. 顆間隆起後面へのアプローチ．
1. 腓腹筋．2. 斜膝窩靱帯．

第10章

下 腿

本章の内容

前外側進入路	88
前内側進入路	88
外側進入路	91

第2部 下肢

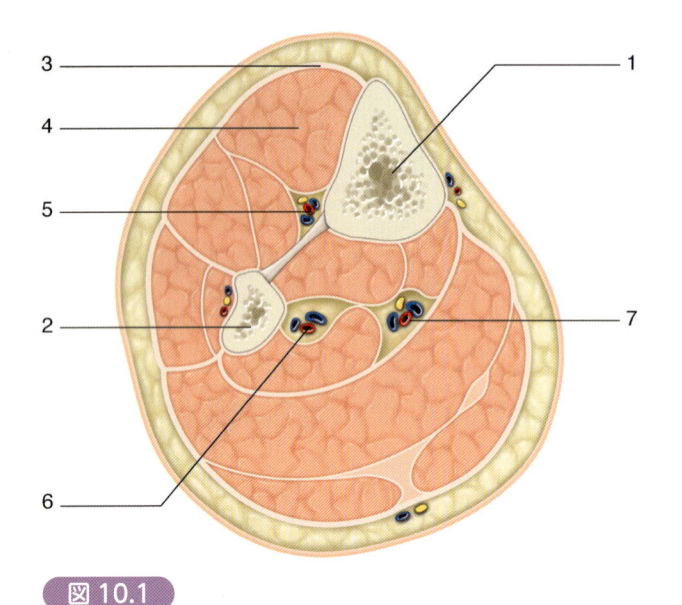

図 10.1
下腿中央 1/3 の横断面.
1. 脛骨. 2. 腓骨. 3. 下腿筋膜. 4. 前脛骨筋. 5. 前脛骨動脈と深腓骨神経. 6. 腓骨動脈. 7. 後脛骨動脈と脛骨神経.

脛骨と腓骨骨幹部への進入路は，外傷でしばしば用いられる．下腿レベルで，リスクを伴う5つのゾーンが存在している．つまり，4つの筋区画と脛骨の前内側面である（図10.1）．コンパートメント症候群の際，4つの筋区画へは，2つの異なる進入路によってアプローチし，緊急で外科的除圧が行われる．脛骨の前内側面の血行は不安定である．大伏在静脈を温存し，脛骨骨幹部正面の皮切は避けるべきである．というのは，皮膚壊死のリスクが大きいからである．体位がどうであれ，下肢は自由に動かせるようにすべきである．空気止血帯の使用は任意であるが，コンパートメント症候群，筋痛，血管操作のある際は避けるべきである．膝を45°屈曲位にすると，下腿三頭筋が緩んで手術が容易になる．閉創の際は，コンパートメント症候群を回避するため，下腿筋膜は縫合すべきでない．

前外側進入路

前外側進入路は，脛骨骨幹部と下腿の筋腱へのアプローチを可能にする．これは，下腿で最もよく用いられる進入路である．

手技

患者は，側臥位か背臥位で，股関節の外旋を補正するために同側殿部の下に1つ，膝の下に1つクッションを置く．皮切はまっすぐで，脛骨骨幹部のすぐ後方へおく．脛骨結節のレベルから始め，脛骨稜の1cm外側を下方へ延長する（図10.2A）．皮下を分けると下腿筋膜に到達する．これを皮切に沿って，脛骨稜の1cm後方で切開する．脛骨の外側面へ到達するには，前脛骨筋を剥離する（図10.2B）．

変法

脛骨近位骨幹端へ到達するには，皮切を膝の前外側進入路を用いて近位へ延長する．脛骨の外側面へ到達するには，骨膜外で解離しなければならない（図10.2C）．

> **コツと要領**
> 下腿の遠位2/3では，前脛骨筋を外側へ避ける．遠位1/4では，前脛骨筋腱を内側へ残す．

リスク

この侵入路のおもなリスクは，外側での腓骨神経血管束の損傷，遠位では前脛骨神経血管束の損傷である．とりわけ皮切の遠位部では，前脛骨神経血管束が脛骨骨幹部に接して走行している．このリスクを回避するために，前脛骨筋は，脛骨に接して，後外側縁からは離して，一塊として避ける．

適応

おもな適応は，脛骨骨幹部骨折と前方の脛腓骨間の骨移植である．

前内側進入路

この進入路は，脛骨骨幹部へのアプローチを可能にする．

手技

患者は背臥位で，膝を45°屈曲させ，反対側の下腿の上に載せる（図10.3A）．皮切は必要に応じた長さでまっすぐ，脛骨の後内側縁から3cm後方におく．皮下には，前方から後方へ，大伏在静脈と伏在神経が走行している．この2つは，上方へ避ける（図10.3B）．次いで，下腿筋膜を切開し，骨膜剥離子で，ヒラメ筋と長趾屈筋を剥離する．腓腹筋内側頭は，より後方にあるので，温存される（図10.3C）．次に，骨膜下に脛骨の内側面へ到達する（図10.3D）．

88

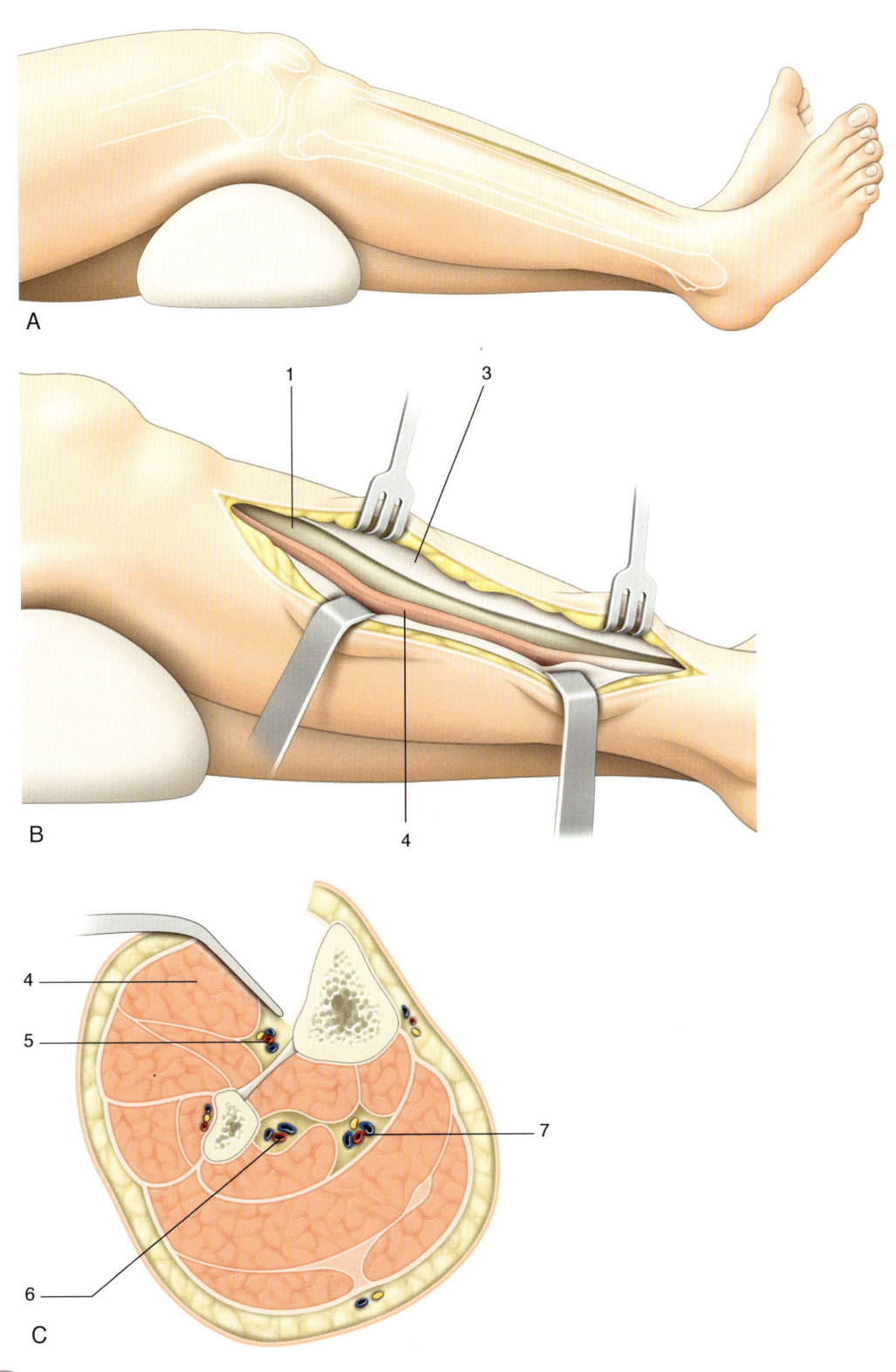

図 10.2
前外側進入路. A. 皮切. B. 下腿筋膜の切開と前脛骨筋の剥離. C. 下腿中央 1/3 の横断面.
1. 脛骨. 2. 腓骨. 3. 下腿筋膜. 4. 前脛骨筋. 5. 前脛骨動脈と深腓骨神経. 6. 腓骨動脈. 7. 後脛骨動脈と脛骨神経.

第 2 部　下　肢

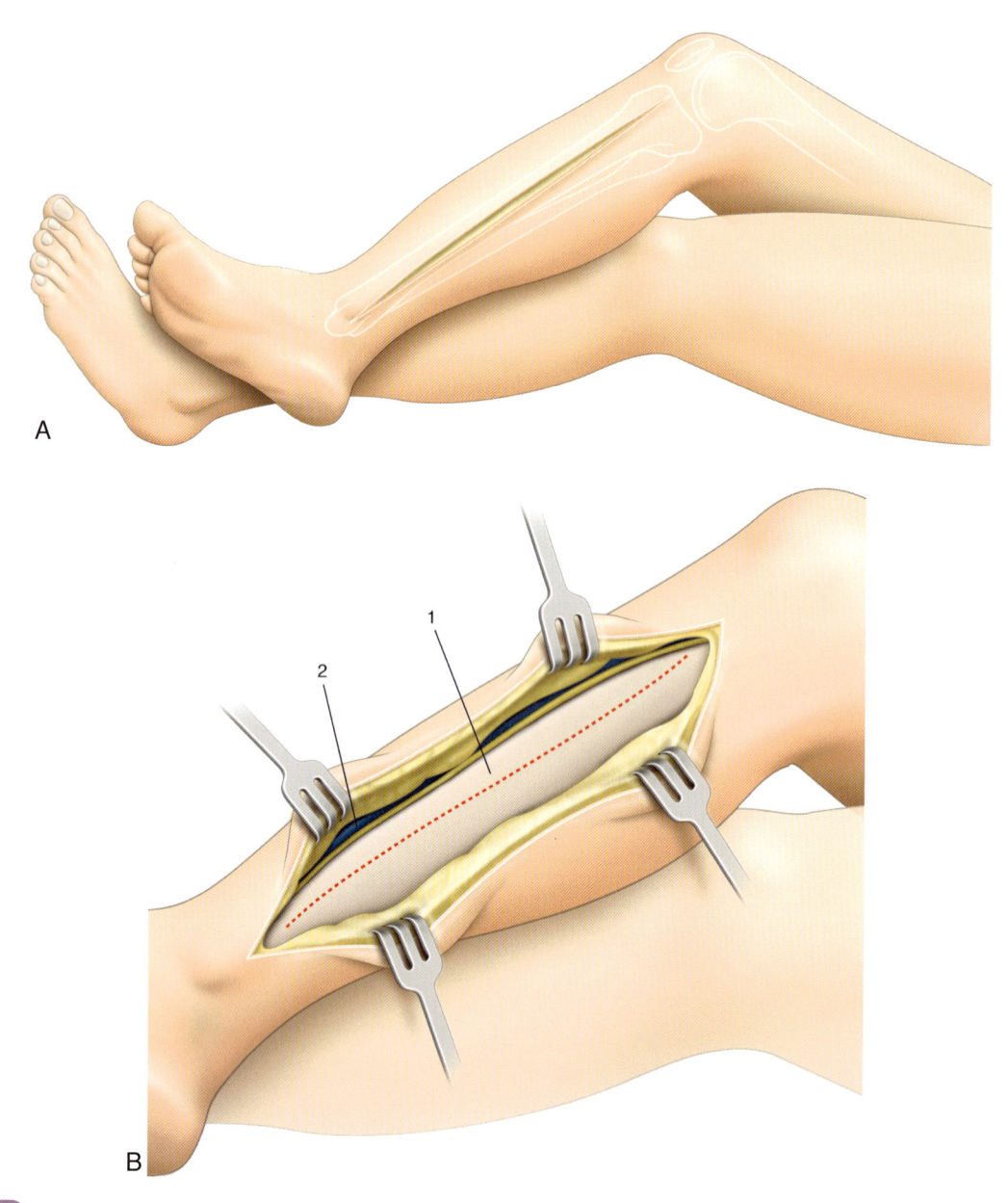

図 10.3

前内側進入路． A．皮切．B．大伏在静脈と伏在神経の後方での下腿筋膜の切開．C．ヒラメ筋と長趾屈筋の剥離．D．下腿中央 1/3 の横断面：脛骨後方へのアプローチ．
1．下腿筋膜．2．大伏在静脈と伏在神経．3．脛骨．4．ヒラメ筋．5．腓腹筋内側頭．6．長趾屈筋．7．骨間膜．

変　法

膝と足関節の後内側進入路をそれぞれつないで，近位と遠位へ延長可能である．

コツと要領

皮下と皮膚の閉鎖を容易にするため，皮切は脛骨骨幹部の後方におくべきである．ヒラメ筋と長趾屈筋は，近位から遠位へ骨膜剥離子で脛骨骨幹部から剥離する．よりよい視野を得るために，足部を尖足位にして膝を屈曲すれば十分である．これが，筋塊を緩ませる．閉創の際は，コンパートメント症候群を回避するため，下腿筋膜は縫合すべきでない．

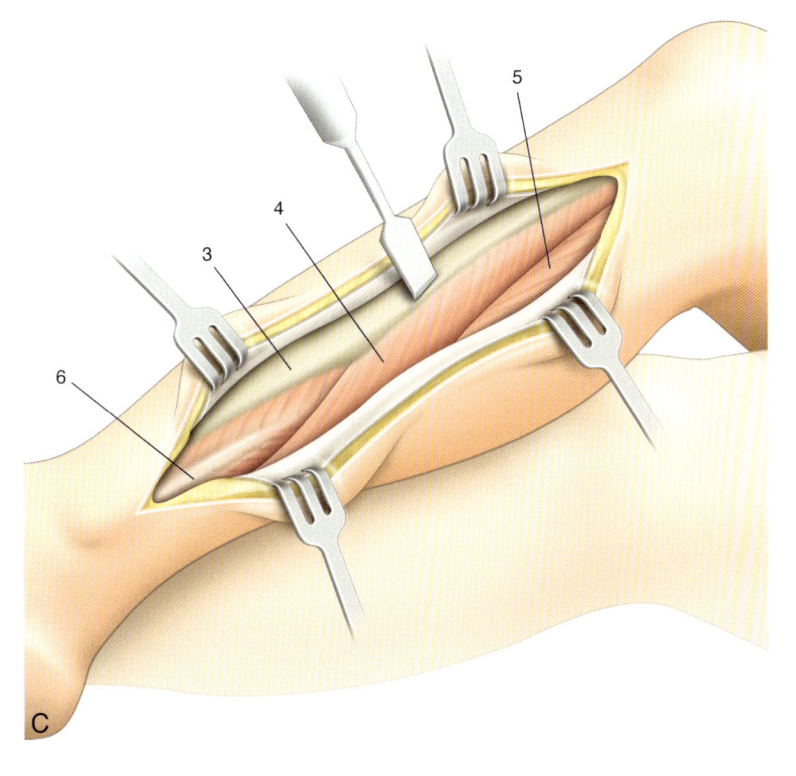

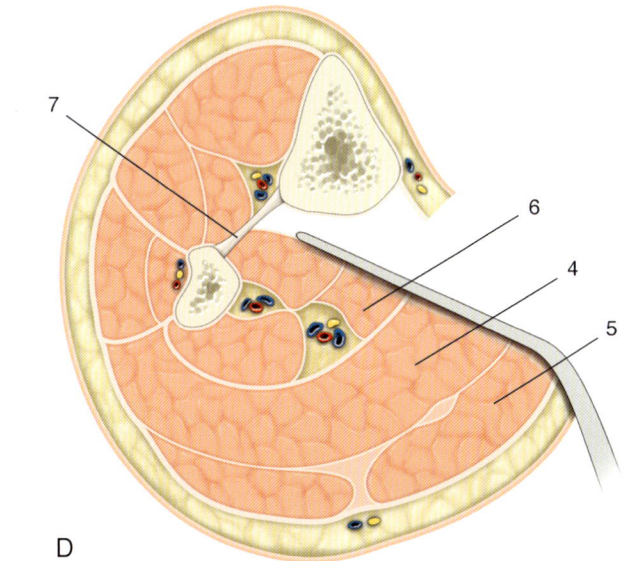

図10.3
続き.

リスク

損傷リスクは，伏在神経と大伏在静脈に限られる．これらの要素は，皮下を走行している．損傷リスクを回避するために，皮切と皮下の切開を2段階に分けて行うべきである．後方の神経血管束は，長母趾屈筋の後外方に位置している．脛骨の遠位1/4にアプローチする際には，神経血管束を保護すべきである．

適応

おもな適応は，脛骨骨幹部骨折と後方のコンパートメント症候群（表層と深部）である．

外側進入路

この進入路は，腓骨，脛腓間隙そして脛骨後面へのアプローチを可能にする．

手技

患者は，整形外科用手術台に背臥位か側臥位で，恥骨，仙骨，胸郭への3つの支持器で固定する．皮切はまっす

第2部　下　肢

ぐで，腓骨頭下3cmから始め，外果後方の溝まで遠位へ延ばす（図10.4A）．皮下を分けると下腿筋膜に到達する．これを外側腓腹神経前方で切開する．皮切の遠位部で，浅腓骨神経を温存すべきである．これは下腿の遠位1/3で筋膜を貫いている（図10.4B）．腓骨骨幹部へのアプローチは，前方の長腓骨筋と後方のヒラメ筋のあいだで行う．皮切の近位部分では，腓骨頚部と交差している総腓骨神経を確認する（図10.4C）．遠位部分では，外果の溝にある腓骨筋腱の前方で筋膜を切開すべきである．腓骨動脈の分枝を注意深く止血しながら，長腓骨筋を腓骨から剥離する．腓骨全周にアプローチする場合は，長母趾屈筋を後方部分で剥離する必要がある．後方深部には，腓骨動静脈が走行している．

変　法

骨間膜から後脛骨筋を剥離すると，脛骨後方へのアプローチが可能である（図10.5A, B）．しかしながら，深部コンパートメントに侵入しないように，骨間膜に接していなければならない．というのは，長母趾屈筋の深部には腓骨動静脈が走行し，後脛骨筋の後方には後脛骨神経血管束が走行しているからである．腓骨と脛骨間の前方間隙へも到達可能である．前方の筋間中隔を確認後，伸筋群と腓骨のあいだを通過する．前脛骨神経血管束を前方へ避け，長趾伸筋と長母趾伸筋を腓骨骨幹部から剥離する．骨間膜と脛骨骨幹部へ到達する．

腓骨骨幹部の近位1/3に到達するには，皮切を腓骨頭の近位2〜3横指まで延長する必要がある．

コツと要領

- 長腓骨筋は，遠位から近位へ向かって腓骨骨幹部から剥離する．腓骨の近位1/4に到達する場合は，総腓骨神経を確認しておくべきである．腓骨頭の近位でこれを確認し，膝を屈曲して解離すべきである．
- 閉創の際は，コンパートメント症候群を回避するため，下腿筋膜は縫合すべきでない．

リスク

神経損傷のリスクは数多い．近位では総腓骨神経，後方では外側腓腹神経，遠位では浅腓骨神経がある．

皮切の遠位においては，腓骨動静脈に注意すべきである．というのは，これらは，腓骨骨幹部に近接しているからである．

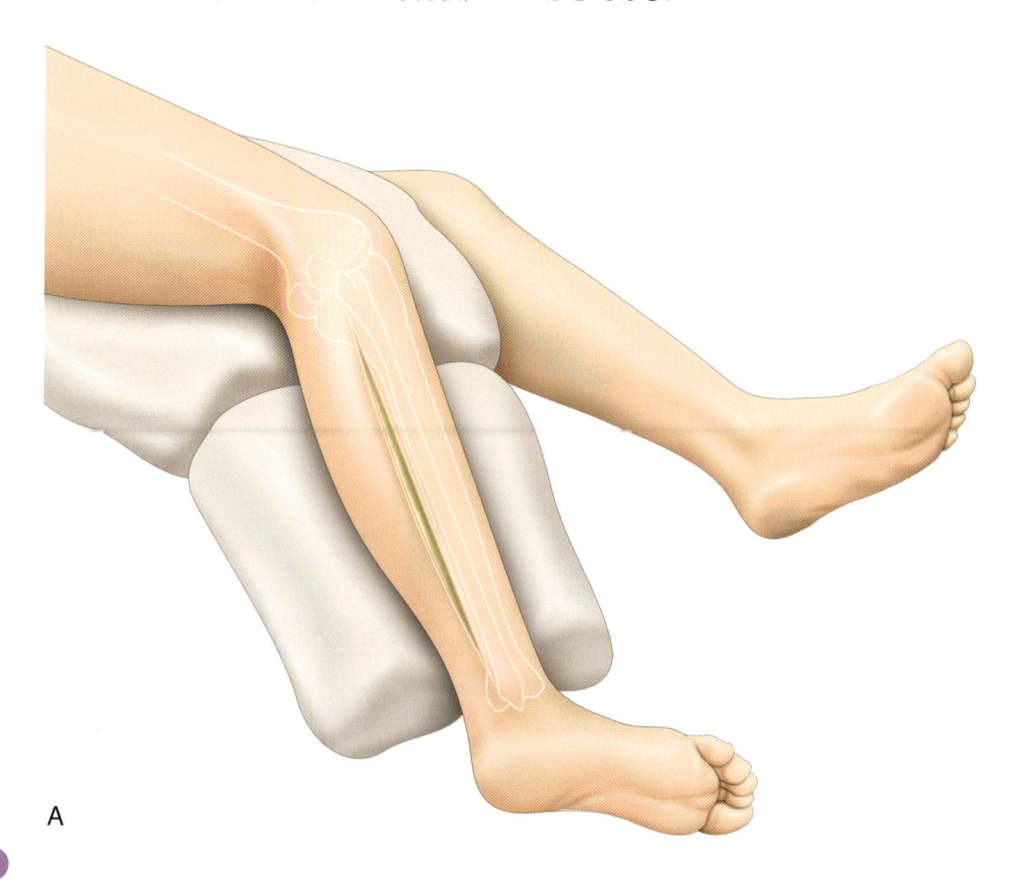

A

図10.4

外側進入路． A. 皮切．

脛骨骨幹部にアプローチする際には，後方の神経血管束を損傷しないように，骨間膜に接して操作すべきである．

適 応

おもな適応は，腓骨骨幹部骨折，脛腓骨間の骨移植そして前方と後方のコンパートメント症候群である．

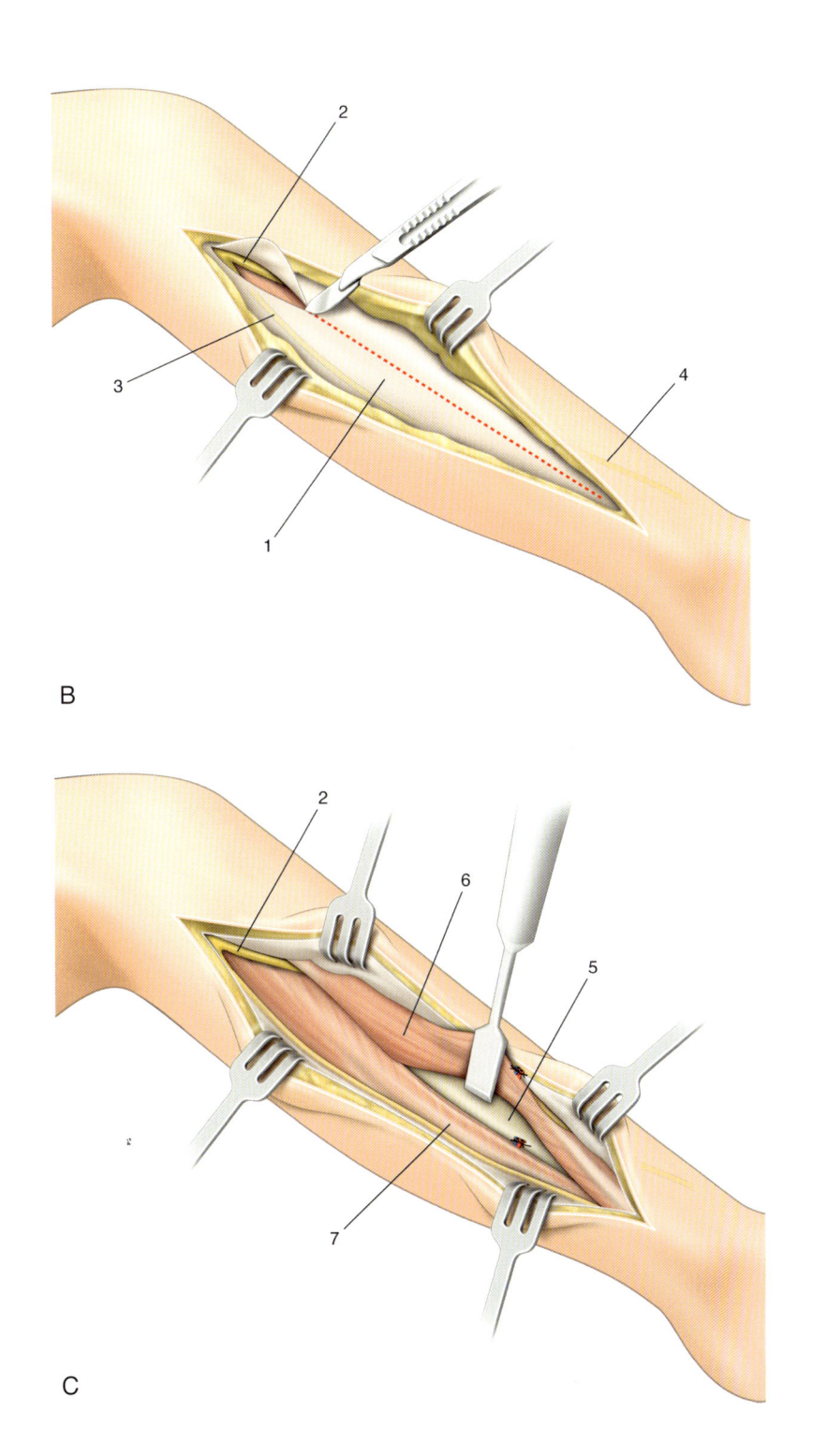

B

C

図 10.4
続き．
B. 外側腓腹神経前方での下腿筋膜の切開． C. 長腓骨筋の剥離．
1. 下腿筋膜． 2. 総腓骨神経． 3. 外側腓腹神経． 4. 浅腓骨神経． 5. 腓骨． 6. 長腓骨筋． 7. 長母趾屈筋．

第 2 部 　下　肢

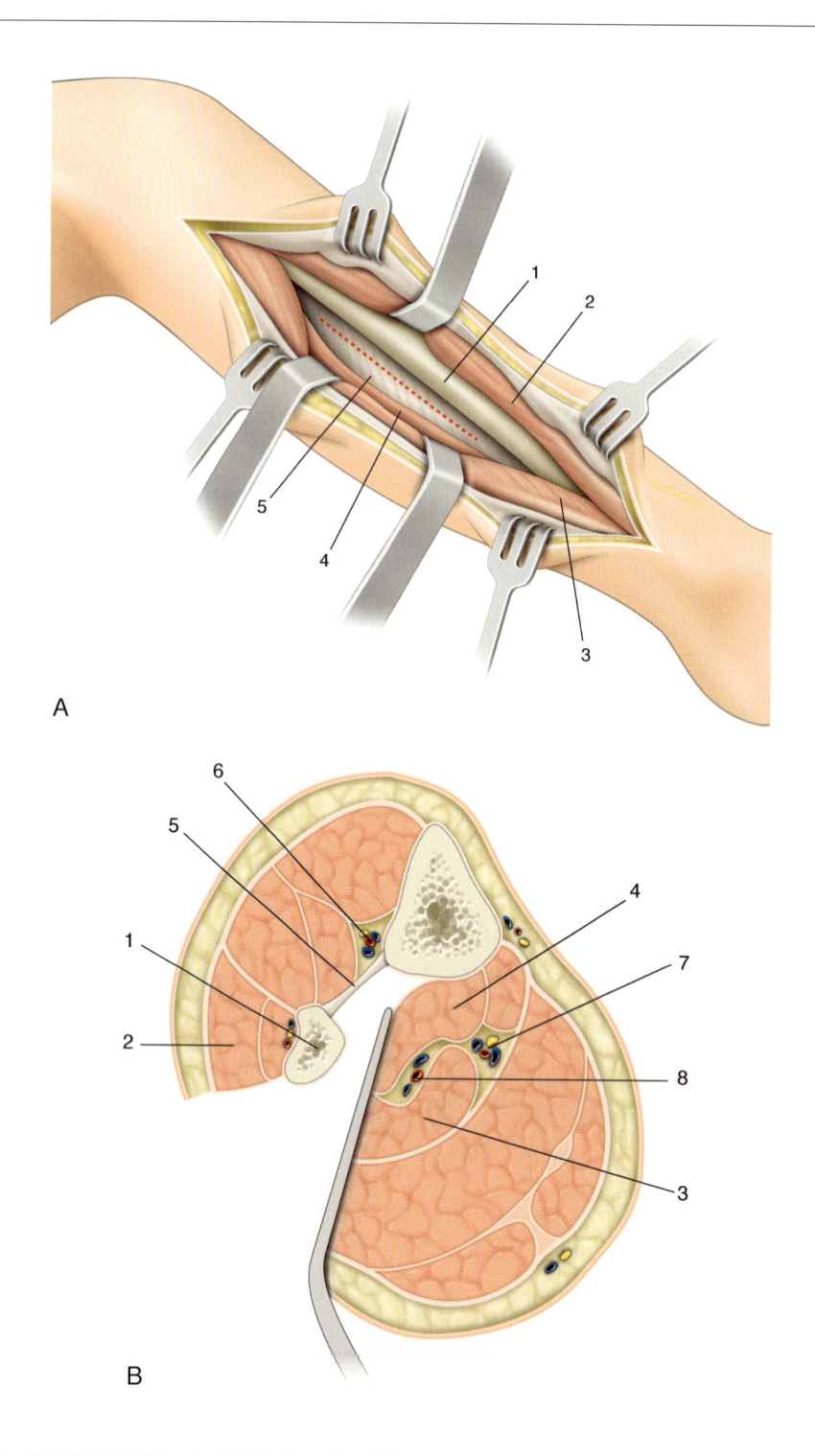

図 10.5

脛骨の後方進入路． A. 骨間膜の進入路． B. 下腿中央 1/3 の横断面：脛腓間隙への進入路．
1. 腓骨． 2. 長腓骨筋． 3. 長母趾屈筋． 4. 後脛骨筋． 5. 骨間膜． 6. 前脛骨動脈と深腓骨神経． 7. 後脛骨動脈と脛骨神経． 8. 腓骨動脈．

94

第11章

足関節

本章の内容

前方進入路	96
前外側進入路	97
外側進入路	97
内側進入路	100
後外側進入路	101
後内側進入路	102
後方進入路	103

第2部 下　肢

足関節の進入路は，通常の手術台で行われる．

空気止血帯は大腿の付け根に装着し，下肢全体を処置中と術中は自由に動かせるようにする．局所静脈麻酔時に下腿へ装着する空気止血帯には大きな欠点がある．空気を入れると尖足位となり，アプローチと関節の可動性をより困難にする．患側の下腿の下に枕を置き，距骨の前方突出を避けるために踵をフリーにし，反対側下肢に干渉されないようにする．外側進入路の場合は，下肢の自動外旋を，同側殿部に丸めたシーツで挙上することによって矯正する．

皮膚挫傷では皮膚壊死のリスクが大きい．皮膚は，剥離したり，つまんだり，開創器で傷めたりしてはならない．静脈は，皮下組織の壊死を避けるために，凝固よりも結紮すべきである．いくつかの皮切を要する場合は，皮膚壊死の問題を避けるために，それらを少なくとも5cm離すべきである．前方と後方の解離の際，神経と血管のリスクが大きい（図11.1）．神経血管束を保護し，必要であれば隣接する腱と一緒にテープをかけて分離すべきである．閉創する前に，空気止血帯を解除し，止血を確認すべきである．距骨の前方靱帯と支帯は，腱の正常な運動を可能にするために縫合すべきである．一方，横中足靱帯と足底腱膜は，足部のコンパートメント症候群を回避するため，縫合すべきでない．

前方進入路

前方進入路は，足関節へのアプローチを可能にする．

手　技

患者は背臥位とする．皮切は正中で，長趾伸筋腱と長母趾伸筋腱のあいだにおく（図11.2A）．足関節にまたがって，皮切は縦に約10cmとする．皮下の展開では，術野の遠位部分で，腱膜上を斜めに交差している浅腓骨神経を温存すべきである．

皮切に沿って切開後，筋膜と長趾伸筋の表層腱膜を切開する．長趾伸筋腱と長母趾伸筋腱のあいだから進入する（図11.2B）．これら2つの筋間の深部で，前脛骨神経血管束を確認する．次に，内果への静脈を結紮し，血管束を一塊として内側へ避ける．関節の前方部分をすべて露呈するために，関節包を縦に切開する（図11.2C）．関節包と足関節前方靱帯を縫合後，層ごとに閉創する．

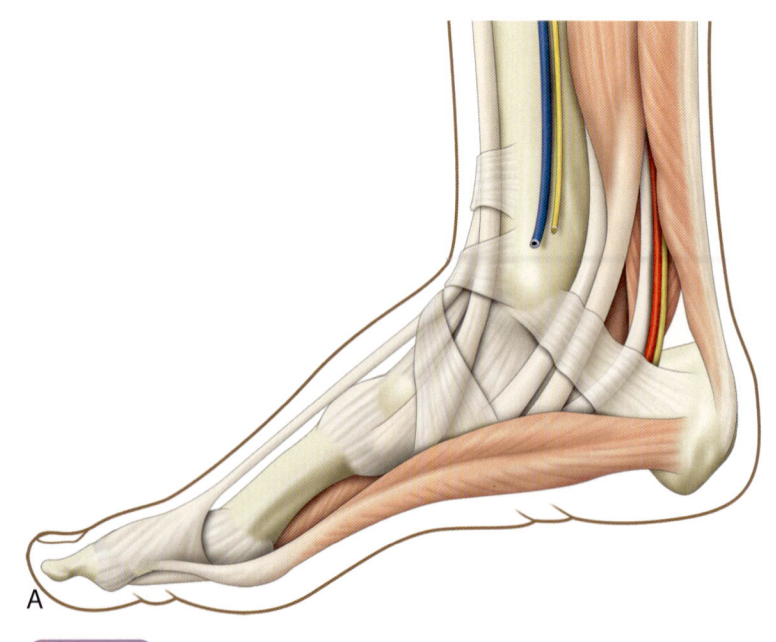

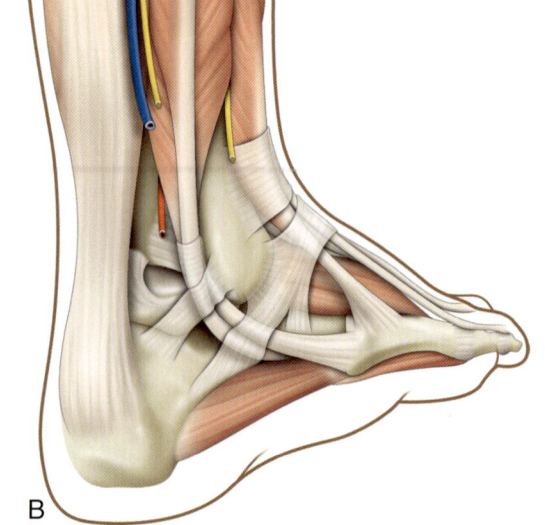

図 11.1

解剖図． A. 後内側面． B. 後外側面．

> **コツと要領**
>
> 果部のレリーフは，内側 1/3 と外側 2/3 の結合点に位置する皮切ラインの目印となる．このラインは，足関節の中央に相当している．

リスク

損傷リスクは，皮下を走行している浅腓骨神経と，より深部にある前脛骨神経血管束にかかわるものがある．

適応

おもな適応は，足関節固定，足関節形成そして滑膜切除である．

前外側進入路

この進入路は，足関節前面へのアプローチを可能にする．

手技

患者は，側臥位か背臥位で，股関節の外旋を補正するために同側殿部の下にクッションを置く．皮切はまっすぐで，脛腓間溝内で長趾伸筋腱の外方におく．これは，前下方へ斜めで，外果の尖端から 8 cm 近位から始め，果部の前下方 2 cm で終わる（図 11.3A）．浅腓骨神経を内側に残して，皮下の層は剥離することなく進める．

皮切の近位部において，上伸筋支帯を縦に切開する．遠位部分では，下伸筋支帯は「H字状」に開放する（図 11.3B）．支帯を切離して，関節包を切開すると，足関節へ到達できる（図 11.3C）．

関節包と関節包靱帯を縫合後，層ごとに閉創する．

変法

距骨下関節や横足根関節へ到達するには，皮切を 3 cm 延ばし，短趾伸筋を踵骨付着部から切離し，趾の方向へ避ける．

> **コツと要領**
>
> 浅腓骨神経は，皮切の近位部において，下腿筋膜からの出口で確認すべきである．再手術や癒着がある場合は，まず初めに，皮切の近位部で前脛骨血管束を確認すべきである．

リスク

解離が内側すぎると，血管と神経の損傷リスクが大きくなる．長趾伸筋腱を内側に避けながら，足背動脈とその伴走静脈を保護する（図 11.3D）．

適応

おもな適応は，足関節固定，複合した足関節固定，足関節形成そして滑膜切除である．

外側進入路

外側進入路は，外果と腓骨筋腱へのアプローチを可能にする．

手技

患者は背臥位とし，股関節の外旋を補正するために同側殿部の下にクッションを置く．6〜10 cm の皮切を腓骨の軸に沿って尖端までおくか，あるいは前脛腓靱帯を探索するためには前方へ曲げる（図 11.4A）．腓骨へ接触するまでまっすぐ進入して，皮下をすべて剥離するのを避ける（図 11.4B）．

変法

腓骨筋腱へ到達するには，皮切を外果の後方におく．これは，腓骨筋腱の走行に従って，後方凸の弓状とする（図 11.5A）．皮切は，遠位骨端の近位 4 cm から始め，第 5 中足骨結節に向かう．皮切の遠位部分において，外側足背皮神経を確認すべきである（図 11.5B）．

> **コツと要領**
>
> - 腓骨筋腱の探索時，腓骨筋の下伸筋支帯の開放を避けるべきである．その付着部は，外果の後下縁に位置している．この支帯は，外果溝内の腱の安定性を確保している．
> - 溝の近位部分で上伸筋支帯の正面において，長腓骨筋腱が，このレベルでは筋腱移行部となっている短腓骨筋腱を覆っている．

リスク

皮膚壊死のリスクは大きく，皮膚は剥離すべきでない．浅腓骨神経は，ときおり解剖学的変異がみられ，皮切の近位部分で損傷されうる．神経は，外果の近位 5〜7 cm で腓骨骨幹部と交差している．外側足背皮神経は，皮切

第 2 部 下 肢

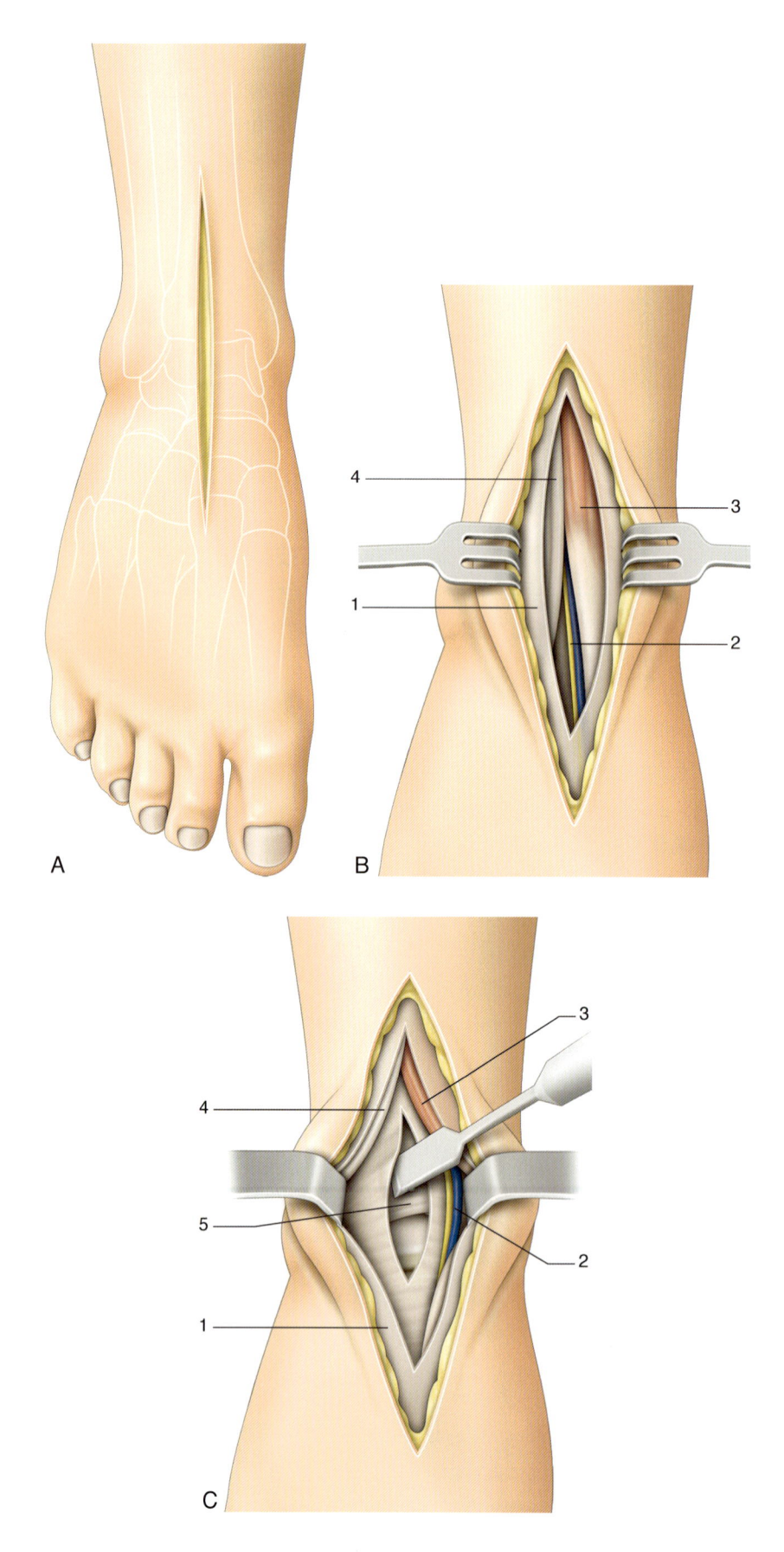

図 11.2
前方進入路. A. 皮切. B. 下腿筋膜と上伸筋支帯の切開. C. 足関節の前方切開.
1. 下腿筋膜と上伸筋支帯. 2. 前脛骨神経血管束. 3. 長母趾伸筋. 4. 長趾伸筋. 5. 関節包.

図 11.3

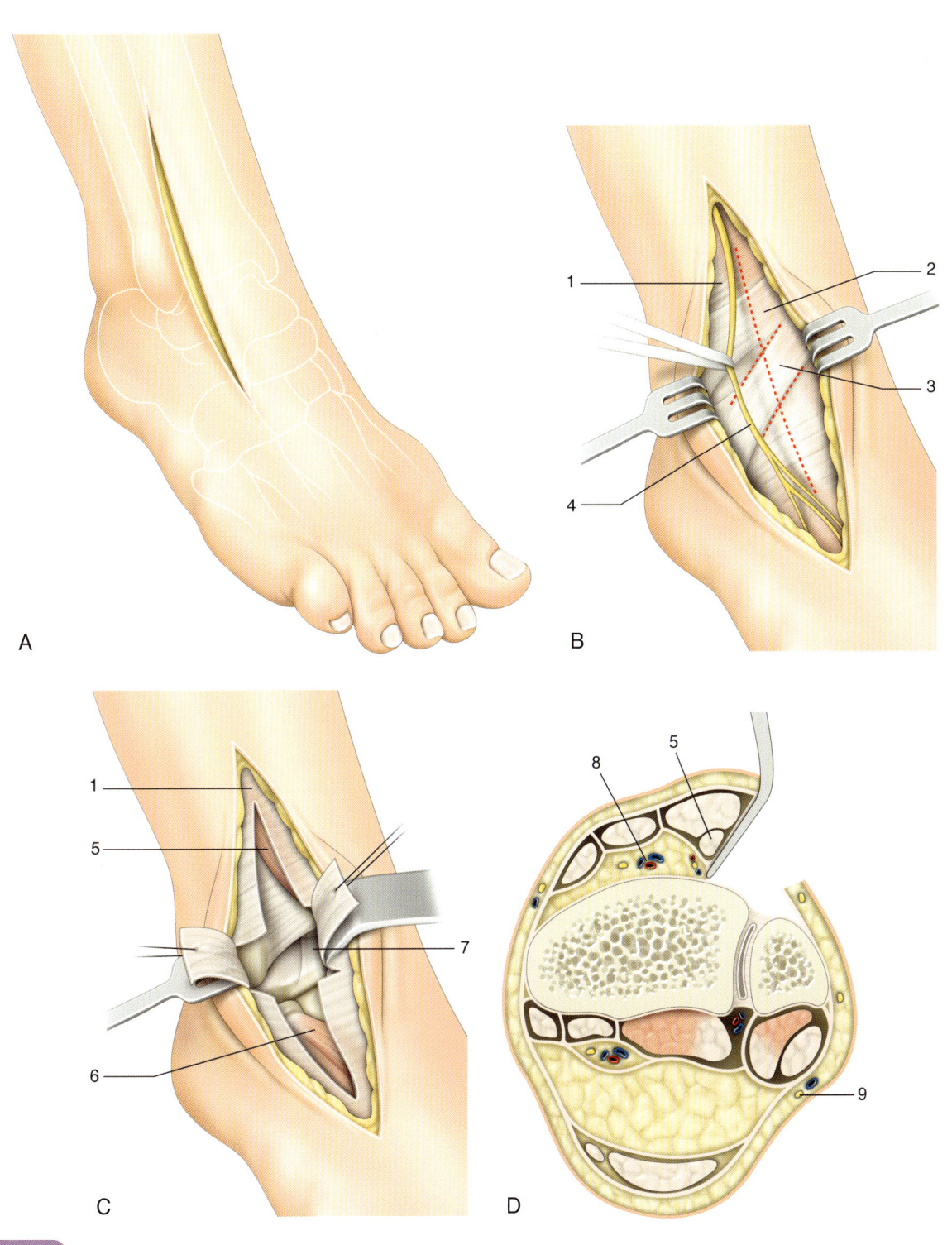

前外側進入路． A．皮切．B．下腿筋膜と伸筋支帯の切開．C．足関節の切開．D．下腿遠位 1/3 の横断面．
1. 下腿筋膜．2. 上伸筋支帯．3. 下伸筋支帯（「H 字状」切開）．4. 浅腓骨神経．5. 長趾伸筋と第三腓骨筋．6. 短長趾伸筋．7. 足関節包．8. 足背動脈．9. 外側足背皮神経．

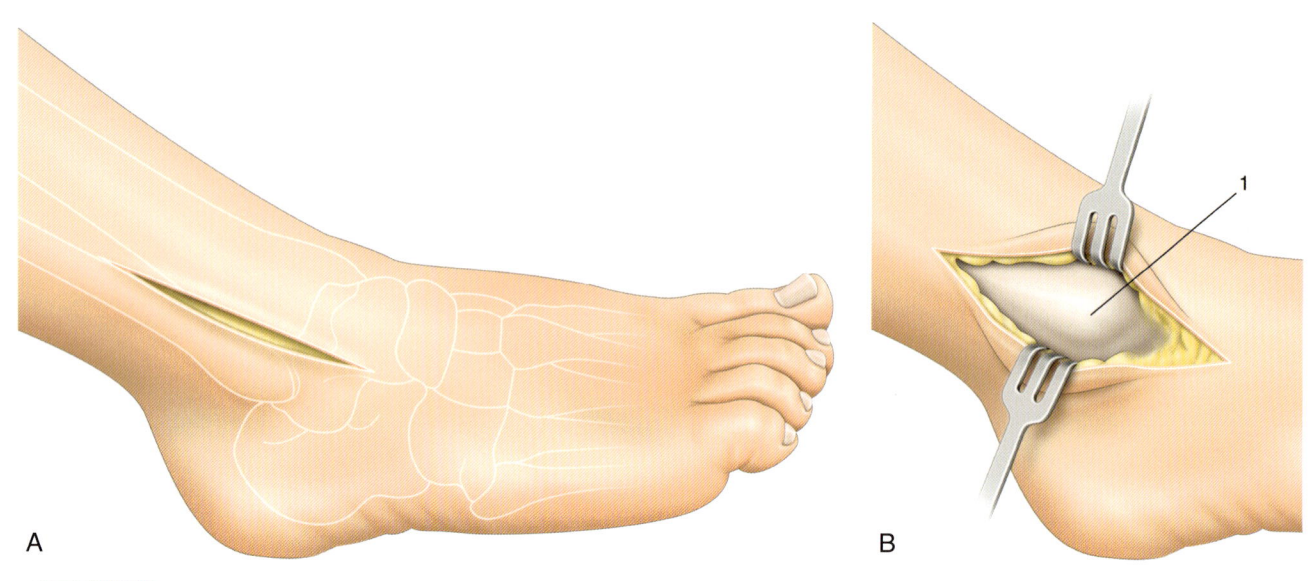

図 11.4
外側進入路. A. 皮切. B. 外果へのアプローチ.
1. 外果.

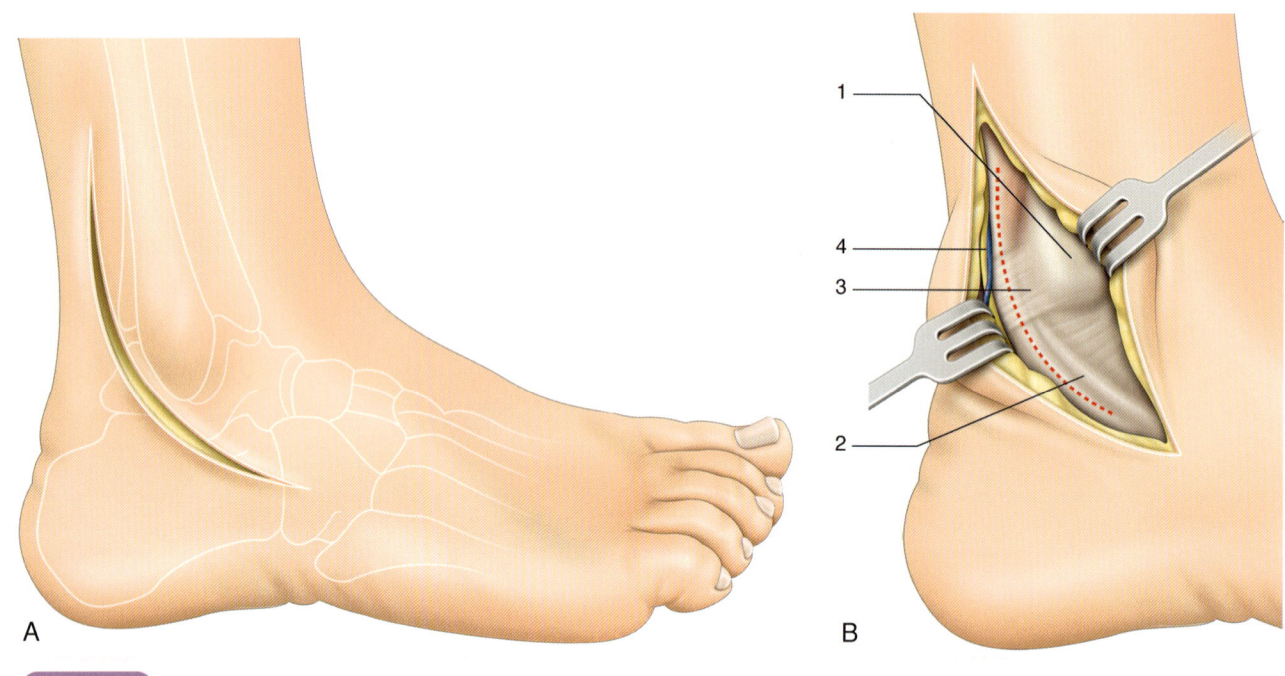

図 11.5
外側進入路. 変法. A. 皮切. B. 外果へのアプローチ.
1. 外果. 2. 腓骨筋腱の腱鞘. 3. 腓骨筋腱の支帯. 4. 外側足背皮神経.

の遠位部分で損傷されうる．というのは，これが腓骨筋腱の走行と交差しているからである．

適 応

おもな適応は，外果骨折，腓骨筋腱断裂そして足関節の陳旧性弛緩症である．

内側進入路

内側進入路は，内果へのアプローチを可能にする．

手 技

患者は背臥位とする．後内側縁の前方1cmで内果の尖端まで，必要に応じた長さの脛骨軸に沿った皮切をおく．皮切は軽度前方へ曲げる（図11.6A）．脛骨骨膜へ接触

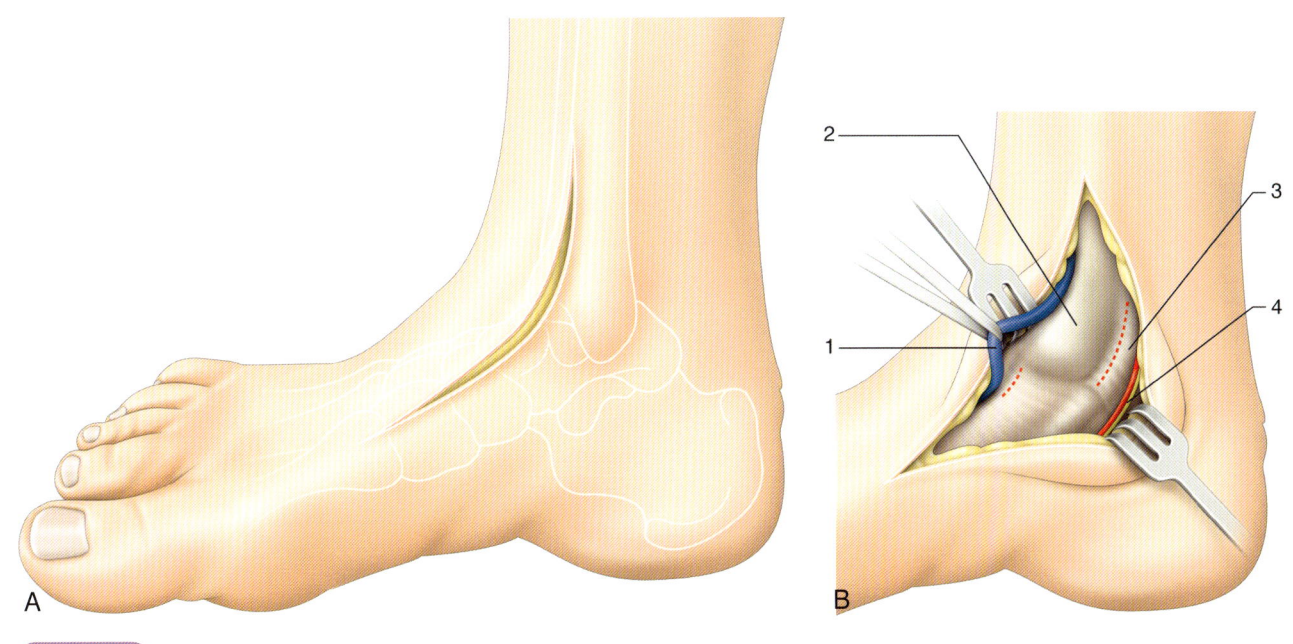

図 11.6
内側進入路． A. 皮切．B. 内果へのアプローチ．
1. 大伏在静脈．2. 内果．3. 後脛骨筋腱と長趾屈筋筋腱．4. 後脛骨神経，動脈と静脈．

するまでまっすぐ進入して，皮下をすべて剥離するのを避ける．大伏在静脈は前方へ避けて温存すべきである（図11.6B）．必要であれば，その分枝を凝固または結紮する．

> **コツと要領**
>
> 進入路の遠位部分は，脛骨遠位端部と内果のコントロールを可能にする．

リスク
大伏在静脈の損傷リスクは大きい．損傷した場合には，これを結紮すべきである．

適 応
おもな適応は，内果と脛骨遠位端部の骨折である．

後外側進入路

後外側進入路は，腓骨と脛腓間隙へのアプローチを可能にする．

手 技
患者は，非外傷側の側臥位で，3つの支持器で固定する．皮切は10 cmで，腓骨筋腱のレリーフに沿い，腓骨軸の後方におく．皮切は，前方へ曲がり，外果の先端から2 cm遠位で終わる（図11.7A）．非侵襲的に皮下の解離を行ったあと，皮切の後方部分で，小伏在静脈と外側腓腹皮神経を確認する（図11.7B）．腓骨筋腱の腱鞘を温存しながら，腱の後方に到達する．腓骨動静脈に由来する貫通枝は結紮離断する．腓骨動脈を損傷しないように注意しながら，長母趾屈筋の付着部を腓骨の後面で剥離する（図11.7C）．次に，骨膜剥離子で長母趾屈筋と後脛骨筋を骨間膜と脛骨後面から剥離する（図11.7D）．

変 法
患者は，股関節の外旋を補正するために同側殿部の下にクッションを置けば，背臥位でも可能である．

> **コツと要領**
>
> - 尖足位にして下腿三頭筋を弛緩させるとアプローチが容易になる．
> - 脛骨後面を露呈するには，下腿を最大内旋する必要がある．

リスク
外側腓腹皮神経は，瘢痕の遠位部分で損傷されうる．長母趾屈筋の解離の際は，骨面との接触を保ち，腓骨動静脈を損傷しないようにする．

第2部 下　肢

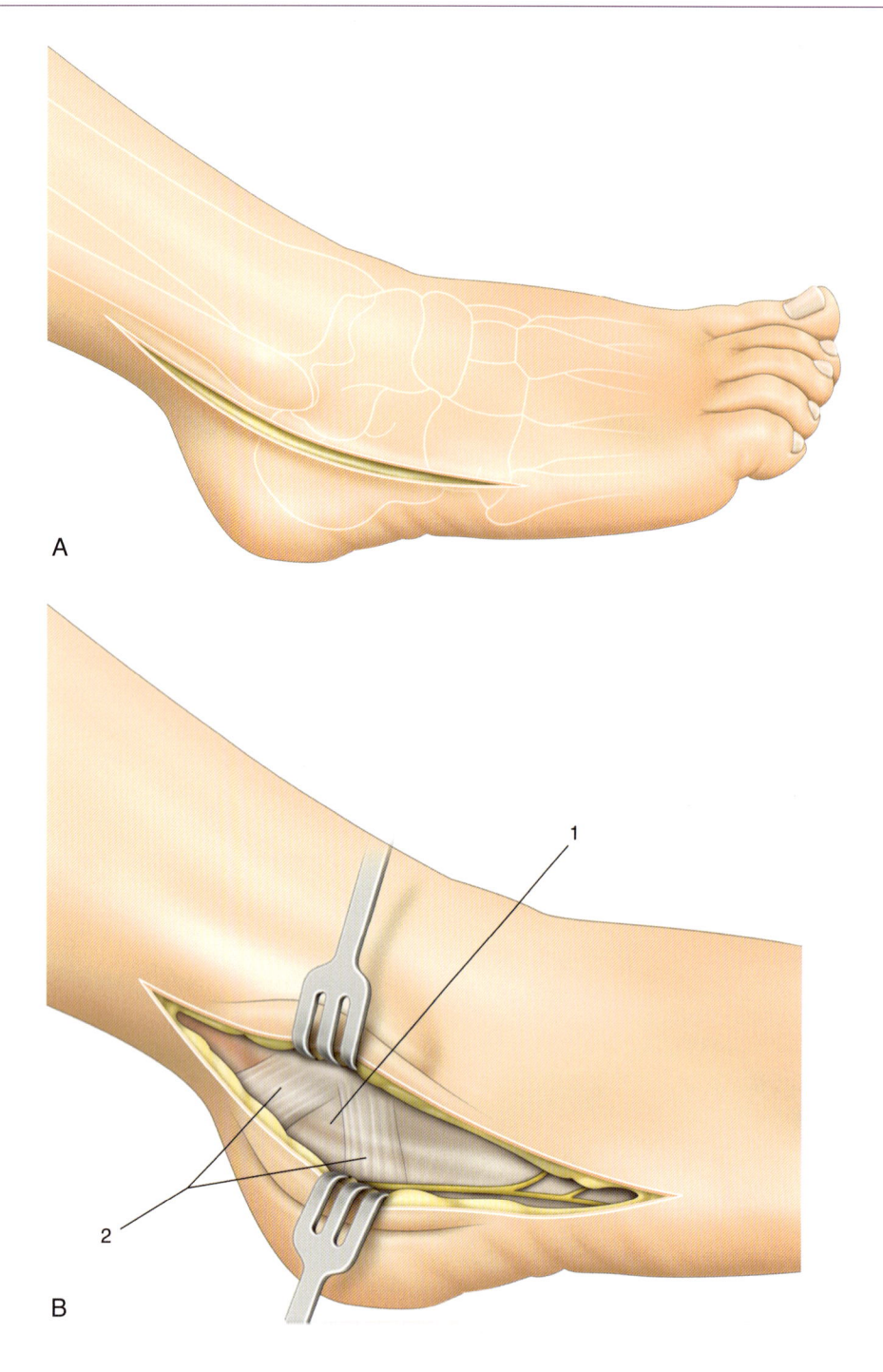

図 11.7
後外側進入路． A. 果部後方の皮切．B. 腓骨筋腱腱鞘へのアプローチ．
1. 腓骨筋腱．2. 腓骨筋支帯．

適　応
おもな適応は，脛骨・腓骨の後縁骨折，前方進入が禁忌の場合の脛骨遠位 1/4 の偽関節である．

後内側進入路
この進入路は，腓骨後面と足関節へのアプローチを可能にする．

手　技
患者は腹臥位とする．胸郭と骨盤に保護するための支持器を設置して，腹部をフリーにして圧迫しないようにする．皮切は 15 cm で，脛骨の後内側縁から 1 cm 内側におく（図 11.8A）．皮切は，「J字」を描くように，内果尖端の前下方で終わる．皮下を完全に剥離することは避け，腱膜を同一方向に切開する．後脛骨神経血管束と後脛骨筋腱を前内方へ残す．アキレス腱は外方へ避ける

102

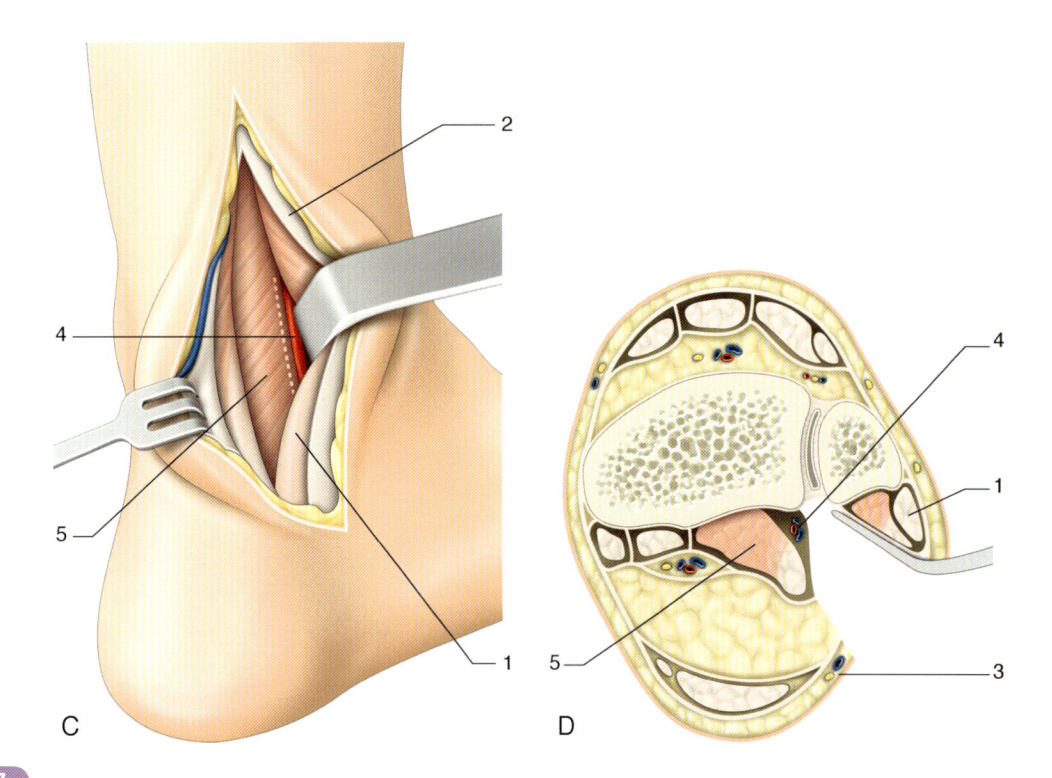

C

D

図 11.7

続き.
C. 長母趾屈筋の剥離. D. 下腿遠位 1/4 の横断面.
3. 外側足背皮神経と小伏在静脈. 4. 腓骨動脈. 5. 長母趾屈筋.

(図 11.8B). 腓骨動脈に注意しながら，長母趾屈筋を内方から外方へ剥離する．次に，足関節の後方関節包を切開する（図 11.8C）.

コツと要領

- 尖足位にして実施すると，下腿三頭筋が弛緩し脛骨のアプローチが容易になる．

リスク

血管のリスクは大きい．皮切が内側すぎると後脛骨動脈が損傷されうる．長母趾屈筋の付着部剥離で足背動脈が損傷されうる．

適応

おもな適応は，脛骨の後縁骨折，弯足矯正の際の後方関節包切開である．

後方進入路

後方進入路は，アキレス腱と足底筋へのアプローチを可能にする．

手技

患者は腹臥位とする．胸郭と骨盤に保護するための支持器を設置して，腹部をフリーにして圧迫しないようにする．丸めたシーツを足首の下に入れる．皮切は内側縦で，アキレス腱の中央から 2 cm におく（図 11.9A）．皮下とアキレス腱腱鞘を皮切に一致して切開する（図 11.9B）．閉創は，アキレス腱腱鞘を縫合後，層ごとに行う．

コツと要領

- アキレス腱のレリーフをよりよく見るために，足首の下に丸めたシーツを入れ，下腿三頭筋に軽度の緊張を生じさせる．
- 皮切は，靴との干渉を避けるために，内側におく．足底筋は，アキレス腱の内側にある．アキレス腱腱鞘の閉創は，ときに困難である．その場合は，アキレス腱腱鞘の前方部分を切開すべきである．この処置によって，2つの後縁を緊張なく縫合できる．

第 2 部　下　肢

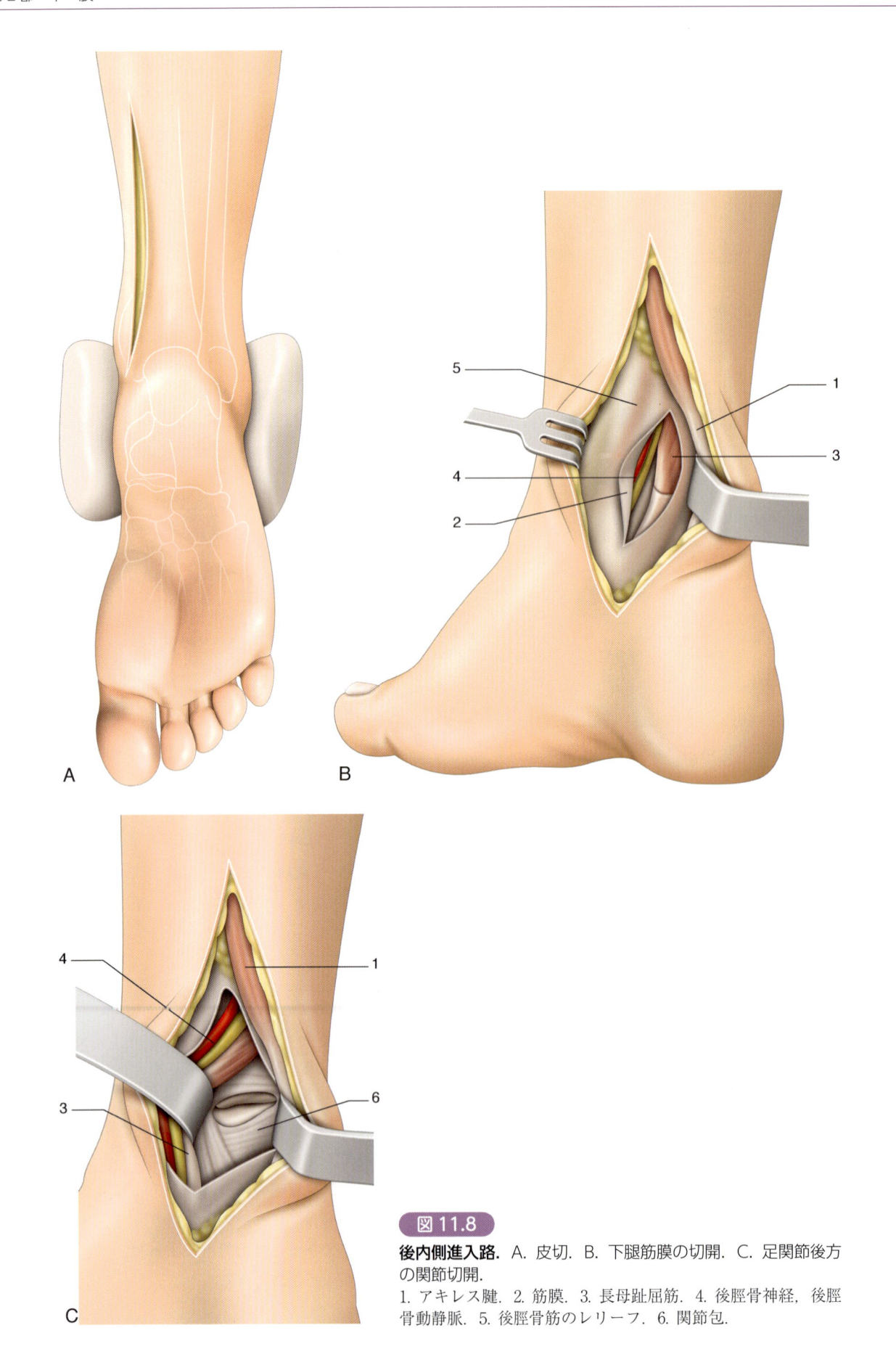

図 11.8
後内側進入路. A. 皮切. B. 下腿筋膜の切開. C. 足関節後方の関節切開.
1. アキレス腱. 2. 筋膜. 3. 長母趾屈筋. 4. 後脛骨神経, 後脛骨動静脈. 5. 後脛骨筋のレリーフ. 6. 関節包.

104

リスク

皮膚壊死のリスクは大きく,皮膚は剥離すべきでなく,つまんだり,開創器で傷めたりしないようにすべきである.

適 応

おもな適応は,アキレス腱手術である.

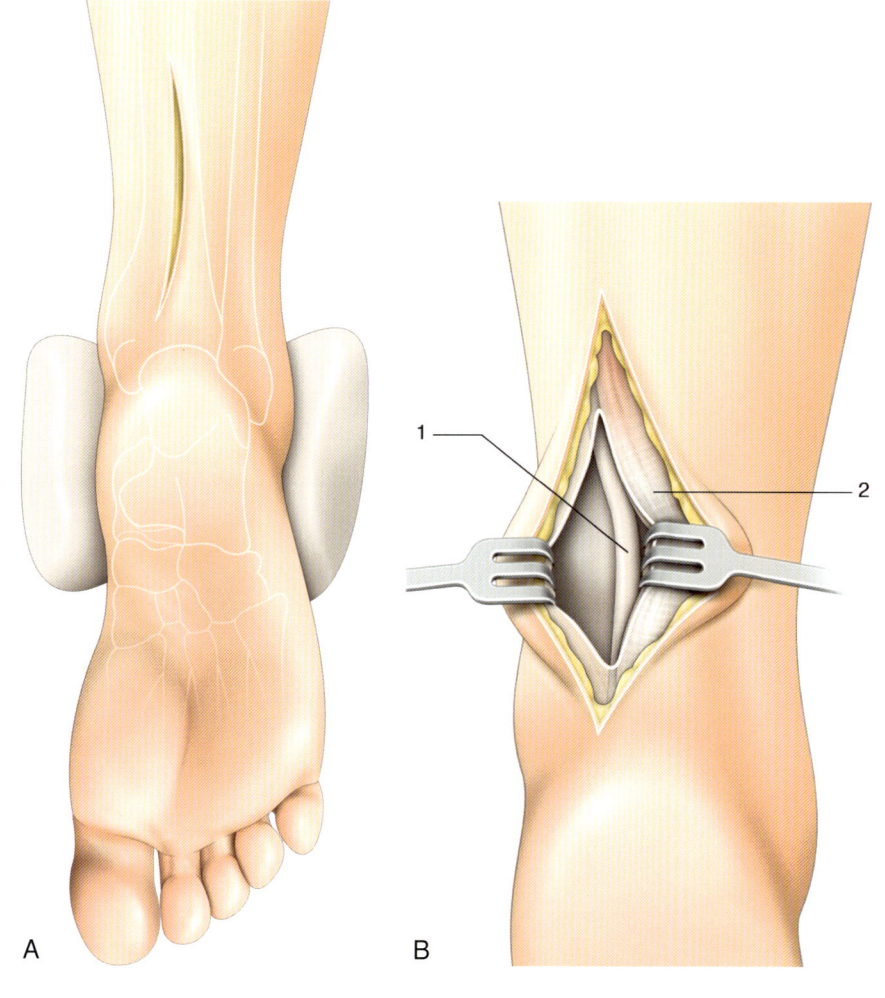

図 11.9
後方進入路. A. 皮切. B. アキレス腱腱鞘の開放.
1. 足底筋. 2. アキレス腱とその腱鞘.

第12章

足

本章の内容

距骨下外側進入路	108
足底進入路	109
母趾の内側進入路	109
第1趾間ひだの背側進入路	110

第 2 部　下　肢

全般的な説明と注意については，第 11 章「足関節」（図 11.1, 2）を参照．

距骨下外側進入路

この進入路は，前方と後方の距骨下関節，踵立方関節，距舟関節へのアプローチを可能にする．

手　技

患者は背臥位とし，股関節の外旋を補正するために同側殿部の下にクッションを置く．皮切は，外果の後下方 1 cm から始め，足首を交差して距舟関節の正面で終わる（図 12.1A）．皮下の前方に中間足背皮神経，後方に外側足背皮神経がある（図 12.1B）．腓骨筋腱の腱鞘を切開し，神経の分枝とともに腱を後方へ避ける．第三腓骨筋腱は一定しない．もしあれば，長趾伸筋腱と並走している．これらの腱は，中間足背皮神経を保護しながら，前方へ避ける．下伸筋支帯を「H 字状」に切開し，前方と後方の切片を翻転すると，足根洞に到達できる（図 12.1C）．横足根関節へ到達するには，短趾伸筋を踵骨から切離し，趾の方向へ避ける．閉創は，下伸筋支帯を縫合後，層ごとに行う．

変　法

足根洞に到達するには，皮切を前方におく．皮切は，外果の前方 2 cm から始め，第 5 中足骨の茎状突起前方 2 cm に終わる（図 12.2）．この前方進入路は，腓骨筋腱腱鞘の解離と切開を回避しうる．

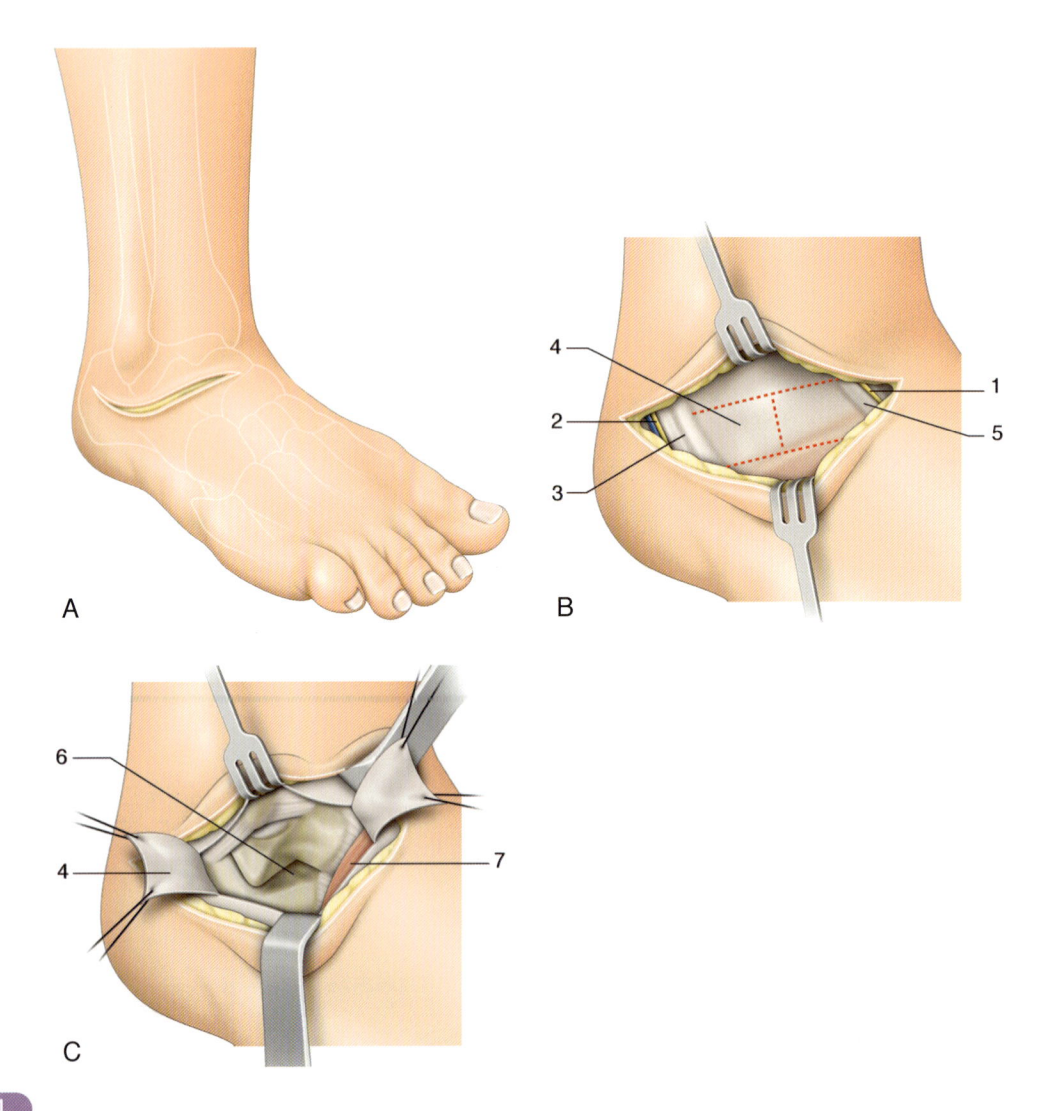

図 12.1

距骨下外側進入路． A．皮切．B．下伸筋支帯の露呈．C．足根洞の開放．
1. 中間足背皮神経．2. 外側足背皮神経．3. 腓骨筋腱腱鞘．4. 下伸筋支帯．5. 第三腓骨筋腱．6. 足根洞．7. 短趾伸筋．

コツと要領

- 側臥位は避けるべきである．というのは，とりわけ骨矯正の際，足全体を見ることができないからである．
- 皮膚と皮下の切開は，軽度尖足位で行うと，外側足背皮神経を遠ざけることができる．皮切の両端で，この進入路に接している腓骨筋腱と伸筋群を確認すべきである．

リスク

リスクは，本質的に皮下を走行している神経分枝の損傷に限定される．しかし，皮膚のすべての障害を避けるために，皮膚を注意深く取り扱うべきである．

適応

おもな適応は，距骨下関節固定，横足根関節固定，三関節固定，踵骨骨折などである．

足底進入路

この進入路は，中足趾節関節へのアプローチを可能にする．

手技

患者は背臥位とし，下腿の下に枕を置いて足部を挙上する．術者は手術台の端につく．皮切は，中足骨頭を中心におく．皮切は，趾の付け根間のひだから2cmにあり，また水平面で前方凸になるようにする（図 12.3A）．厚い脂肪層が，浅横中足靱帯（bandelettes prétendineuses）を覆っている．この索状靱帯を横切開し，翻転する（図 12.3B）．骨間間隙の神経血管を温存すべきである．これらは，屈筋腱腱鞘の側方縁にある．腱鞘を開放後，腱を外側へ避け，深層を切開すると中足骨頭に到達できる（図 12.3C）．

変法

関節リウマチの場合，中足趾節関節は亜脱臼または脱臼していることがある．そこで，幅1cmの楕円形の皮切をおき，荷重による胼胝を切除すべきである．これらの変形においては，血管・神経・腱などの要素は，中足骨頭に対して深部に位置しており，アプローチはより容易になる．

コツと要領

骨間間隙の神経と血管は，屈筋腱に対して側方に位置している．

リスク

第5趾正面の皮切は慎重にすべきである．というのは，外側足底神経の趾終末は，中足趾節関節と1cm近位で交差しているからである．

適応

おもな適応は，中足骨頭切除である．

母趾の内側進入路

この進入路は，母趾の中足趾節関節へのアプローチを可能にする．

手技

患者は背臥位とし，下腿の下に枕を置いて足部を挙上する．皮切は，弓状で中足趾節関節のレリーフに沿う（図 12.4A）．皮切はやや背側で，手術手技によって，長さは6〜10cmとする．皮下の前方に，母趾の内側足背皮神経が走行している（図 12.4B）．関節包を皮切と同方向に切開すると，中足趾節関節に到達できる．必要であれば，骨膜を剥離して骨幹部にアプローチする．

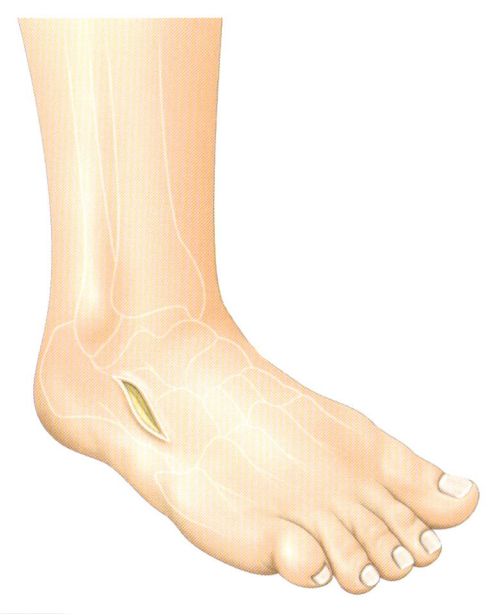

図 12.2

距骨下外側進入路．変法．

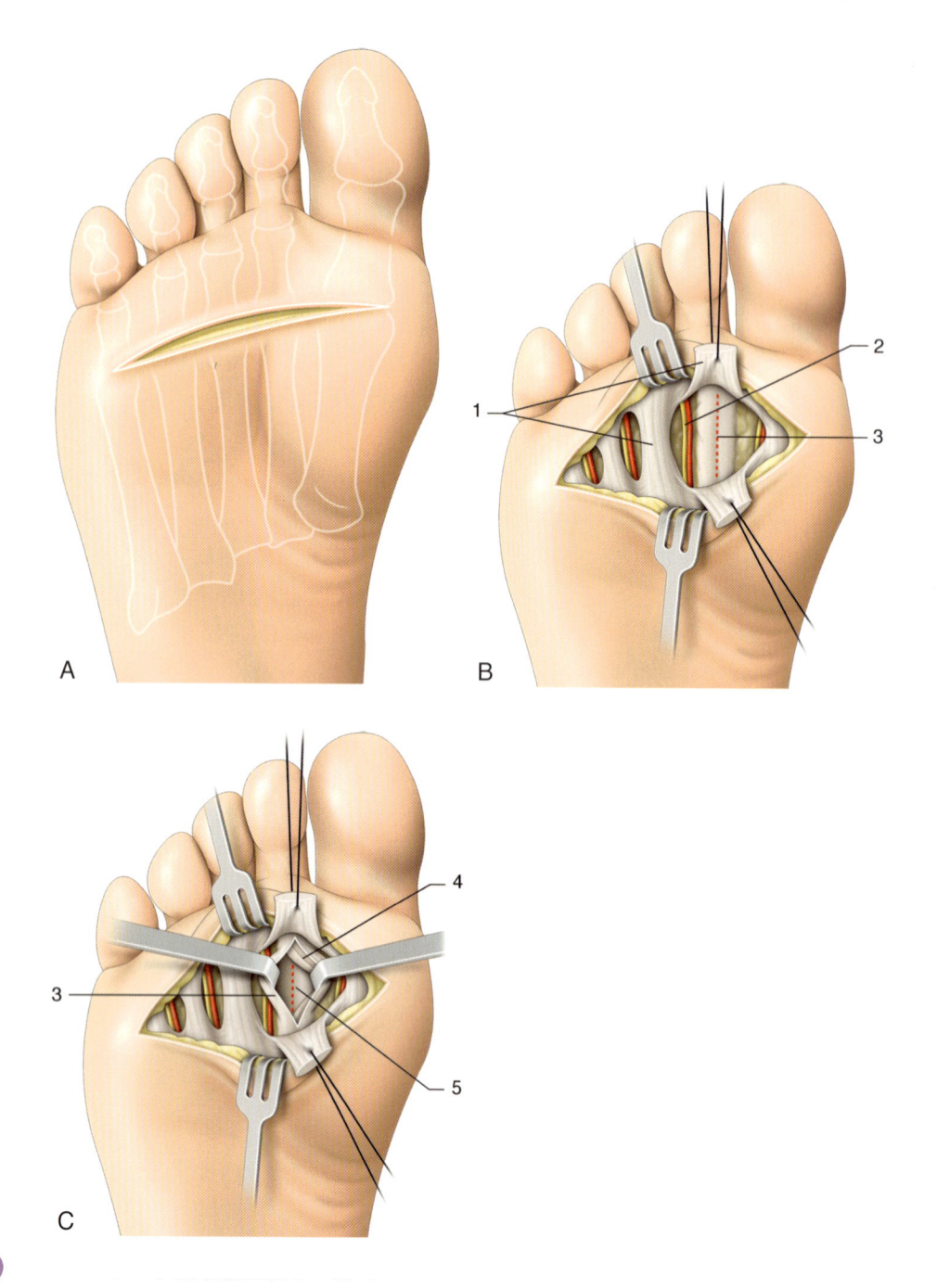

図 12.3

足底進入路． A. 皮切．B. 浅横中足靱帯の切開．C. 中足骨頭へのアプローチ．
1. 浅横中足靱帯．2. 骨間間隙の神経血管．3. 屈筋腱腱鞘．4. 屈筋腱．5. 関節包．

リスク

母趾の内側足背皮神経は，皮下で静脈を伴って走行している．神経は，第1趾骨の正面中央にある．これを損傷しないために，背側すぎる皮切は避け，解離を慎重にすべきである．

中足骨頭部の血行は，内側足底動脈によっている．壊死を避けるために，中足骨頸部のレベルで，内側足底皮弁を損傷しないようにして，この血行を温存すべきである（図 12.4C）．

適応

おもな適応は，外反母趾，強剛母趾など第1趾の病変である．

第1趾間ひだの背側進入路

手技

患者は背臥位とし，下腿の下に枕を置いて足部を挙上する．皮切は，趾間ひだレベルから始め，3cm の縦切開

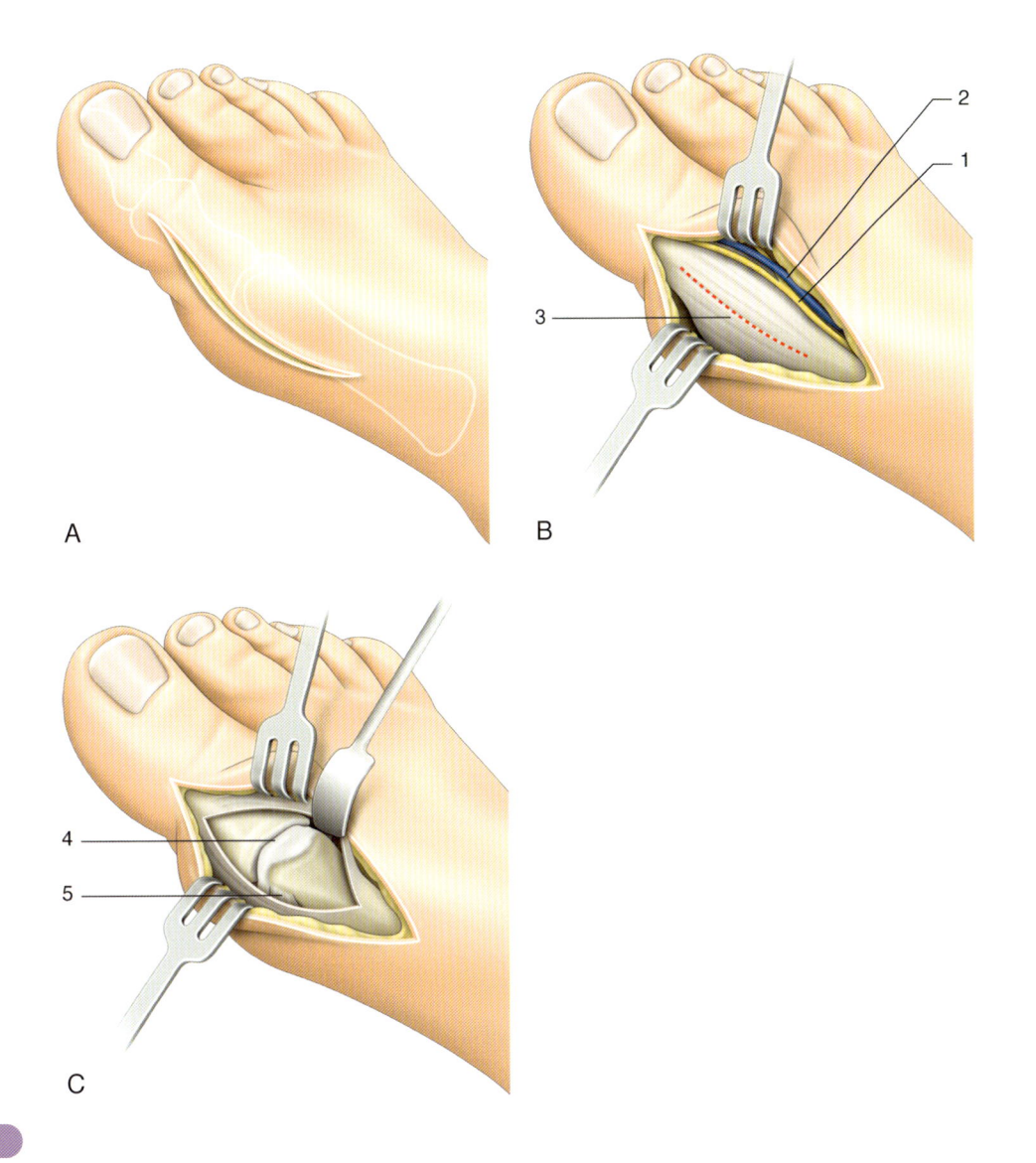

図 12.4
母趾の内側進入路. A. 皮切. B. 関節包の露呈. C. 関節の内側切開.
1. 母趾の内側足背皮神経. 2. 背側静脈. 3. 関節包. 4. 母趾の中足趾節関節. 5. 中足骨頭部の血行（内側足底動脈）.

とする（図 12.5A）. 皮下では，足背静脈弓の分枝を凝固止血すべきである. 母趾内転筋腱は，外側種子骨と第 1 趾骨に付着している. 腱をその内側付着部ぎりぎりで切離し，より遠位で深部を走行している横中足靱帯も隣接する神経血管を保護しながら切離する（図 12.5B）.

リスク
第 1 趾間の足底神経血管は，深横中足靱帯の下を走行している. この靱帯の切開は慎重にすべきである.

適 応
おもな適応は，母趾の中足趾節関節の外側解離である.

第 2 部　下　肢

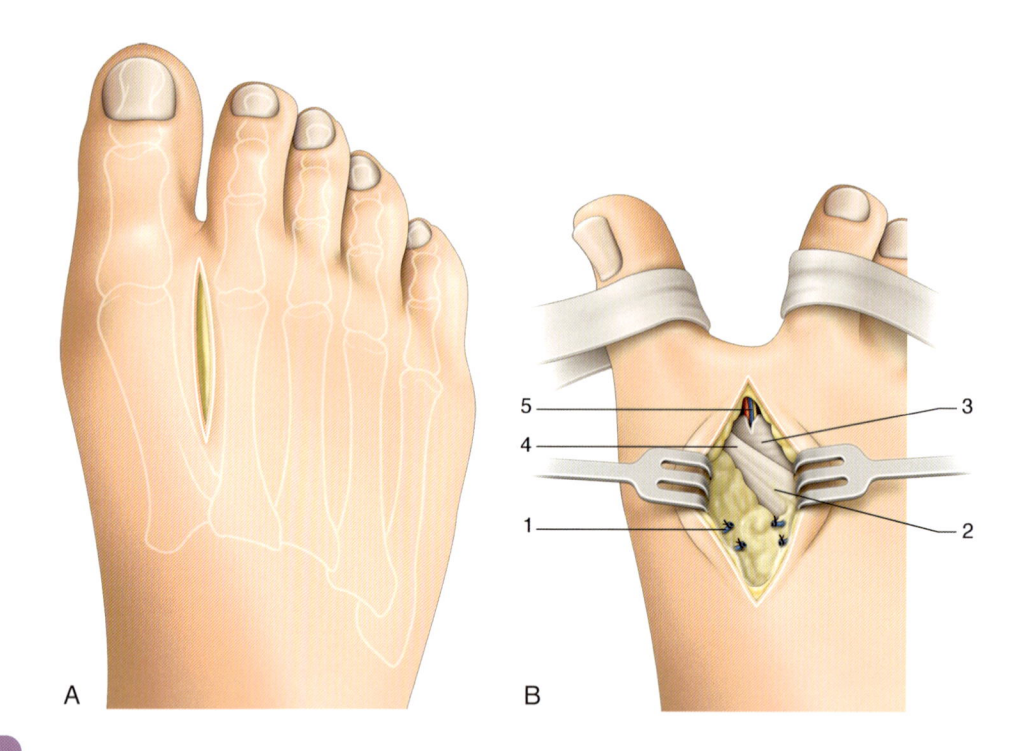

図 12.5
第 1 趾間ひだの背側進入路. A. 皮切. B. 母趾内転筋へのアプローチ.
1. 足背静脈弓の分枝. 2. 母趾内転筋. 3. 横中足靱帯. 4. 外側種子骨. 5. 足底神経血管束.

第3部

骨盤と脊椎

本部の内容

第13章　骨　盤　　115
第14章　頚　椎　　119

第13章

骨盤

本章の内容

腸骨稜への後方進入路 　116

腸骨稜への進入路は，前方と後方があるが，前方進入路は，股関節の前方進入路（第7章参照）で記載した．後方進入路は，腸骨の最も厚いゾーンで海綿骨に最も富んだ後殿筋線へのアプローチを可能にする．患者は腹臥位に設定する．長時間の圧迫による神経合併症を回避するために，体位が最も重要である．移植骨の採取は，2つの体位で行ってもよい．採骨はまず腹臥位で行い，次に患者を背臥位か側臥位にする．

腸骨稜への後方進入路

この進入路は，海綿骨や皮質海綿骨の採取を可能にする．

手 技

患者を腹臥位とし，胸骨と両肩に2つのクッション，両腸骨稜に横のクッションを入れる．上後腸骨棘の正面に縦切開をおく（図13.1A）．殿筋筋膜を縦に切開し，大殿筋を骨膜剥離子で剥離する（図13.1B）．骨皮質のふたを叩打ノミで除去し，弯曲ノミで海綿骨を採取する（図13.1C）．

変 法

この皮切は，「逆V字状」にもできる（図13.1A）．これは，後殿筋線と交差し，必要に応じて上殿動脈へのアプローチが可能である．

腸骨稜の後方部分を延長した弓状皮切も可能である．

> **コツと要領**
>
> - 弯曲ノミは，回転させながら穏やかに徐々に進めて，腸骨稜の骨皮質を穿破しないようにする．
> - 縦切開は，上後腸骨棘よりわずかに外方におき，後殿筋線へのアプローチを可能にする．このゾーンは，腸骨が最も厚く，海綿骨に最も富んでいる．

リスク

皮質海綿骨のブロックは，上殿神経血管束を損傷しないように，大坐骨切痕から少なくとも1cmまでにとどめて採取すべきである．弓状切開の際，上殿皮神経を損傷するリスクがある．

適 応

おもな適応は，海綿骨や皮質海綿骨の採取である．

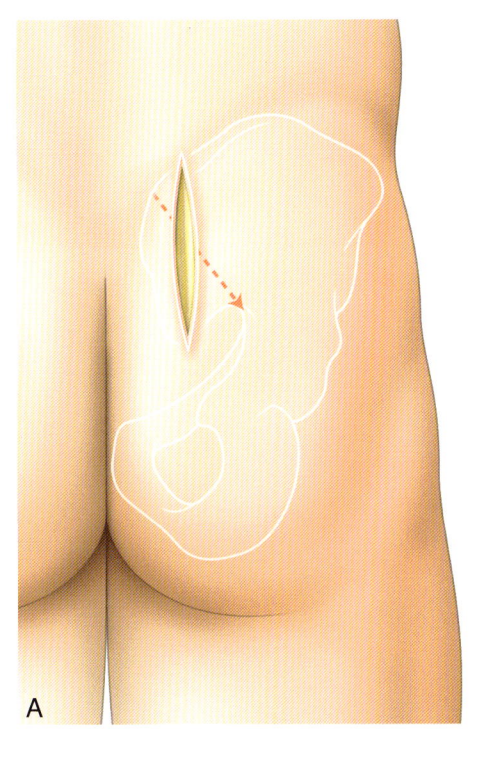

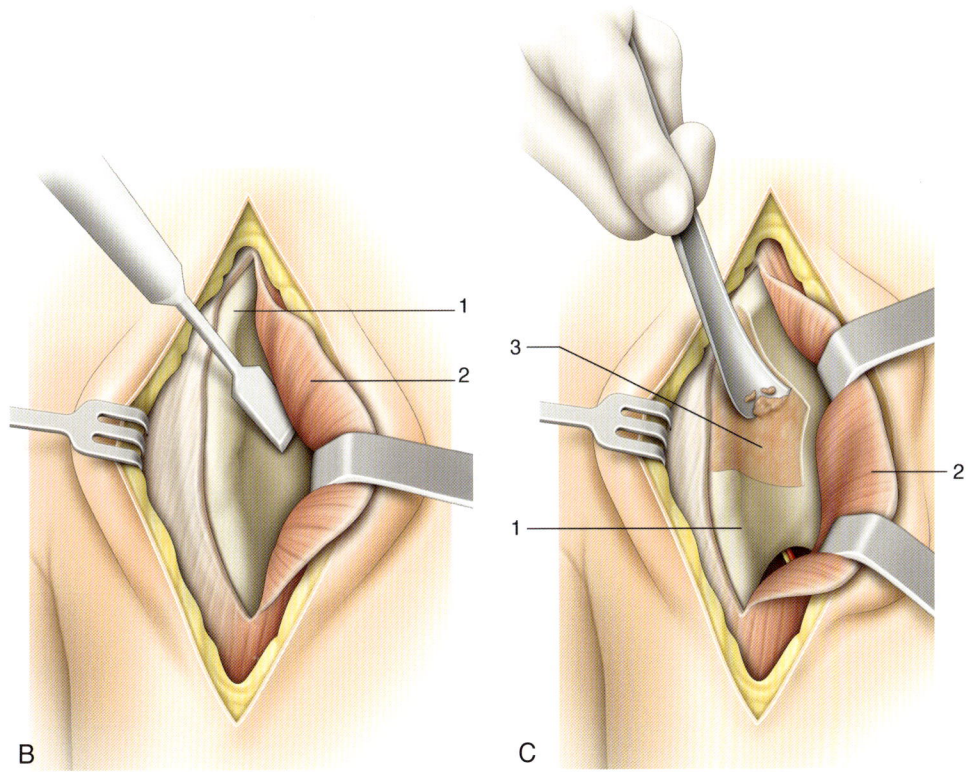

図 13.1

腸骨稜への後方進入路. A. 皮切. B. 大殿筋の剥離. C. 弯曲ノミによる移植骨採取.
1. 腸骨. 2. 大殿筋. 3. 海綿骨.

第13章 骨盤

117

第14章

頚 椎

本章の内容

頚椎の前方進入路	120
頚椎の後方進入路	120
胸椎と腰椎の後方進入路	122

後方進入路は，患者を腹臥位にして行われる．長時間の圧迫に関係した神経合併症を回避するために，体位が最も重要である．
― 「U字型」ヘッドレストの設置が不良な場合，眼球を圧迫して不可逆的な失明のリスクがある．
― 前腕の設置が不良な場合，尺骨神経や腕神経叢損傷のリスクがある．

腹臥位で下大静脈の圧迫による出血を助長させないために，腹部はフリーにしておく．患者の胸骨と両肩に2つのクッション，両腸骨に横長のクッションを入れる．

頚椎の前方進入路では，レベル確認のために，側面のイメージ設置が必要になる．

後方進入路では，解剖学的な相違がレベル確認に役立つ．
― C3～C5の棘突起は2分しており，C2, C6, C7よりサイズが小さい．
― Th11/12の関節は前額面にあるのに対して，Th12/L1の関節は矢状面にある．
― L5の棘突起はS1よりも大きく，一般的に腰仙椎関節が最後の関節になっている．

しかしながら，鉗子を椎弓根の入口部に設置し，側面X線撮影を行ってもよい．

頚椎の前方進入路

この進入路は，C2～C7頚椎前方へのアプローチを可能にする．

手 技

患者は，通常の手術台に背臥位にし，ヘッドレストと少し倒した足あてを設置する．頭部は過伸展し，皮切と反対側へ軽度回旋させる．胸鎖乳突筋の前縁に沿った皮切をおく．皮切は，下顎の高さから始め，胸骨柄まで下降させる．

皮筋を同一方向で切開し，浅頚筋膜を露呈し，これを切開する．次に横走する静脈を結紮する（図 14.1A）．胸鎖乳突筋を外方へ，舌骨下筋を内方へ避ける．次に，上位頚椎にアプローチする場合は肩甲舌骨筋を下方へ避け，中位あるいは下位頚椎にアプローチする場合は肩甲舌骨筋を切離する（図 14.1B）．拍動によって総頚動脈を確認後，中頚筋膜を切開する．分割面は，内方の消化管軸（axe viscéral）と外方の頚動静脈束のあいだにみられる．この間隙をツッペル鉗子で解離すると1つまたはいくつかの中甲状腺静脈が現れるので，それらを結紮する．解離を進め，一方では深頚筋膜に覆われた椎体，他方では食道・気管を露呈させる（図 14.1C）．開創器を設置したあと，長頚筋を剥離子で剥離する．

変 法

上位と中位頚椎の場合，両側からアプローチ可能で，右利きの術者には右側進入が好ましい．咽頭後隙を甲状腺の上角まで解離し，上甲状腺動脈を同定し，結紮離断する．

下位頚椎の場合，反回神経損傷を回避するため，左側進入が好ましい．下甲状腺動脈を離断する必要がある．

より美容的な横切開は，1椎間レベルに限局した頚椎ヘルニアの場合，頚部ひだ上で施行できる．

リスク

リスクは数多くある．
- 反回神経損傷で，その分枝は右側でより高位に変異がある．
- 開創器設置のときの食道損傷．
- 上位頚椎へのアプローチの際の舌下神経損傷．
- 左側進入で下位頚椎へのアプローチの際は，胸管と胸膜頂に注意を払う．

適 応

おもな適応は，外傷，変性疾患，頚椎ヘルニア，腫瘍そして脊椎炎などである．

> **コツと要領**
> - ヘッドレストに加え，頚椎外傷の場合，耳珠の上方2横指に設置するあぶみ牽引の使用が有用である（3～4 kg）．
> - 側面イメージによって，レベル確認と操作の深度を評価できる．
> - 下位頚椎を露呈させるには，両側の肩先をその前面からつま先に固定した2つの大きな粘着テープで引き下げる必要がある．

頚椎の後方進入路

この進入路は，C1～C7頚椎後方へのアプローチを可能にする．

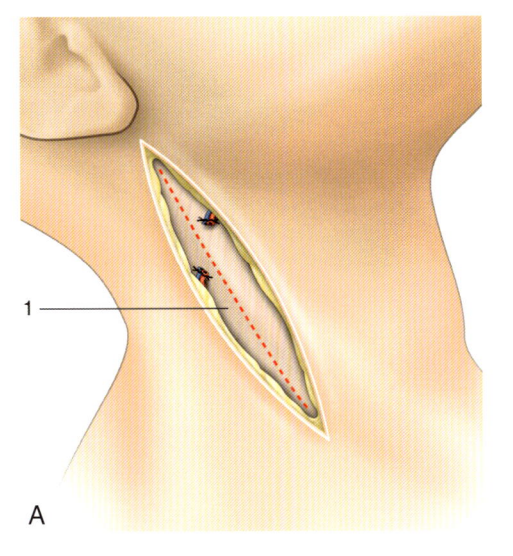

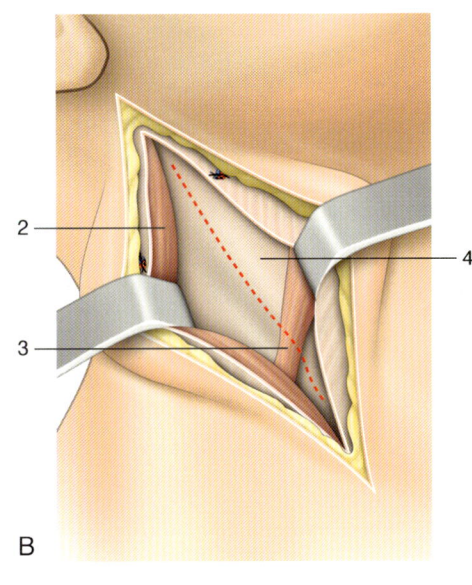

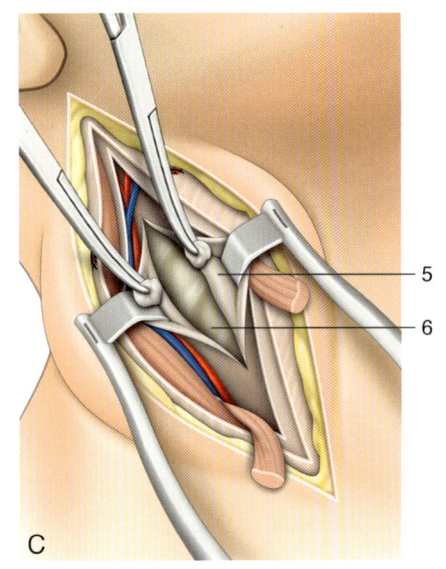

図 14.1
頚椎の前方進入路． A. 皮筋の切開．B. 深部筋への到達．C. 椎体の解離．
1. 浅頚筋膜．2. 胸鎖乳突筋．3. 肩甲舌骨筋．4. 中頚筋膜．5. 深頚筋膜．6. 椎体．

手技

患者は，通常の手術台に腹臥位にし，詰め物をした「U字型」のヘッドレストを設置する．頚部と頭蓋後方の耳介までの広範囲の剃毛が必要である．頭部は，粘着テープで固定する．両肩と腸骨稜にクッションを入れて腹部をフリーにする．クッションを脛骨前面の下に入れ，患者を前に倒して設定する（図 14.2）．頚椎を露出するために，両側の肩先をその前面からつま先に固定した2つの粘着テープで引き下げる必要がある．正中皮膚切開は，後頭隆起の2横指下方から始め，第7棘突起の頂点まで下降させる（図 14.3）．皮下組織を剥離後，正中線に沿って，電気メスで頚椎の筋膜を切開する．開創器で僧帽筋を開大する．電気メスで，C2〜C7の棘突起側面を骨ぎりぎりで剥離する（図 14.4）．椎弓面に到達し，両脊椎溝をそれぞれ剥離する．この進入路は，棘突起側面，椎弓，関節突起の後面にアプローチできる．

変法

後頭静脈叢に注意しながら，C1後弓と後頭骨後面を露呈できる．胸椎への進入路の拡大もまた可能である．

リスク

「U字型」ヘッドレストの設置が不良な場合，眼球を圧迫して不可逆的な失明のリスクがある．C1，C2後弓の側方すぎる解離は，椎骨動脈損傷をきたしうる．したがって，正中線からそれぞれ1.5cm以上後弓を解離すべきでない．関節リウマチの場合，C1後弓は薄く，剥離の強すぎる圧迫で損傷しうる．

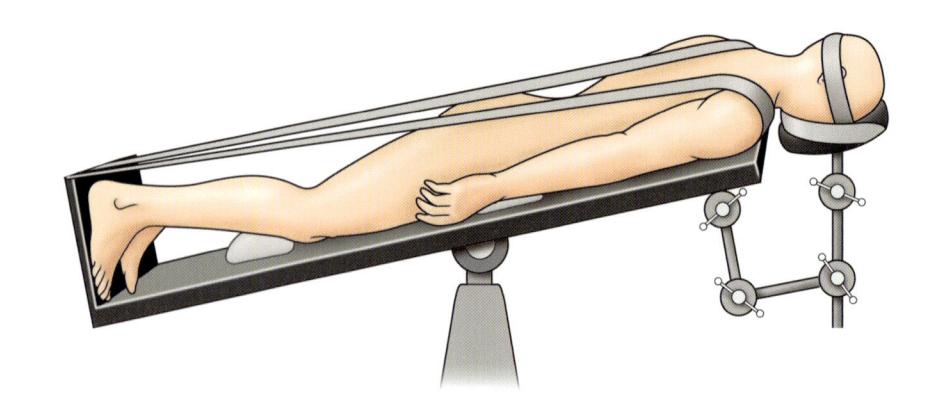

第 3 部　骨盤と脊椎

図 14.2
腹臥位の設定.

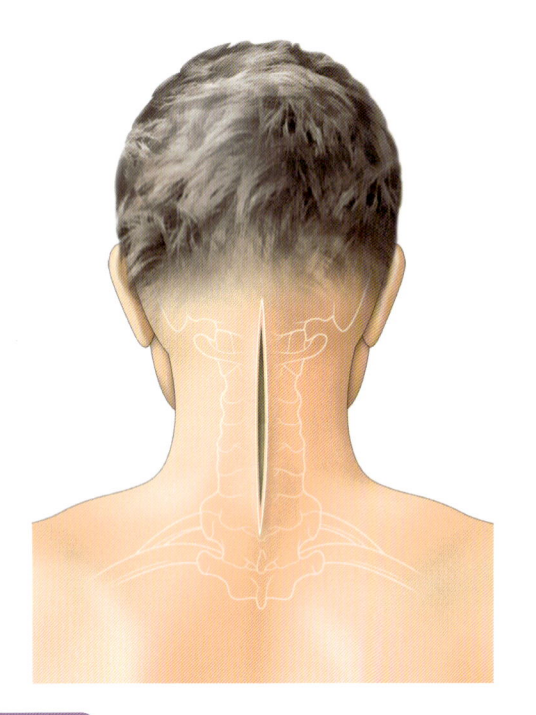

図 14.3
皮切.

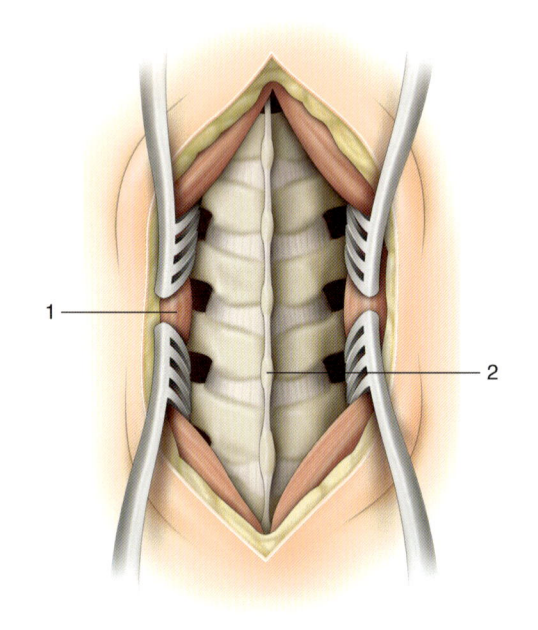

近位 2 つの頚椎間後方から出ている Arnold の後頭神経が損傷されうる．また C1-C2 間の広い椎弓間で硬膜を損傷しないようにすべきである．

適　応
おもな適応は，頚椎外傷，腫瘍，変性疾患そして後頭頚椎間不安定症などである．

コツと要領
ヘッドレストに加え，頚椎外傷の場合，耳珠の上方 2 横指に設置するあぶみ牽引（3〜4 kg）の使

図 14.4
棘突起へのアプローチ．
1. 僧帽筋．2. 棘突起．

用が有用である（図 14.5）．とくに後頭骨レベルで出血が多いときは，Horsley の骨蝋を用いる．C3〜C5 は，棘突起が 2 分しており，C2, C6, C7 よりも小さいことで見分けがつく．

胸椎と腰椎の後方進入路

この進入路は，胸椎と腰椎の後方へのアプローチを可能にする．

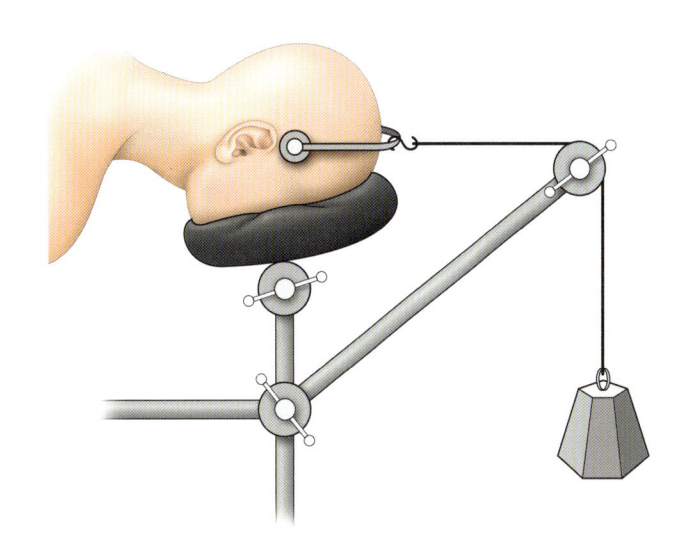

図 14.5
あぶみ牽引の装着.

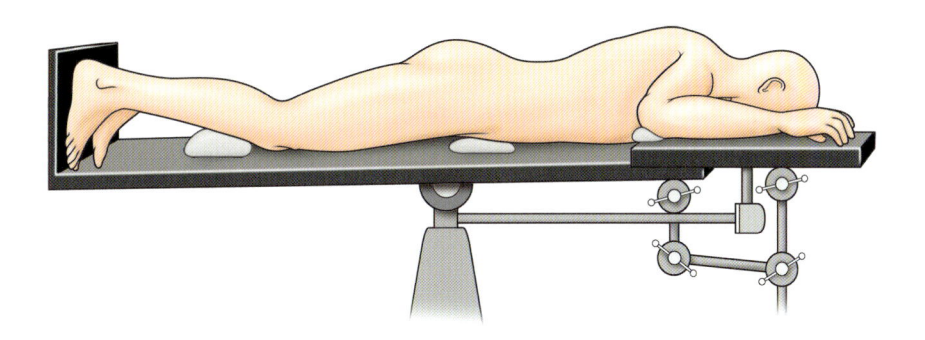

図 14.6
腹臥位の設定.

手技

患者は腹臥位にし，胸骨と両肩に2つのクッション，両側腸骨稜に1つ横長のクッションを入れる．出血を助長しないよう，腹部はフリーにしておく．支持点に注意しながら，腕を90°以上外転しないようにして手台に載せる．男性の外性器を保護し，脛骨の前面にクッションを置く（図14.6）．顔面はゲル状の顔当ての上に載せる．皮切は，厳密に正中で，棘突起の直上とする．レベル決定のために，術前側面X線撮影を行う．皮膚と皮下の切開後，棘突起に到達し，これを露呈させ，避ける．2つの開創器を設置し，骨膜剥離子，電気メス，ガーゼなどを用いて傍脊椎溝を剥離し，棘筋，半棘筋，多裂筋を骨ぎりぎりで剥離する（図14.7）．一側を剥離後，他側も剥離する．操作をしない術側には，ガーゼを詰めておく．

コツと要領

とりわけ，棘突起，腰椎の上下関節突起，腰椎の関節突起間部，胸腰椎の横突起などで厳格な止血が行われることに注意すべきである．レベル評価には，Th12とL1を目印にする．第12胸椎はより後方に横突起があり，その下によく動く第12肋骨がみられる．第1腰椎は，動きのない肋骨様突起をもっている．一方，Th11/12の関節は胸椎のように前額面にあるのに対して，Th12/L1の関節は腰椎と同様，矢状方向を向いている．レベル確認に迷った場合は，鉗子を椎弓根の入口部に設置し，側面X線撮影を行ってもよい．

腰椎のレベル確認は，より容易である．S1以下には黄色靱帯が存在しない．L5の棘突起はS1よりも大きく，一般的には腰仙椎関節が最後の関節

第14章 頚椎

になっている．一方，剥離子で叩くと，仙骨はL5より高い音が出る．

変法

外傷においては，骨盤支持と胸郭下のクッションとともに整形外科牽引手術台を用いることができる．この設置で，骨折部の牽引と前弯矯正が可能になる．牽引は，粘着バンドを用い，下肢を高く持ち上げることによって行われる（図14.8）．

リスク

前腕を設定するとき，両尺骨神経に注意を払い，腕神経叢麻痺を回避するため90°以上外転しないようにする．

眼球圧迫がないことをよく確認する．

外傷性の不安定病巣では，愛護的に剥離子を用いる．

適応

おもな適応は，脊椎変形，腫瘍，そして変性疾患などである．

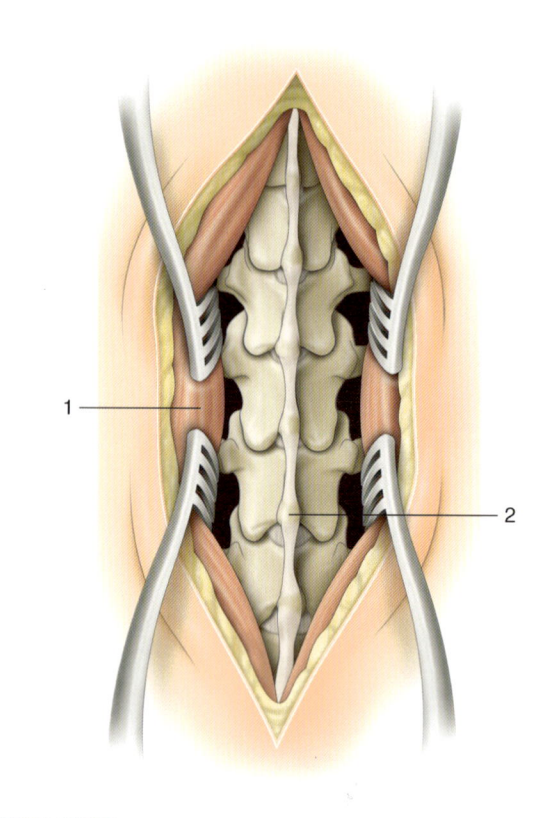

図14.7
脊椎後方へのアプローチ．
1. 傍脊椎筋．2. 棘突起．

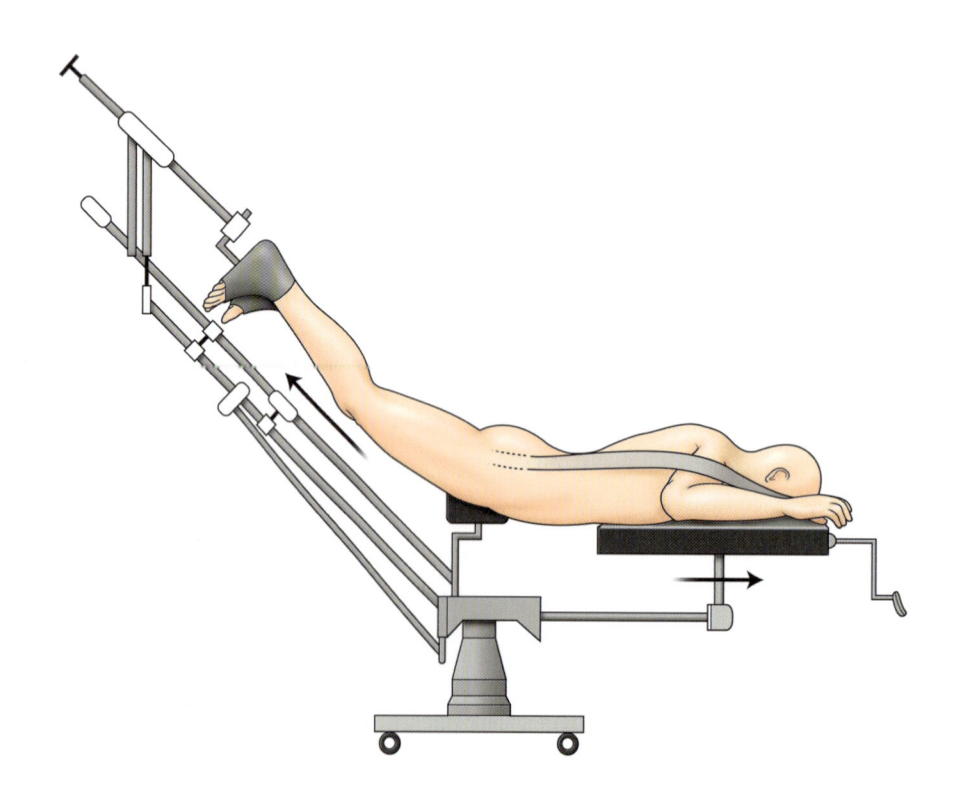

図14.8
骨折部の牽引．

第4部

関節鏡

本部の内容
第15章 上　肢　127
第16章 下　肢　137

このセクションでは，すべての関節鏡進入路が掲載されているのではない．その目的は，肩と膝を強調しながら，関節鏡手術の基本を獲得するときに，その基礎になることである．われわれはまた，他の関節検査のために知っておくべき不可欠な基礎知識を明示したい．鏡視のコントロール下での関節固定，臼蓋唇あるいは舟状月状靱帯の修復のためには，本書を参照するだけでは十分ではない．しかし，十分な設備と関節鏡に関するある程度の知識があって，化膿性関節炎の関節洗浄，手関節の関節内骨折の整復の補完あるいは肘関節の異物摘出などのための設置やアプローチを思い出せば役に立つことであろう．

第15章

上 肢

本章の内容

肩の関節鏡	**128**
後方進入路	128
前方進入路	129
肩峰下進入路	130
肘の関節鏡	**131**
前方進入路	131
後方進入路	133
手関節の関節鏡	**134**
橈骨手根関節への進入路	134
手根中央関節への進入路	136

第4部　関節鏡

肩の関節鏡

患者は，側臥位あるいは座位とし（図15.1），上体を少し起こす．側臥位設定は，牽引と外転・前捻の調節を可能にする上肢の懸垂システムを必要とする．一般に，上肢は45°外転，15°前捻，4～8 kgの牽引で設定する．患者が設定されるとすぐに，解剖学的指標を描くべきである（図15.2）．基準の関節鏡は，30°，4 mmスコープである．

第1段階は，関節を膨らませる前に，光学カニューレの関節内の位置確認である．

後方進入路

これは，不可欠な光学進入路である．

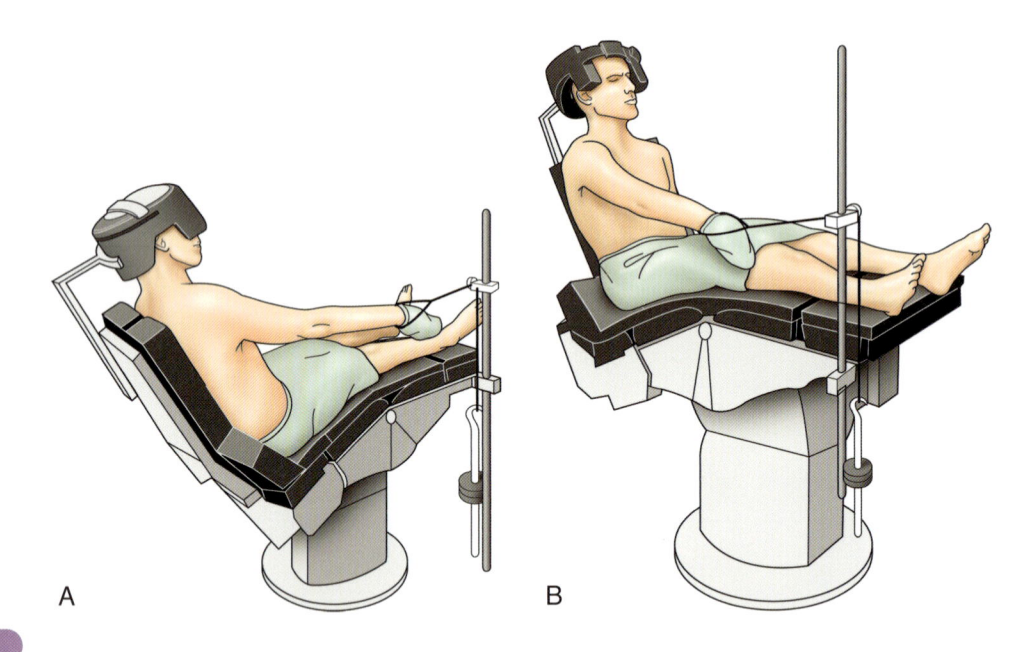

図15.1
肩の関節鏡． ヘッドレストと牽引付の座位設定．

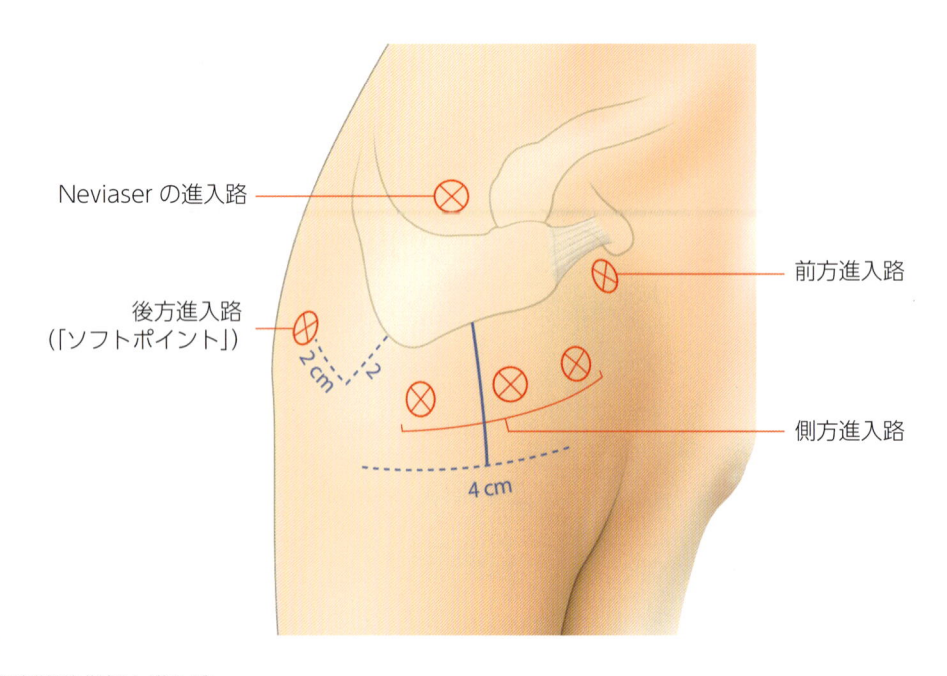

図15.2
肩の関節鏡． 解剖学的指標と進入路．

手　技

　患者の体位によらず，刺入点は棘下筋と小円筋間の損傷をきたさないレベル，つまり肩峰の後外側角の約2cm下方内側の部位になる．

　皮切は11番の尖刃を用いて縦におく．鈍棒をつけたカニューレを烏口突起の外側縁を目指して挿入する．関節包の通過は，特徴的な抵抗があり，常に感じられるはずである．

コツと要領

- 進入路に血管収縮薬（アドレナリン）とともに局麻剤を浸潤させてもよい．橈側皮静脈は，三角筋胸筋溝を見出すためのやはり最良の指標である．これは，カニューレに沿う出血を減らす一方で，針による関節裂隙の確認に役立つ．棒をつけたカニューレも同一方向へ挿入する．
- 生理的食塩水で関節を膨満する前に，カニューレの関節内位置をコントロールするために，「空気で」関節を満たしてもよい（ネジ付アダプターとフィルター付の60 ml注射器）．

リスク

　皮切が近位内側すぎると，肩甲切痕での肩甲上神経損傷の原因になりうる．

　関節内侵入が適切でないと，洗浄液の漏出をきたし，肩が膨らんで緊張する．

適　応

　これは，肩甲上腕関節と肩峰下滑液包の探索のためのおもな光学進入路である．しかしながら，進入路の変更後に，器具用の進入路になりうる．

前方進入路

　これらは，肩の器具用のおもな進入路である．

手　技

　患者の体位によらず，初期の刺入点は烏口突起の外方1cmである．これは，一般的には以前より内方から外方へ行われている進入路である．光学カニューレは，次によって形成される三角を通過して，前方関節包に接することになる．

- 上方は，上腕二頭筋長頭の関節内部分．
- 下方は，肩甲下筋の上縁．
- 内方は，関節窩と関節唇．

　長いピンかSteinmanピン（あるいは痩せた患者では単に鈍棒）を烏口突起の外縁でその凹凸を感じるまでカニューレに通す．そこで，この進入路から異なる器具を徐々に通過させるために，ピンの真ん前で，皮膚レベルにカニューレの外径に応じて十分な切開を行う．

コツと要領

　カニューレの長さは，患者の体型に応じて選択する．その口径は，予定する手術と器具の大きさに依存する．繰り返しの通過には，ネジ付カニューレの選択が好ましい．

　これが透明のとき，カニューレで表層から深部への異なる通過面が確認される．

- 三角筋の赤い通過面．
- 鎖骨-大胸-腋窩筋膜の白い通過面．
- 肩甲下筋の赤い通過面．
- 関節包の白い通過面．

変　法

- この進入路は，とりわけ痩せた患者では，外方から内方へ変更できる．長いカテラン針を烏口突起の上外縁から関節腔の方向へ刺入する．目的は，すでに内方から外方への手技で述べた三角のなかへ，監視下で針を出させることである．
- 2つ目のより垂直の進入路は，長いカテラン針で走行を具現化したあと，回旋筋群のあいだ（肩甲下筋の上で棘上筋の前方）で行われる．これは，関節唇や上腕二頭筋長頭腱部分の手術で，補助的な器具の進入路になりうる．

リスク

　皮切の際，烏口突起尖端の外上方にとどまることに留意しなければ，筋皮神経損傷をきたすリスクがある．

適　応

　これは，本質的に器具用の進入路である．後方進入路と交互に用いれば，上腕骨頭の前面だけでなく，後方関節唇の病変も見ることができる．

コツと要領

- 患者が設定されるとすぐに，解剖学的指標を描くべきである．
- 関節のドレナージは，前方の鎖骨と後外方の肩峰からなる三角への長いカテラン針あるいは套管針によって確実に行うことができる．関節内へ到達するには，棘上筋を通過しなければならない．
- この領域は，腱板の病変における器具，とりわけ鋼線通しのための進入路として用いられる．これが，Neviaser の進入路である．

肩峰下進入路

後方進入路

これは，肩峰下滑液包の鏡視用進入路である．

手 技

鏡視用進入路は，肩甲上腕関節鏡の後方進入路と同一の皮切を用いる．しかし，皮膚を通過したあと，マンドリンを付けた外套は，肩峰の深部面を目指すため，骨に当たるまで傾ける．

コツと要領

- 深部面の接触下，解離のスペースを作るために側方運動を行うと，スコープ挿入時により十分な視野を得ることができる．
- これは，関節外の段階である．したがって，このスペースに血管収縮薬（アドレナリン）とともに数 ml の局麻剤を浸潤させ，灌流開始前の出血を抑制することができる．
- しばしば炎症のあるスペースであり，生理的食塩水の環境下でも使える電気メスの使用により，解離による出血を減らすことができる．

側方進入路

手 技

この進入路は，患者が側臥位であれ座位であれ施行できる．皮切は，肩峰の外側縁の遠位 2 cm とする．その走行は，カテラン針で具現化できる．この進入路は，三角筋を横切る．これは，予定手術（腱板修復，肩峰形成）に応じて多少前方になることがある．

器具が繰り返し通過する場合は，三角筋を温存するためのカニューレの使用が望ましい．同様に，腱板縫合時，縫合糸の通過と確認のためのカニューレが望ましい．

この進入路は，とくに腱板手術では二重に経路が作られる．

コツと要領

烏口肩峰靱帯の確認は，ときに困難である．肩峰前縁の内側と外側端は，2つのカテラン針で具現化できる．1つは肩鎖関節の正面に刺入し，もう1つは肩峰の前内側縁に刺入する．

肘の関節鏡

患者は側臥位とし，肘を90°屈曲し，前腕を懸垂する（図15.3）．同様の設定は，腹臥位でも得られる．推奨される関節鏡は，4 mmスコープである．施設によっては短いものを勧めている．

第1段階は，解剖学的指標を描くことからなる．空気止血帯の装着は手術を容易にする．進入路の行程をカテラン針で確認することが望ましい．この針はまた，生理的食塩水（10〜40 ml）を注入して，関節を膨満させるのにも用いられる（図15.4）．

皮膚のみ切開し，皮下組織は鉗子で解離し，次に穿刺は鈍棒をつけた光学カニューレによって，関節包を越えるまで行われる．関節穿刺は，肘屈曲位で，軟骨が近いことを考慮して常に愛護的に行う．

前方進入路

前外側進入路

前外側進入路は，肘の古典的な鏡視用進入路で，すべての前方コンパートメントの探索を可能にする．

手 技

側臥位の患者において，肘を90°屈曲し，前腕を懸垂する．皮切は，外側上顆の1 cm近位，1 cm前方で，およそ前方の顆部橈骨接合部に相当するゾーンにおく．

鈍棒を付けたカニューレを挿入し，押し込みとわずかな回転運動を加えながら関節の方向へ進める．関節の中心を目指し，関節包を越えたら骨のレリーフと接線方向に進めるべきである．

患者の体型と予定する操作によって，前外側進入路は，

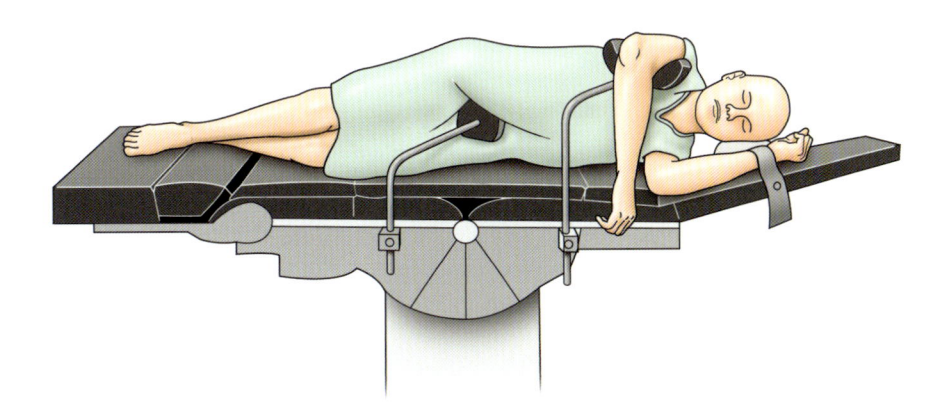

図 15.3
肘の関節鏡. 側臥位での設定.

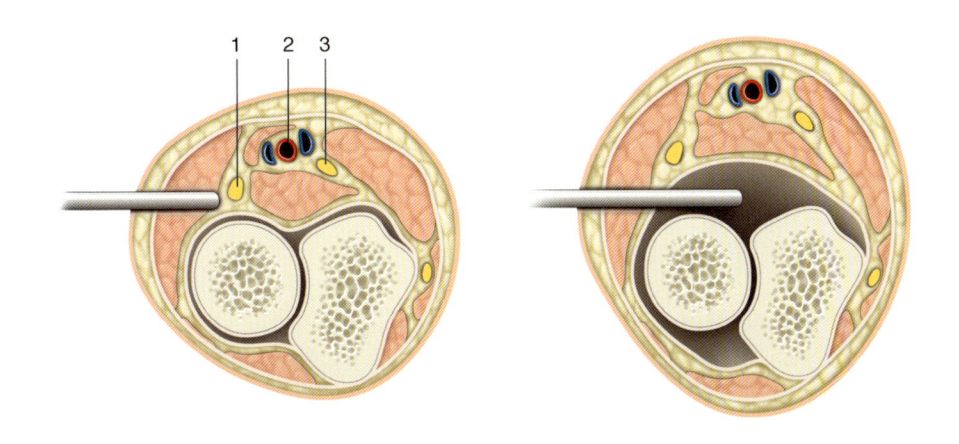

図 15.4
肘の関節鏡. 生理的食塩水での関節包内膨満による神経血管要素の遠ざけ.
1. 橈骨神経. 2. 上腕動脈. 3. 正中神経.

第 4 部　関節鏡

より近位あるいは遠位に設定できる（図 15.5）．遠位の進入路は，橈骨神経に比較的近接しているので，前腕を最大回内位にして行うべきである．

リスク

リスクは神経と血管である．進入路に近い橈骨神経のリスクは，骨指標の分析と肘屈曲位での光学カニューレの挿入によって遠ざけられる．前方の神経血管要素（正中神経と上腕動脈）は，初めに生理的食塩水による関節膨満によって押し出されている．

> **コツと要領**
> - 描くべき骨指標は以下のとおりである．
>   —肘頭の頂点．
>   —上腕骨顆部．
>   —腕橈間隙（関節膨満の前に回内・回外運動によって確認）．
> - 空気止血帯を膨らませる前に，表在静脈を確認する．
> - 尺骨神経も描いておく．

適応

この鏡視用進入路は，すべての前方コンパートメントの要素，尺骨鉤状突起，上腕骨滑車の前方部分，上腕骨顆部などの観察に適している．

回内・回外運動によって，橈骨頭のおよそ 2/3 にアクセス可能である．

前内側進入路

手技

患者は側臥位にして，肘を 90°屈曲し，前腕を懸垂する．

内側上顆の 1 cm 近位，1 cm 前方で（図 15.6），皮膚のみ切開する．行程はまず長いカテラン針で具現化したあと，皮下組織を鉗子で解離して，鈍棒を挿入する．

スコープの光による透過が，この進入路を補助できる．

リスク

リスクは神経と血管である．進入路に近い正中神経と上腕動脈のリスクは，骨指標の分析，生理的食塩水による関節膨満そして前外側進入路の鏡視のコントロール下の器具の挿入によって遠ざけられる．

> **コツと要領**
> - 肩甲上腕関節の前方進入路に用いた手技に準じた貫通法によって前内側進入路を行ってもよい．
> - スコープは，関節の内側部で関節包に接して押し込む．次に，スコープを鈍棒に交換し，外套の正面でその後切開される皮膚に描かれた指標に向かって関節包を横切る．

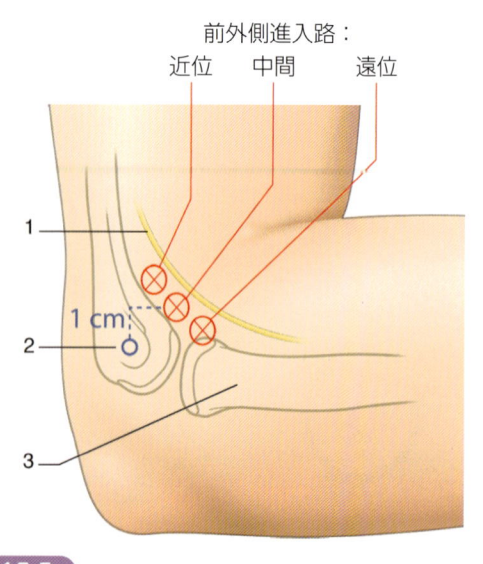

図 15.5
肘の関節鏡．側面像．
1. 橈骨神経．2. 外側上顆．3. 橈骨頭．

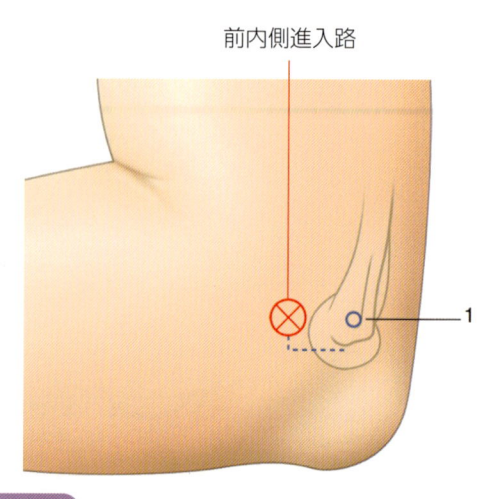

図 15.6
肘の関節鏡．内側面像．
1. 内側上顆．

適応

この進入路は，前方関節腔と橈骨頭の観察に適している．

光学進入路と器具の進入路とを交換することによって，関節のすべての前方部分の操作を行うことができる．

後方進入路

低位後外側進入路

これは，器具用とスコープ用の進入路である．

手技

患者は側臥位とし，肘を90°屈曲し，前腕を懸垂する．皮切は，橈骨頭，上腕骨小頭そして肘頭の外側縁のあいだにある無血管ゾーンのレベルで行われる（図15.7）．切開は，縦あるいは横の数mmで皮膚にとどめる．皮下の層は鉗子で解離し，次に穿刺は鈍棒をつけたスコープの外套を関節内に挿入し，前方コンパートメントの方向へ慎重に押し進める．

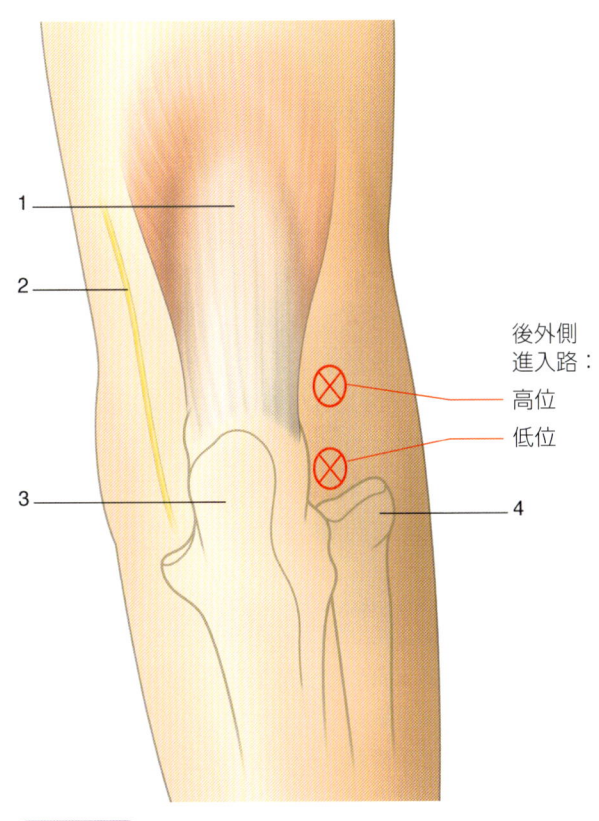

図 15.7
肘の関節鏡．後面像．
1. 上腕三頭筋腱．2. 尺骨神経．3. 肘頭．4. 橈骨頭．

適応

関節膨満のほか，この進入路は，灌流液の流入経路として，しばしば用いられる．これはまた，後外側の異物除去のための器具用の進入路としても用いられる．

スコープのための進入路としても用いれば，これは回内・回外運動で回転させられる橈骨頭の観察を可能にする．肘頭の外側縁を辿り，さらに，ときに異物の病巣となりうる肘頭窩にもアクセス可能である．

リスク

位置が表層であることによるおもなリスクは，スコープ挿入時の軟骨損傷である．そのため，鈍棒しか使用すべきでない．

> **コツと要領**
> - 膨らませる前に，肘を動かしながら，骨のレリーフをよく触れ，橈骨頭，上腕骨小頭そして肘頭の外側縁を確認すべきである．これらは，三角形を描き，肘後方の真の「ソフトポイント」である．
> - 視覚化を最良にするために，スコープの回転を利用すべきである．この運動だけで，上腕骨小頭と滑車の一部を観察することができる．

高位後外側進入路

これは，肘の後方の観察のための古典的なスコープ用の進入路である．この進入路は，三頭筋陥凹，肘頭傍溝，肘頭窩，上腕骨の後方関節面（とくに顆部），橈骨頭などの観察を可能にする．

手技

側臥位の患者で，肘を90°屈曲して前腕を懸垂し，上腕三頭筋の外側縁に皮切をおく（図15.7）．すでに述べた原則を新たに示す．
- 皮膚のみ切開．
- 鉗子による皮下の解離．
- 鈍棒．
鈍棒は肘頭上窩の方向に進める．

リスク

尺骨神経があるため，後内側アプローチは禁忌である．

手関節の関節鏡

進入路は，伸筋腱の6区画に合わせて，手関節の背側にある．

患者は背臥位とし，肘を90°屈曲し，示指，中指あるいは両指に1つあるいは2つのフィンガートラップを装着して懸垂する（図15.8）．この肢位で，肘はフリーにして上腕のレベルに重りをつけて牽引する．重りは一般に5 kgを超えないが，患者の体型による．手関節鏡用の牽引システムがある（Whippleタワー）．

1.9 mmスコープは，細く操作しやすいが，破損しやすく視野が狭い．2.7 mmスコープは，より丈夫で視野が広い．

プローブ，電動シェーバー（直径3 mm以下），鉗子あるいはトロカール（針）など他の器具も関節のサイズに適合している．

関節の膨満は，10〜15 mlの少量で得られる．進入路は皮膚のみの切開で行い，愛護的に鉗子で皮下組織を解離する．

鈍棒のみを使用し，その刺入角度は，方向，前後，橈骨窩などを考慮するため，側面X線で確認する．

取り決めで，手関節の進入路は，それが位置する腱が含まれる区画に関係して名づけられている（図15.9）．

> **コツと要領**
>
> 関節鏡の外套は，操作距離が浅いために，容易に飛び出る．スコープを安定させるためには，母指と示指のあいだで把持し，伸ばして支える中指を安定化要素とする．

橈骨手根関節への進入路（図15.10）

経路1-2

これは，付随的な器具用の進入路である．

手 技

刺入点は，長母指外転筋と橈側手根伸筋腱のあいだである．

リスク

橈骨神経浅枝とその分枝に注意する．近接している橈骨動脈の背側側副枝もリスクとなる．

経路3-4

手 技

刺入点は，長母指伸筋と総指伸筋腱のあいだで，Lister結節の遠位に触知する陥凹部である．

適 応

これは，スコープ導入のための第1の進入路である．この進入路は，橈側コンパートメントの観察を可能にする．光学進入路になりうる器具用の進入路を加える必要があり，交互に用いて関節の観察を補完する．

> **コツと要領**
>
> ■ 鈍棒の刺入角度は，第1手順の術中スコープによってコントロールされる．
> ■ 指標は，手関節の牽引後に確認すべきである．

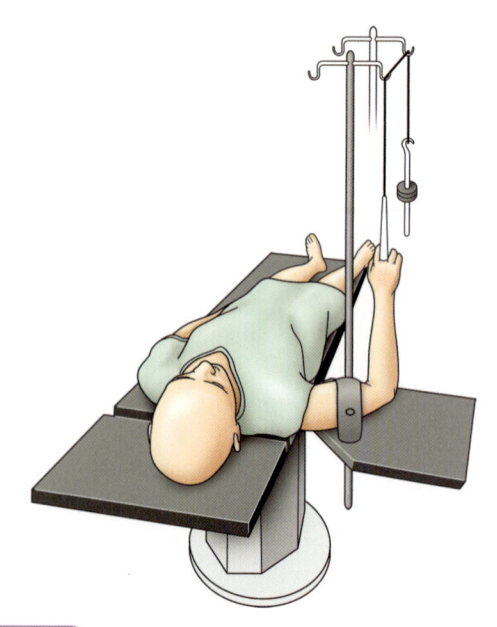

図 15.8

手関節の関節鏡． 設定．

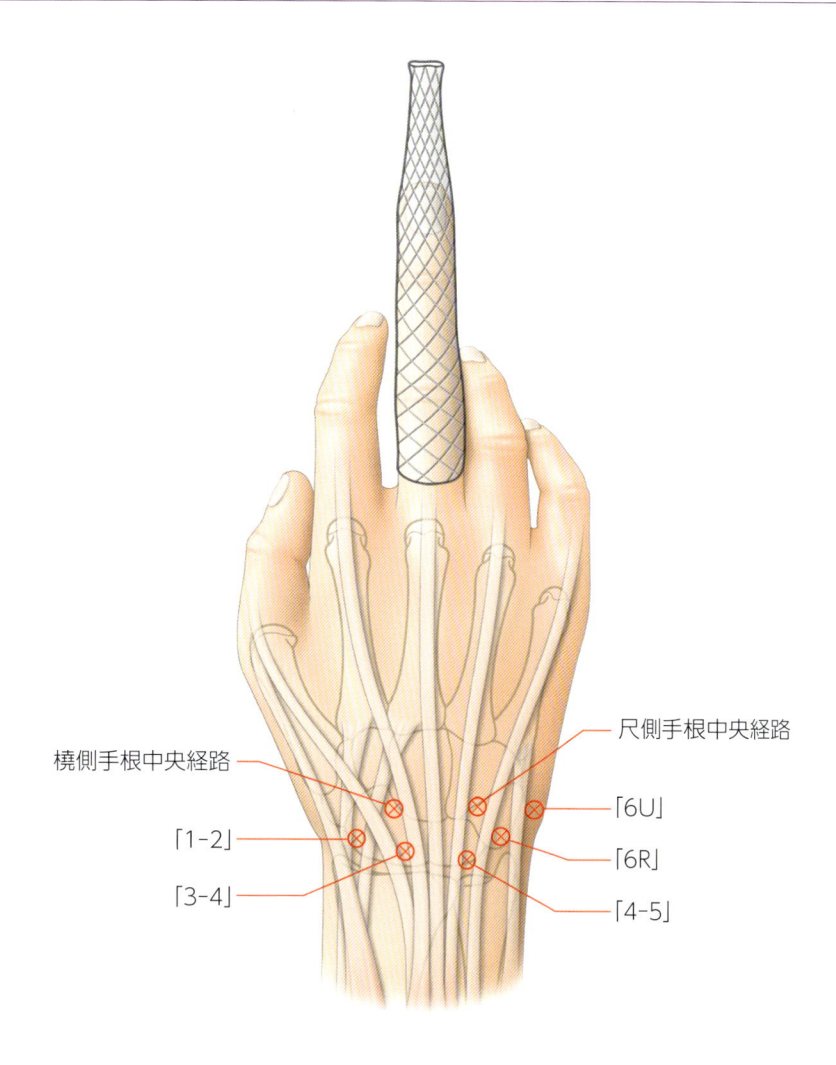

図 15.9
手関節の関節鏡. 手関節と手根中央関節への進入路.

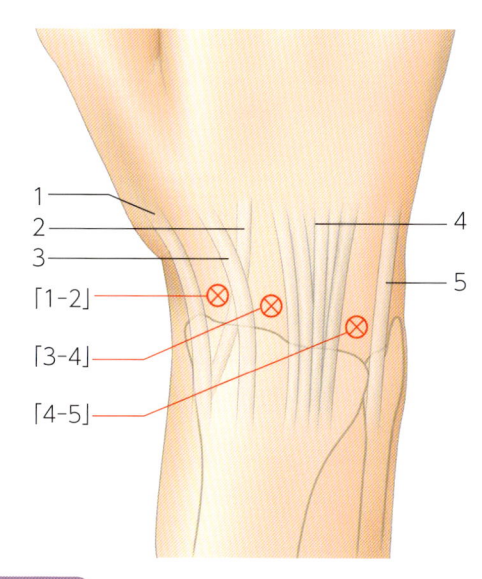

図 15.10
手関節の関節鏡. 橈骨手根関節への進入路.
1. 長母指外転筋. 2. 橈側手根伸筋. 3. 長母指伸筋. 4. 総指伸筋. 5. 固有小指伸筋.

経路 4-5

手 技
刺入点は，総指伸筋と固有小指伸筋のあいだで，経路3-4と同じレベルで触知する陥凹部である．

リスク
鈍棒の刺入角度は，軟骨を温存するために，わずかな回転運動を加えて愛護的に行うべきである．

適 応
経路4-5は，経路3-4ではよく見えない尺側コンパートメントの観察を可能にする．経路4-5と3-4の併用により，橈骨手根関節の十分な観察が可能である．

経路 6R

「R」は尺側手根伸筋の橈側を意味し，尺骨茎状突起の

尖端で，三角線維軟骨に直接アクセスできる．

経路 6U

「U」は尺側手根伸筋の尺側である．

リスク
尺骨動脈の背側枝と尺骨神経の背側枝が，潜在的なリスクである．

適 応
これは，補助的な進入路であり，とりわけ，ドレナージ孔を作る針の設置のための挿入点，あるいはピンの通過点になる．

> 手関節鏡では通常，スコープとプローブが用いられる．
> - 関節内骨折（橈骨，舟状骨）の観察と整復のコントロール．
> - 橈骨手根靱帯（舟状月状靱帯，三角線維軟骨複合体）と軟骨（橈骨関節窩，月状骨，舟状骨）などの損傷の正確な診断．
> - 治療操作の施行（骨切除，滑膜切除…）は，適合した器具（3 mm の電動シェーバー）の使用と厳密な手技を要する．

手根中央関節への進入路

一般に，橈側と尺側の 2 つの手根中央経路で十分である．手根中央関節の観察は，すべての鏡視において，靱帯の検査のため体系的に行うべきである．

生理的食塩水で関節を膨満させたあとでは解剖学的指標が消失するので，牽引下の手関節に対して，関節を膨満させる前に，使用したい進入路を確認しておくことが望ましい．

皮膚のみを切開し，鈍棒をつけたスコープの外套を挿入するために，皮下組織を鉗子で解離する．

> **コツと要領**
> 鈍棒の刺入角度は，第 1 手順の術中スコープによってコントロールされる．

橈側手根中央経路

これは，本質的にスコープ用の進入路である．

手 技
刺入点は，橈骨手根関節鏡の経路 3-4 に対して 1 cm 遠位になる．これは，第 2 中手骨の軸上に位置すべきである．そこでは，舟状有頭間隙に相当する陥凹が触知される．

適 応
橈側手根中央経路は，舟状大菱形小菱形靱帯と舟状骨・有頭骨・月状骨の間隙の観察を可能にする．
これは，手根中央関節の主要な経路である．

尺側手根中央経路

これは，むしろ器具用の進入路である．

手 技
刺入点は，橈骨手根関節鏡の経路 4-5 より約 1.5 cm 遠位になる．皮切は，有鉤三角間隙内で，総指伸筋の尺側縁におく．

適 応
有鉤三角間隙の観察のためのプローブの通過．

第16章

下　肢

本章の内容

股関節の関節鏡	**138**
前外側進入路	138
外側進入路	139
膝の関節鏡	**140**
前方上外側進入路	140
前外側進入路	140
前内側進入路	141
Gillquist の経腱進入路	141
上内側進入路	141
後内側進入路	142
足関節の関節鏡	**144**
前外側進入路	144
前内側進入路	145

股関節の関節鏡

　関節の深さ，解剖学的変異そして牽引設置が，挿入点の正確な目標を困難にしている．そのため，垂線によって分離される進入路の3つのゾーンについて述べる．
- 前方ゾーン．上前腸骨棘を通る垂線の内方で，これは実際，禁忌のゾーンである．
- 前外側ゾーン．この垂線と大転子の前縁を通る垂線のあいだに位置する．
- 外側ゾーン．後者の垂線の外方に位置する．

　股関節の関節鏡は，背臥位で行われる．鏡視は関節離開によって容易になるので，整形外科牽引手術台を用いる（図16.1）．全身麻酔にクラーレ麻酔を加えると，牽引を減らすことができる．ある種の操作や患者には適応されないが，理想的には1時間，35 kgを超えないようにすべきである．

　機材として，4 mmの標準的なスコープを用いることが最も多い．肥満した患者には，ときに長いバージョンを要する．

コツと要領
- 鈍棒の刺入角度は，第1手技の術中スコープによってコントロールされる．
- 20～40 mlの生理的食塩水，さらに数リットルの空気（ネジ付アダプターとフィルター付の60 ml注射器）で関節を膨満させるのに長いカテラン針あるいは細い生検トロカールを用いる．

前外側進入路

　前外側経路は，基準のスコープ用経路である．というのは，最も直接的で安全確実な経路であるからであり，したがってスコープの動きが軽度可能である．

手　技

　指標は，恥骨上縁と大転子の頂点を結ぶ水平線と上前腸骨棘を通る垂線で構成される．刺入点は，2つの線の交点と大転子塊の中点に位置している（図16.2）．下肢での一定の前捻（膝蓋骨により具現化）と牽引に応じて，鈍棒を付けた外套を上方へ向ける．引き続き，スコープに進む．

コツと要領
- 軟部組織の厚さを考えて，最適でない刺入の場合，新たに刺入する前に外套をすべて抜いて，刺入角度を修正すべきである．
- 例外的に，股関節の関節包の抵抗は，鋭棒を必

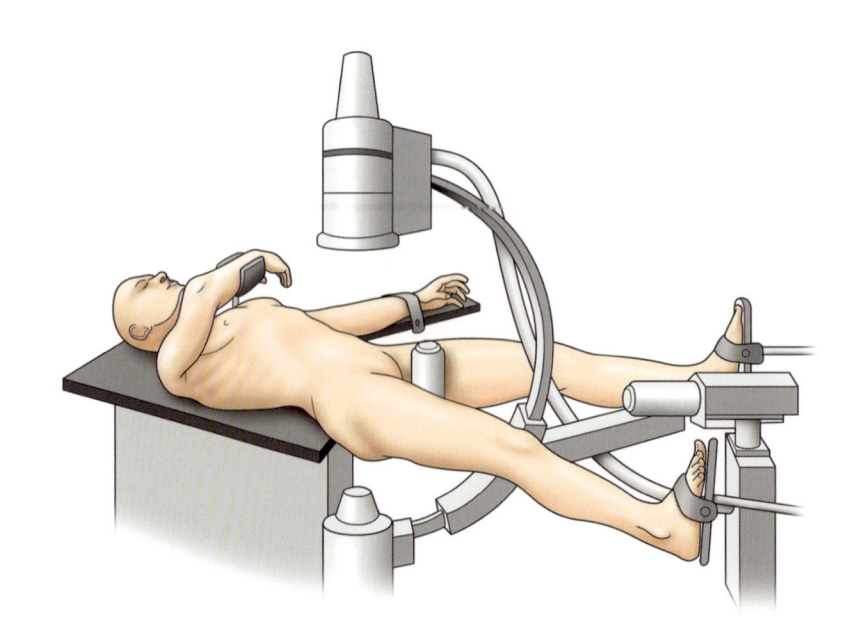

図 16.1
股関節の関節鏡． イメージと整形外科牽引手術台の設定．

図 16.2

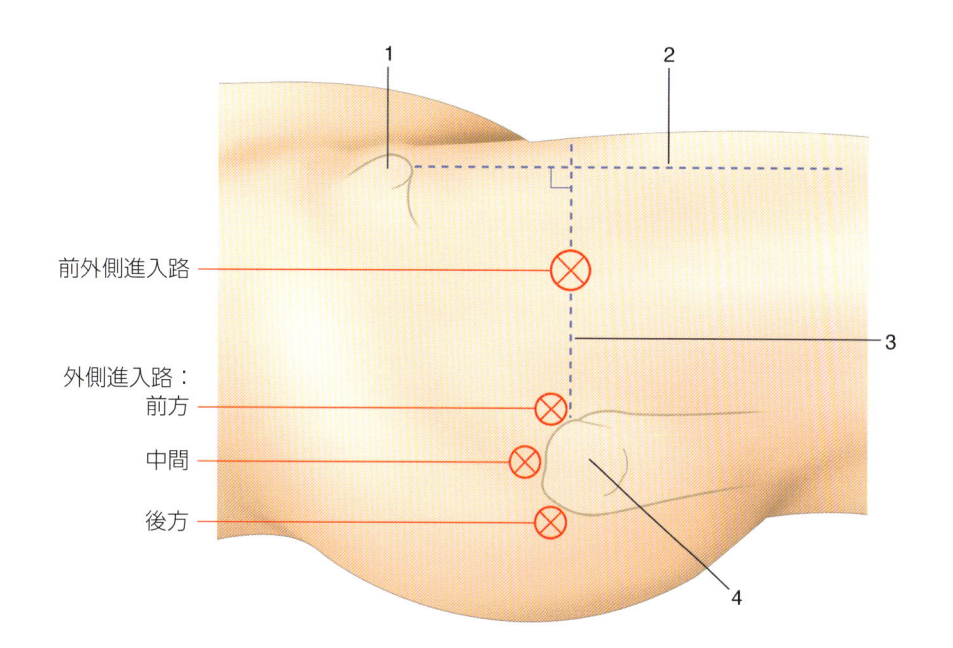

股関節の関節鏡. 股関節への進入路.
1. 上前腸骨棘. 2. 上前腸骨棘から生じる垂線. 3. 恥骨と大転子塊を結ぶ水平線. 4. 大転子塊.

要とするが，常に慎重に行うべきである．

リスク

潜在的リスクは神経であり，大腿外側皮神経だけでなく，長すぎたり，大きすぎたりする牽引によって陰部神経も損傷される．会陰の支持器には十分なクッションを入れておくべきである．

適応

これは，基準のスコープ用経路であり，寛骨臼蓋の軟骨，臼蓋唇の前上方部分，大腿骨頭の一部，滑膜などの観察が可能である．視野は，一時的な牽引の増加やときに大きな視野角（70°）の使用で拡大できる．

外側進入路

手技

いくつかの刺入点がある（図 16.2）．
- 前方刺入点．大転子の前上方角のレベルに位置し，中殿筋の前方線維束を横切る．
- 中間刺入点．中殿筋の上縁中央に位置し，中殿筋の中央を横切る．
- 後方刺入点．中殿筋の後方角のレベルに位置している．

コツと要領

- 前方刺入点では，関節へ到達するのに，大腿骨頸部をそっとたどってもよい．
- 前外側進入路は，器具用の経路にもなりうる．

リスク

潜在的リスクは神経である．後方刺入点からの挿入で，鈍棒を下方へ傾斜したり，殿部へ向けたりすべきでない（坐骨神経）．

適応

外側からのスコープ用経路と前外側からの器具用経路の併用で次のことができる．
- 関節の洗浄．
- 滑膜生検．
- 異物の摘出．
- 軟骨と臼蓋唇の観察．

臼蓋唇手術や頸部・臼蓋インピンジメントの処置は，股関節鏡の確実な手技を要する．

膝の関節鏡

膝は関節鏡が，最も容易にアクセスできる関節である．前方進入路によって，容易な観察が可能である．靱帯後方の経路はより難しいが，後方コンパートメントの観察に有用である．

手術操作の前に，膝蓋骨の位置と可動性を明らかにし分析しておくべきである．一方，刺入点は，施行する操作（半月の後角，靱帯再建…）に応じて予測しておくべきである．予定される操作はまた，患者の体位や大腿を固定して関節裂隙拡大のストレスをかける装置（arthro-stress）の使用を条件づける．

4 mmのスコープと30°の視野角は，ほとんどすべての状況に対応可能である．関節ポンプの使用は，多少とも洗練され，快適であるが，必須ではない．

患者の病歴は，注意深く記載しておくべきである．というのは，これら（反復された関節鏡，滑膜切除，関節炎…）が挿入困難をきたす可能性があるからである．

前方上外側進入路

手 技

この経路は，過伸展位の膝で行われる．刺入点は，手で外側に突き出させる膝蓋骨の骨レリーフ下の膝蓋骨上縁に位置している（図 16.3）．皮切は尖刃の刃で行う．鈍棒は，膝蓋骨上縁と平行に，大腿四頭筋下嚢に向かってそっと押し込む．

適 応

これは，とりわけ生理的食塩水の流入に用いられる経路であり，大腿骨外側顆側面に到達するためのスコープ用経路としても用いられる．

> **コツと要領**
>
> 膝関節を膨満させるために，この経路で始めれば，他の前方進入路は確認するのが，よりたやすくなる．というのは，これらは圧によって輪郭がはっきりするからである．一方，関節包は軟骨表面から遠ざけられ，前方穿刺は軟骨に対してより安全となる．関節の膨満は，通常のカテラン針と生理的食塩水で確保される．

前外側進入路

前外側進入路は，必須なスコープ用経路である．

手 技

膝を少なくとも70°屈曲させて行う．刺入点は，内方に膝蓋腱，遠位に外側脛骨プラトーの上縁，そして外方に大腿骨外側顆で境界される三角の真ん中に位置している（図 16.4）．切開は，細い尖刃で刃を上方へ向けて縦におく．水平切開も行われる．まっすぐの鉗子を用いて，

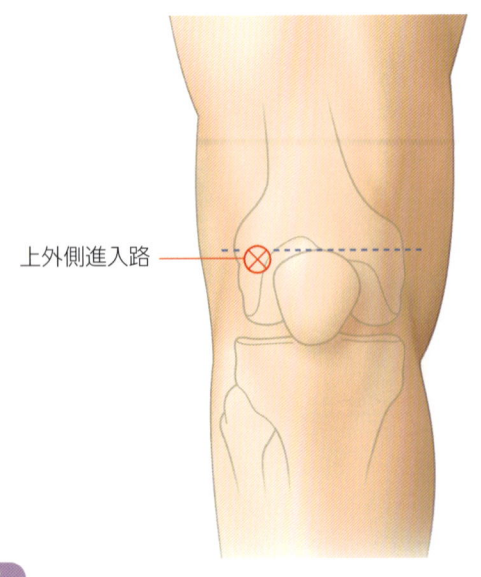

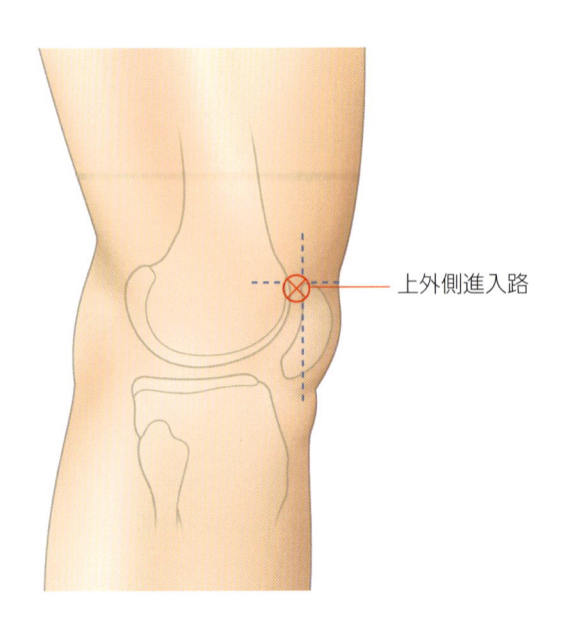

図 16.3
膝の関節鏡．上外側進入路．

関節包の通路を拡大する．鈍棒をつけたスコープの外套を顆間切痕の方向へ挿入する．関節包を通過後，膝を伸展し，外套を膝蓋大腿間隙を通過し，大腿四頭筋下嚢に向かってそっと押し込む．

リスク

リスクは，低位すぎる切開による半月損傷とコントロール不良の穿刺による軟骨損傷である（図 16.5, 6）．

> **コツと要領**
> - 最初に関節包を膨満させると，軟骨損傷のリスクが減る．
> - やや高位の切開は，半月損傷の危険性が少ない．万一の場合，皮切を遠位へ延長できる．このことは，水平切開では矯正が困難である．

変 法

切開部位は変更できる．膝蓋腱に近くすると，顆間切痕の観察が良好になる．より低位の切開では，後方の半月部分（とくに内側半月）の接線方向の観察が可能になる．

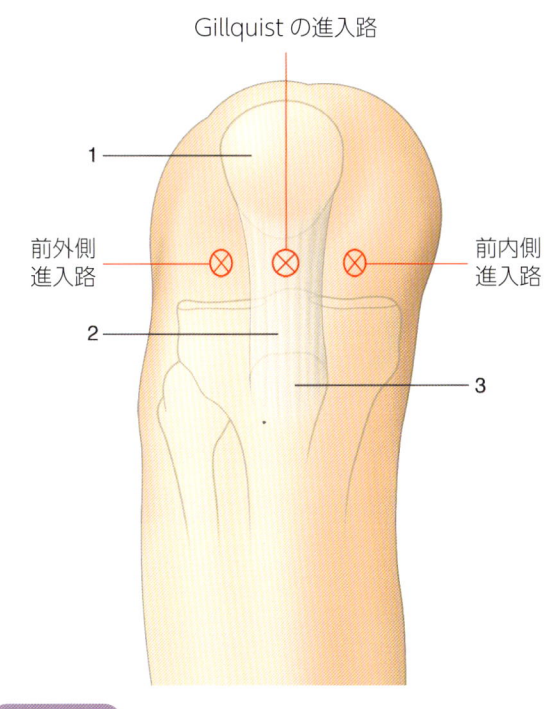

図 16.4
膝の関節鏡．前方進入路．
1. 膝蓋骨．2. 膝蓋腱．3. 脛骨結節．

前内側進入路

前内側進入路は，必須な器具用の経路である．

手 技

この進入路は，膝蓋腱に対して，前外側進入路と対称的である（反対の三角）．それでも，これは鏡視のコントロール下に行われる．スコープ用経路による透過光が，刺入点を決定させ，その行程はカテラン針で具現化される．したがって，狭い尖刃で皮膚を，先端が視野に現れるまで切開することができる．まっすぐの鉗子を用いて，関節包の通路を拡大するのは有用で，器具（プローブ，鉗子，電動シェーバー…）の通過を容易にする．

> **コツと要領**
> - 前内側経路は，とくに内側半月の後方部分にアクセスするためには，最良の状態で行われるべきである．多くの「硬い」膝では，おおよその刺入点となる（図 16.5, 6）．

Gillquist の経腱進入路

これは，操作が3つ目の進入路を必要とする場合，優れた補助経路である．膝蓋腱を横切る器具の繰り返しの通過を避けて，スコープ用経路にするべきである．術者は他の2つの前方経路とともに三角形を形成して観察できる．

手 技

刺入点は，膝蓋腱の真ん中で，内外側経路を結ぶラインのレベルになる．一般に膝蓋骨の先端から5〜10 mmである．

> **コツと要領**
> この進入路を行う前に，ときに脂肪褥帯の容積を減らすために，電動シェーバーが必要になる．膝の側面X線像の注意深い検討は，膝蓋骨高位の分析を可能にする．

上内側進入路

これは，上外側進入路に対称的な経路である．

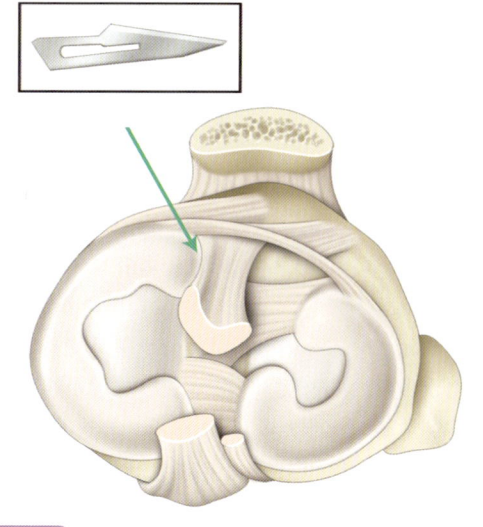

図 16.5
膝の関節鏡．刺入角度，前内側進入路，水平面像．

手 技
　これは，過伸展位の膝で行われる．刺入点は，手で内側に突き出させる膝蓋骨の骨レリーフ下の膝蓋骨上内側縁に位置している．皮切は尖刃の刃で行う．鈍棒は，膝蓋骨上縁と平行に，大腿四頭筋下嚢に向かってそっと押し込む．

適 応
　前内側経路とともに，これは鏡視のコントロール下に，大腿骨内側顆側面の清掃を可能にする．

後内側進入路

　これは，内側の靱帯後方の鏡視のコントロール下に行われる（図 16.7）．この進入路は，内側半月の後角と後節，顆間隆起後方，後十字靱帯の脛骨付着部の良好な視野が得られる．

手 技
　この経路は，鏡視のコントロール下に行われるべきである（図 16.8）．スコープを膝 90°屈曲位で，内側顆の後方領域が見えるまで，顆間切痕へ挿入する．カテラン針を内側側副靱帯の後方で，鏡視の視野に現れるまで刺入する．針に接して皮膚を切開し，次にまっすぐの鉗子で，関節を貫くまで針の行程を広げる．

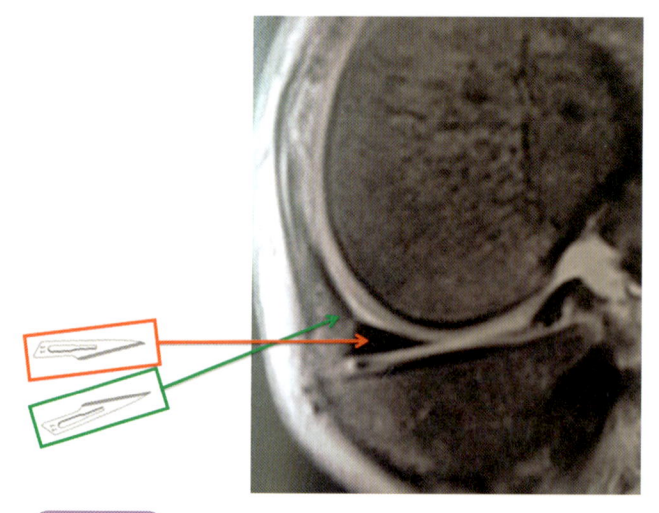

図 16.6
膝の関節鏡．刺入角度，矢状面像．
緑色：11 番メスは上方へ斜めで，刃も上方へ向けて，半月の前方部分を損傷しないようにしている．赤色：水平すぎる刺入で，かつ刃の部分も下方へ向き，半月の前方部分を損傷する可能性がある．

> **コツと要領**
> - 針をやや後方に刺入し，器具の通過の際は，内側顆のかさに干渉されないように前方へ向けるのが好ましい．
> - もしも，この経路が器具とスコープで交互に使用されるならば，肩の関節鏡で用いられるようなカニューレを残すことが望ましい．

適 応
　おもな適応は，後十字靱帯の再建，内側半月の辺縁病変の修復などである．

リスク
　リスクは，もちろん膝窩要素に伴う神経血管である．すべての器具は，鏡視のコントロール下に挿入し，使用すべきである．

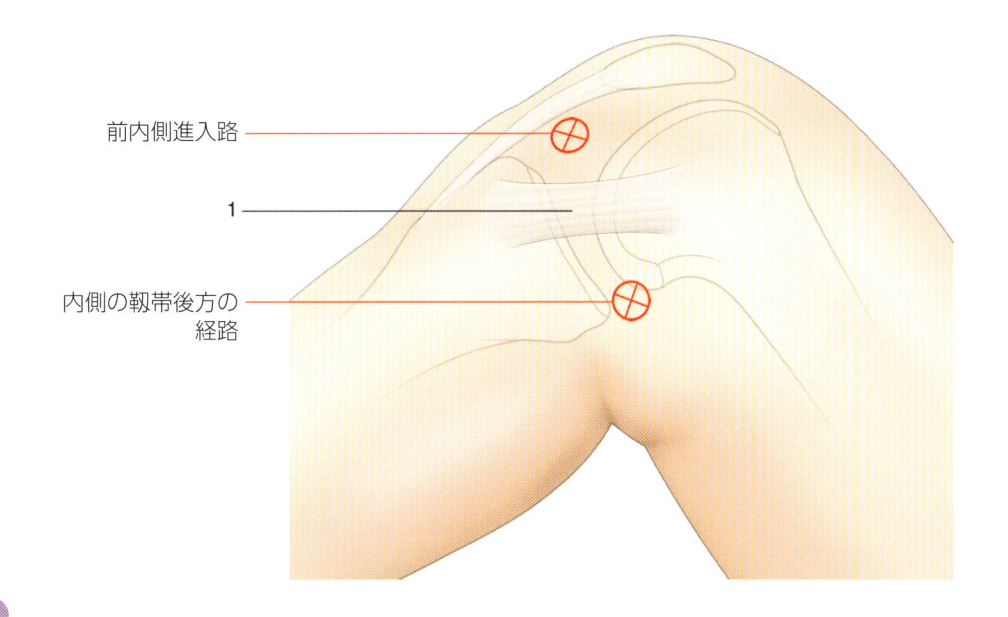

図 16.7

膝の関節鏡． 後内側進入路：内側の靱帯後方の経路．
1. 内側側副靱帯．

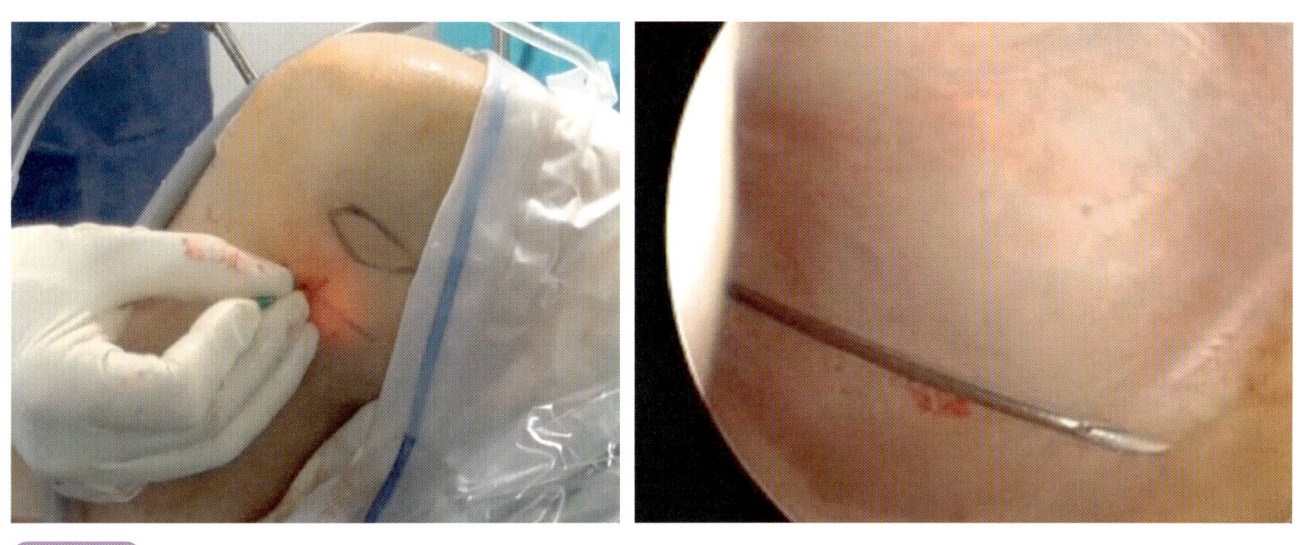

図 16.8

膝の関節鏡． 後内側進入路：内側の靱帯後方の経路．この経路は，鏡視のコントロール下に行われるべきである：カテラン針の刺入．

足関節の関節鏡

　足関節の関節鏡は，関節離開を要し，完全に弛緩した患者（全身麻酔とクラーレ麻酔）でより容易に施行できる．この関節離開は，用手的あるいは器具（機械的牽引あるいは帯紐）でできる（図16.9）．空気止血帯は下腿に装着すべきでない．というのは，下腿三頭筋に作用して尖足位になるからである．前内側と前外側進入路は，足関節のほとんどすべての観察を可能にする．これらは，交互にスコープ用と器具用の経路となる．

　4 mmの標準的なスコープが最も用いられるが，足関節用の短いバージョンもある．

　もちろん，骨のレリーフを描き，関節を膨満させる前に刺入点を確認しておくべきである．

前外側進入路

手　技

　患者を背臥位とする．踵は手術台の先端より少し挙上する．殿部の下にクッションを入れ，生理的外旋を矯正して，両果が同一平面にくるようにする．

　外果のレリーフとともに，総趾伸筋の外側縁（あるいは腓骨前方）を描く．低い位置から，浅腓骨神経を見出すように試みるべきである（図16.10）．

　次に，10〜15 mlの生理的食塩水で関節を膨満させる．

　皮切は皮膚のみで，皮下を鉗子で関節包まで拡大し，鈍棒を付けたスコープの外套を挿入する．

　通常のカテラン針が，この段階でドレナージの役を果たす．

コツと要領

- イメージの使用は，最初の操作を容易にする．
- 腱の確認は，患者に麻酔がかかる前に行い，足と趾を動かさせて直視下で触診する．

リスク

　リスクは，浅腓骨神経に代表される．

　局所静脈麻酔は，刺入路の正面の静脈怒張のため妨げになりうる．

　大きすぎる，あるいは長すぎる牽引の使用は，術後に複合性局所疼痛症候群をきたす危険がある．

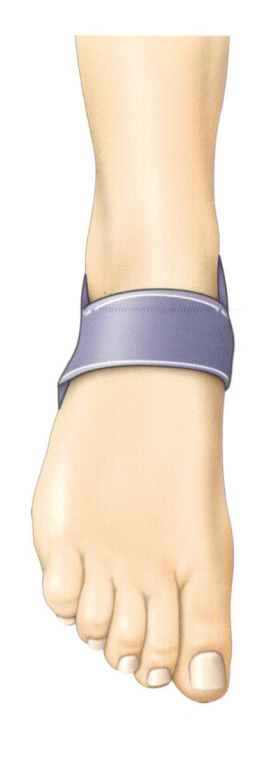

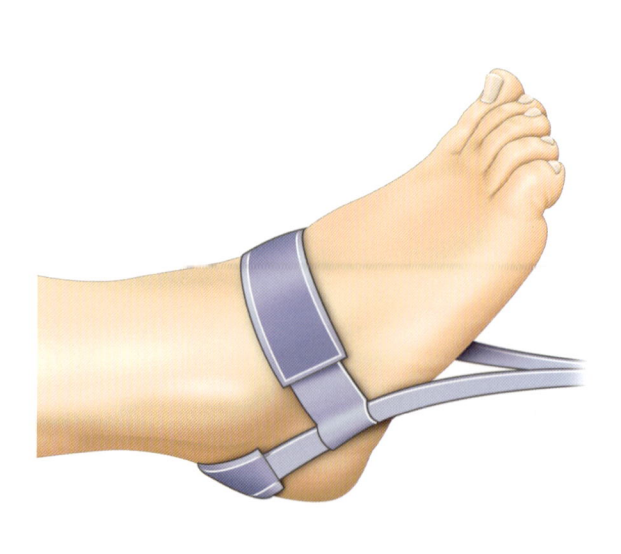

図 16.9

足関節の関節鏡． 帯紐による牽引．

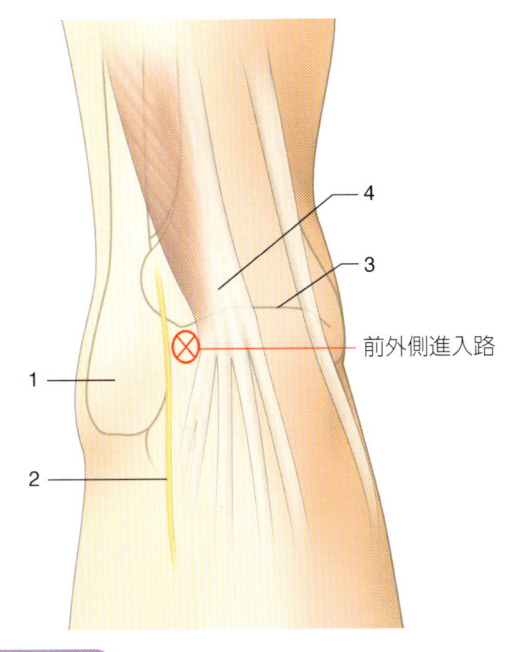

図16.10
足関節の関節鏡．前外側進入路．
1. 外果．2. 浅腓骨神経．3. 関節裂隙．4. 総趾伸筋．

図16.11
足関節の関節鏡．前内側進入路．
1. 内果．2. 前脛骨筋．3. 関節裂隙．

適応

この経路は，距腓関節の観察，とりわけ外側側副靱帯損傷による前方線維束の嵌頓を明らかにできる．

前内側進入路を併用して，距腿関節への介入を可能にする．

前内側進入路

この経路は，前外側進入路と交互に，器具用とスコープ用の経路になりうる．

手技

患者は前者と同じ背臥位とする．指標も関節を膨満させる前に描いておく．関節裂隙と内果を確認しておくべきである（図16.11）．皮膚だけの切開を，前脛骨筋腱の内側縁におく．まっすぐの鉗子で，皮下を関節包に触れるまで解離する．次に，鈍棒を付けたスコープの外套を関節内へ挿入する．

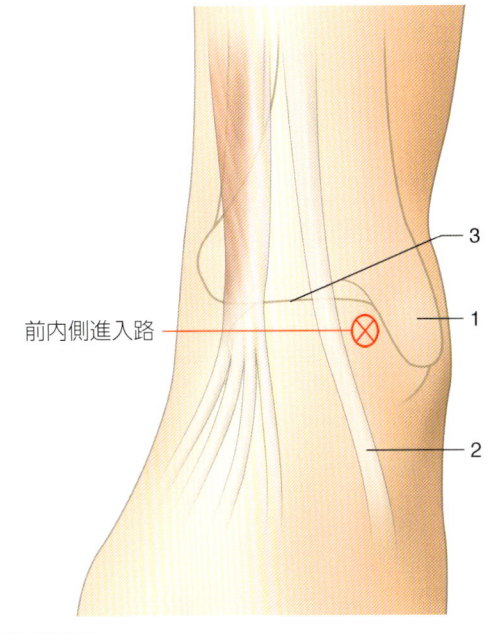

コツと要領

この経路が，前外側経路のあとに行われる場合，前内側経路の行程は，透過光によって確認できる．次に，鏡視のコントロール下で関節内に挿入するカテラン針で具現化される．

リスク

おもなリスクは，内伏在静脈と伏在神経に代表される．最初の進入路が前外側経路のときは，透過光で静脈を確認し，回避できる．電動シェーバーの使用は，すべての損傷を避けるために，切除部を関節面へ向けて行うべきである．

牽引は，距腿関節を拡大するが，神経血管要素と腱を関節包に近づける．電動シェーバーを使用するときは，このことを考慮すべきである．

適応

前外側経路と併用して，この経路は，距骨ドームの観察（十分な牽引とともに），異物の除去そして足関節の洗浄などを可能にする．関節面の新鮮化の操作（関節固定）は，しばしば一貫して長い牽引を要する（経踵骨，創外固定，機械的牽引）．

索 引

数字・外国語

Arnold の後頭神経　122
axe viscéral　120
bandelettes prétendineuses　109
butée coracoïdienne　4
C1〜C7 頸椎後方　120
C1 後弓　121
C2〜C7 の棘突起　121
C3〜C5　122
C3〜C5 の棘突起　120
ciseaux fermés　64
Cleland 靱帯　48
DIP　52
effet de décoaptation　5
Gerdy 結節　78
gouttière du pouls　37
Hoffa の脂肪靱帯　78
Kaplan 線維　72, 78
L1　123
L5 の棘突起　120, 123
le nerf circonflexe　4
ligament épitrochléo-olécranien　18
ligne arquée　69
Lister 結節　42, 134
　　──の尺側縁　40, 42
MP　53
nerf inférieur　15
nerf supérieur　15
Neviaser の進入路　130
PIP　52
point d'angle postéro-externe　80
point d'angle postéro-interne　82
Th11/12 の関節　120, 123
Th12　123
Th12/L1 の関節　120, 123
tubercule infracondylaire　78

あ

アキレス腱　102, 103, 105
アキレス腱腱鞘　103

い

陰部神経　139

う

烏口肩峰靱帯　5, 130
烏口肩峰スペース　6
烏口突起　4, 129
　　──の移行　4
　　──の外縁　129
　　──の外側縁　129
　　──の外方　129
　　──の上外側縁　129
　　──の隆起　4
烏口腕筋　4

え

腋窩神経　4, 6, 7, 8
遠位指節間関節　48, 52, 54
遠位手首皮線　36
遠位手掌皮線　36, 51
遠位掌側手首皮線　37, 38
遠位橈尺　45
遠位橈尺関節　43

お

横足根関節　97, 108, 109
横中足靱帯　111

か

外果　97, 100, 108
外果後方の溝　92
下位頸椎　120
回旋筋群　129
外側腋窩間隙　8
外側下膝動脈　78
外側脛骨プラトー　140
外側広筋　64, 65, 72
　　──の腱付着部　64
　　──の前方線維　62
　　──の付着部　62, 78
外側種子骨　111
外側上顆　131
外側上膝動脈　72, 78
外側足底神経の趾終末　109
外側足背皮神経　97, 108, 109
外側側副靱帯　78, 79, 80
外側大腿回旋動脈　60
外側大腿皮神経　60
外側半月　78, 79
外側腓腹神経　92
外側腓腹皮神経　101
解剖学的タバコ窩　43
海綿骨　116
下顆結節への付着部　78
顆間切痕　142
顆間隆起後方　142
下甲状腺動脈　120
下後腸骨棘　65
下伸筋支帯　97, 108
下前腸骨棘　60
鵞足　81
　　──の筋付着部　80

鵞足筋群　81
下腿筋膜　88, 90, 92, 97
下腿三頭筋　103, 144
下腿の筋腱　88
肩の脱接着効果　5
滑車　18
滑車上肘靱帯　18
滑膜　139
顆部橈骨接合部　131
果部のレリーフ　97
寛骨臼蓋　139
関節窩　4, 7, 129
関節唇　129
関節突起の後面　121
関節裂隙　129

き

気管　120
臼蓋　67
　　──の後柱　69
臼蓋唇　139
弓状線　69
胸管　120
胸鎖乳突筋　120
胸椎　121, 122
胸膜頂　120
胸腰椎の横突起　123
棘下筋　8, 9, 129
棘筋　123
棘上筋　4, 129, 130
棘突起　123
棘突起側面　121
距骨下関節　97, 109
距舟関節　108
ギヨン管　37, 39, 40
近位指節間関節　48, 52, 54
筋皮神経　4, 12, 129

く

クーパー鋏　64
屈筋腱腱鞘　109

け

脛骨　81, 88, 91, 102, 103
脛骨遠位端部　101
脛骨近位骨幹端　88
脛骨結節　76, 78, 79, 80, 88
　　──の外側縁　77
脛骨結節前面　77
脛骨後面　91, 101
脛骨骨幹部　79, 88, 90, 91, 93
脛骨骨膜　100

脛骨神経　81
脛骨稜　88
頚椎　121
頚動静脈束　120
脛腓間隙　91, 101
脛腓間溝　97
脛腓骨　93
頚部ひだ　120
月状骨　41, 136
肩甲下筋　4, 129
　　——の上縁　129
肩甲棘　6
肩甲骨頚部　7
肩甲上神経　129
肩甲上腕関節　4, 7, 8, 129, 132
肩甲舌骨筋　120
肩甲切痕　129
肩鎖関節　5, 130
腱板　4, 6
肩峰　5, 130
　　——の外側縁　130
　　——の後外側角　129
　　——の前内側縁　130
肩峰下滑液包　129, 130
肩峰端　5

こ

後外側関節側隅角の靱帯　80
後脛骨筋　92, 101
後脛骨筋腱　102
後脛骨神経血管束　92, 102
後脛骨動脈　103
後骨間神経　42
後十字靱帯　82, 142
　　——の脛骨付着部　79, 142
甲状腺　120
後殿筋線　116
後頭骨後面　121
後頭静脈叢　121
後内側関節側隅角の靱帯　82
広背筋の腱　8
後方の距骨下関節　108
股関節　60, 62, 65
　　——の後面　67
骨盤転子部筋群　66, 67
骨盤転子部領域　66, 67
骨皮質のふた　116
固有示指伸筋腱　40
固有小指伸筋　135

さ

鎖骨　5
坐骨棘　67
坐骨孔　67
坐骨神経　62, 66, 67, 139
鎖骨-大胸-腋窩筋膜　129
鎖骨大胸筋筋膜　4
三角筋　4, 5, 6, 8, 9, 12, 129, 130

三角筋下滑液包　4
三角筋胸筋溝　4, 129
三角筋大胸筋　12
三角筋大胸筋溝　12, 14
三角靱帯　45
三角線維軟骨　136
三角線維軟骨複合体　136
三関節　109
三頭筋陥凹　133

し

趾間ひだ　110
指骨　48
指骨骨線維管内の屈筋腱　48
指骨骨線維管内の伸筋腱　48
指骨線維溝内の腱　48
指骨線維溝の第1輪状プーリー（A1）　51
指伸筋　18
指節間関節　52
指節骨　48, 53, 54
膝蓋下脂肪体　78
膝蓋腱　140, 141
　　——の近位付着部　76
膝蓋骨　60, 72, 76, 77, 78, 138, 140
膝蓋骨外上縁　140
膝蓋骨上縁　140, 142
膝蓋骨上内側縁　142
膝蓋前線維　78
膝蓋大腿間隙　141
膝窩筋腱　80
膝窩腱　78, 79
膝窩動静脈　82
膝窩動脈　80, 81, 82
膝窩部の血管神経　82
指皮線　48
脂肪靱帯　141
尺側手根屈筋　18, 30, 39
尺側手根屈筋腱　43
　　——の橈側　39
　　——の橈側縁　39
尺側手根伸筋　18, 20, 25, 30, 135, 136
尺側手根伸筋腱　43
尺骨　45
　　——のレリーフ　43
尺骨遠位端　43
尺骨茎状突起　31, 135
尺骨血管神経束　39
尺骨鉤状突起　21, 132
尺骨骨幹部全長　30
尺骨神経　12, 14, 18, 20, 23, 39, 54, 124, 133
　　——の手背枝　30, 42, 43
　　——の背側枝　136
尺骨神経血管束　39
尺骨頭　43
　　——と橈骨茎状突起を結ぶ線　40
尺骨動脈　39
　　——の背側枝　136

尺骨稜　22, 25, 30
舟状月状靱帯　41, 136
舟状骨　37, 42, 136
　　——の近位極　41
舟状大菱形関節　43
舟状大菱形小菱形関節　43
　　——の正面　43
舟状大菱形小菱形靱帯　136
舟状有頭間隙　136
手関節　45
　　——の区画　42
　　——の屈筋腱　36
　　——の背尺側縁　43
手関節背側　41
手根管　37
手根間靱帯　40
手根骨　40, 45
手根伸筋　18
手根中央関節　136
手掌手首皮線　31
手背　52
上位頚椎　120
小円筋　8, 9, 129
消化管軸　120
上甲状腺動脈　120
上後腸骨棘　67, 116
踵骨　108, 109
踵骨付着部　97
小指外転筋　39
小指球　39
上伸筋支帯　97
上前腸骨棘　60, 62, 138
掌側手首皮線　36, 37, 39
掌側橈骨手根靱帯　37
小殿　60, 64
上殿神経　62, 65
上殿神経血管束　116
上殿動静脈束　67
上殿動脈　116
上殿皮神経　116
小伏在静脈　82, 101
踵立方関節　108
上腕筋　12, 21
上腕骨　4, 6, 12, 14, 18
　　——の後方関節面　133
上腕骨外側上顆　18, 25, 28
上腕骨顆上部　20
上腕骨滑車　21, 132
上腕骨顆部　18, 132
上腕骨骨幹部　12, 14
上腕骨小頭　133
上腕骨頭　7, 129
上腕骨内側上顆　18
上腕骨へら状部　18, 23, 25
上腕三頭筋　8, 15, 18, 21, 22, 23, 25, 30
　　——の外側縁　133
上腕三頭筋外側頭　15, 18
上腕三頭筋腱　22
上腕三頭筋長頭　8, 15
上腕三頭筋内側頭　18

147

──の下神経　15
　　──の上神経　15
上腕深動脈　15
上腕動静脈　12, 14, 18
上腕動脈　21, 132
上腕二頭筋　12, 21
上腕二頭筋腱　28
上腕二頭筋腱膜　21
上腕二頭筋溝　21
上腕二頭筋短頭　4
上腕二頭筋長頭　129
上腕二頭筋長頭腱　129
食道　120
深横中足靱帯　111
深頚筋膜　120
深指屈筋　20
深掌動脈弓　39

■せ

正中神経　12, 14, 18, 21, 36, 37, 132
正中神経掌側皮枝　36, 37
脊椎溝　121
舌下神経　120
舌骨下筋　120
浅横中足靱帯　109
前脛骨筋　88
前脛骨筋腱　88
　　──の内側縁　145
前脛骨血管束　97
前脛骨神経血管束　88, 96, 97
前脛腓靱帯　97
浅指屈筋　28
浅掌動脈弓　36, 37, 39
浅腓骨神経　92, 96, 97, 144
前方の距骨下関節　108
前腕筋膜　28, 36, 37, 39
前腕屈筋群共通腱　21
　　──のレリーフ　21

■そ

総頚動脈　120
総指伸筋　18, 28, 135, 136
総趾伸筋の外側縁　144
総指伸筋腱　40, 134
総腓骨神経　78, 80, 82, 92
僧帽筋　121
足関節　96, 97, 100, 102
　　──の後方関節包　103
足関節前方靱帯　96
足関節前面　97
足根洞　108
足底筋　103
足背静脈弓　111
足背動脈　97
側副神経血管束　48

■た

第1区画の伸筋腱　42
第1趾間の足底神経血管　111
第1趾骨　111
第1腰椎　123
第5中足骨の茎状突起　108
第12胸椎　123
大円筋　9
大円筋-広背筋の共同腱　8
大胸筋　4
大結節　4
第三腓骨筋腱　108
大腿　78
大腿外側皮神経　139
大腿筋膜張筋　60, 62, 78
　　──の筋膜鞘　60
大腿筋膜の腸脛靱帯　67
大腿骨遠位骨幹端　81
大腿骨遠位端　72
大腿骨外側顆　140
大腿骨外側顆側面　140
大腿骨顆部　67, 72
大腿骨近位　65
大腿骨頚部　139
大腿骨頚部前面　62
大腿骨後顆　78
大腿骨骨幹部　65, 72
大腿骨軸　67
大腿骨頭　139
大腿骨内顆　80
大腿骨内側顆側面　142
大腿四頭筋　76
大腿四頭筋下嚢　140, 141, 142
大腿四頭筋腱　78
大腿神経　65
大腿神経血管束　62
大腿直筋　60
　　──の直頭　60
　　──の反転頭　60
大腿二頭筋　82
　　──の内縁　82
　　──の付着腱　78
大腿二頭筋腱　79
大腿方形筋　66, 67, 69
大殿筋　64, 66, 116
大転子　62, 64, 65, 67, 72, 138
大伏在静脈　80, 81, 88, 91, 101
大菱形骨　42
大菱形中手関節　37, 38, 39, 43
大菱形面　38
多裂筋　123
短趾伸筋　97, 108
短小指屈筋　39
短腓骨筋腱　97
短母指外転筋　38, 39
短母指伸筋　28, 32
短母指伸筋腱　43

■ち

恥骨上縁　138
中位頚椎　120
肘関節　18, 18, 28
中間足背皮神経　108
肘筋　18, 25
中頚筋膜　120
中甲状腺静脈　120
中手骨　53, 54
中手骨基部　38
中手骨頭　53
中手指節関節　53, 54
　　──の遠位　38
　　──のプーリー　51
肘正中皮静脈　21
中足骨頚部　110
中足骨頭　109
中足骨頭部　110
中足趾節関節　109
　　──のレリーフ　109
中殿筋　60, 62, 64, 65
　　──の斜走線維　62, 65
　　──の前方線維束　139
肘頭　22, 23, 25, 30, 132, 133
肘頭窩　133
肘頭上窩　133
肘頭傍溝　133
長頚筋　120
腸脛靱帯　64, 65, 72, 78
腸脛靱帯結節　78, 79
腸骨　80
腸骨翼　60
腸骨稜　60
　　──の骨皮質　116
長趾屈筋　88, 90
長趾伸筋　92
　　──の表層腱膜　96
長趾伸筋腱　96, 97, 108
長掌筋　37
　　──のレリーフ　36
長橈側手根屈筋への近位　39
長腓骨筋　92
長腓骨筋腱　97
長母指外転筋　28, 32, 38, 134
長母指外転筋腱　43
長母指屈筋　28
長母趾屈筋　91, 92, 101, 103
　　──の深部　92
　　──の付着部　101, 103
長母指伸筋　28, 134
長母趾伸筋　92
長母指伸筋腱　40
長母趾伸筋腱　96
腸腰筋　64

■つ

椎弓　121
椎骨動脈　121

て

手の屈筋腱　48
手の腱膜　48
手の神経血管　48
殿筋　60
殿筋筋膜　64, 116
殿筋群の付着部　60
転子下稜　60, 62
転子下領域　72
転子間稜　72

と

橈骨　25, 28, 136
　　——の骨幹-骨幹端　37
橈骨遠位端　37, 37
橈骨関節窩　136
橈骨近位端　28
橈骨茎状突起　28, 43
　　——の後外側縁　43
橈骨血管束　37
橈骨骨幹部　31
橈骨手根関節　40
橈骨手根靱帯　136
橈骨神経　8, 12, 15, 18, 28, 54, 132
　　——の小さな終末知覚枝　39
　　——の小さな知覚枝　38
　　——の知覚枝　30, 32, 43
橈骨神経溝　15
橈骨神経深枝　18, 25, 28
橈骨神経浅枝　28, 134
橈骨神経の浅枝　40, 42
橈骨頭　18, 25, 31, 132, 133
橈骨動脈　28, 37, 39, 43
　　——の背側側副枝　134
豆状骨　39
橈側手根屈筋　37
　　——の外縁　38
　　——の腱鞘　37
　　——のレリーフ　28, 37
橈側手根屈筋腱　37
橈側手根伸筋　18, 28, 32
橈側手根伸筋群　30
橈側手根伸筋腱　40, 134
橈側皮静脈　4, 12, 129

な

内果　100, 101
内果尖端　102
内側顆の後方領域　142
内側広筋　76
　　——の付着部外側　76
内側上顆　132
内側上腕皮神経　21

内側足底動脈　110
内側足底皮弁　110
内側側副靱帯　80, 81, 142
　　——の付着部　80
内側半月　142
　　——の後角　82, 142
　　——の後節　142
内腸骨回旋動脈　66, 67, 69
内伏在静脈　145

に

二頭筋溝　12

は

背尺側の手根骨　43
背側手根靱帯　40, 41, 43
背側静脈　53
薄筋　80, 82
ハムストリングス　80, 81
反回神経　120
半棘筋　123
半月　140, 141
半腱様筋のレリーフ　82
半腱様筋腱　80, 82
半膜様筋の付着部　81

ひ

腓骨　91, 92, 97, 101, 102
腓骨筋腱　92, 97, 100, 109
　　——の腱鞘　101, 108
　　——のレリーフ　101
腓骨筋腱腱鞘　108
腓骨頚部　92
腓骨後面　102
腓骨骨幹部　92, 97
腓骨軸　101
腓骨神経血管束　88
腓骨頭　78, 79, 92
腓骨動静脈　92, 101
腓骨動脈　101, 103
　　——の分枝　92
膝　76, 78
　　——の屈曲ひだ　82
膝後方部分の構造　82
皮質海綿骨　116
肘ひだ　28
腓腹筋外側頭　79, 82
　　——の外縁　82
腓腹筋外側頭付着部　79
腓腹筋内側頭　80, 88
　　——の近位付着部　82
　　——の付着部　81
腓腹皮神経　82

表在静脈　132
ヒラメ筋　88, 90, 92

ふ

伏在神経　81, 88, 91, 145
　　——の下行枝　76
　　——の膝蓋下枝　81, 82

ほ

方形回内筋　28, 37
縫工筋　60
　　——の腱膜　80
　　——の付着部　81
傍脊椎溝　123
母指球枝　37
母指球のレリーフ　37
母指球皮線　36
母趾内転筋腱　111
母趾の中足趾節関節　109, 111
母趾の内側足背皮神経　109, 110

ま

マンドリンを付けた外套　130

み

脈拍の溝　37

ゆ

有鉤骨　39
　　——の鉤　39
有鉤三角間隙　136
有頭骨　136

よ

腰椎の関節突起間部　123
腰椎の後方　122
腰椎の上下関節突起　123

り

梨状筋　67
梨状筋腱　66

わ

腕尺関節　18, 20, 21
腕橈間隙　132
腕橈関節包　18
腕橈骨筋　12, 18, 28, 30

【訳者略歴】

塩田 悦仁
しおた えつじ

1978 年　鹿児島大学医学部卒業
同　年　九州大学医学部整形外科学教室入局
1985 年　医学博士号取得（九州大学）
1985～1987 年　フランス政府給費留学生として
　　　　　　　パリ大学レモン・ポワンカレ病院留学
1990 年　福岡県済生会八幡総合病院整形外科部長
1998 年　福岡大学筑紫病院整形外科助教授
2001 年　フランス整形災害外科学会（SOFCOT）正会員
2009 年　福岡大学医学部整形外科学教室准教授
2010 年　福岡大学病院リハビリテーション部教授
2014 年　第16回日仏整形外科学会（SOFJO）会長

整形外科手術進入路マニュアル
原著第2版　　　　　　　　　ISBN978-4-263-21946-1

2015年11月1日　第1版第1刷発行（2nd ed.）　日本語版翻訳出版権所有

編　集　Frédéric Dubrana ほか
訳　者　塩　田　悦　仁
発行者　大　畑　秀　穂
発行所　医歯薬出版株式会社

〒113-8612　東京都文京区本駒込 1-7-10
TEL.（03）5395-7628（編集）・7616（販売）
FAX.（03）5395-7609（編集）・8563（販売）
http://www.ishiyaku.co.jp/
郵便振替番号　00190-5-13816

乱丁，落丁の際はお取り替えいたします　　印刷・教文堂／製本・愛千製本所
© Ishiyaku Publishers, Inc., 2015. Printed in Japan

本書の複製権・翻訳権・翻案権・上映権・譲渡権・貸与権・公衆送信権（送信可能化権を含む）・口述権は，医歯薬出版㈱が保有します．

本書を無断で複製する行為（コピー，スキャン，デジタルデータ化など）は，「私的使用のための複製」などの著作権法上の限られた例外を除き禁じられています．また私的使用に該当する場合であっても，請負業者等の第三者に依頼し上記の行為を行うことは違法となります．

JCOPY <㈳出版者著作権管理機構　委託出版物>

本書をコピーやスキャン等により複製される場合は，そのつど事前に㈳出版者著作権管理機構（電話 03-3513-6969，FAX 03-3513-6979，e-mail：info@jcopy.or.jp）の許諾を得てください．